U0107525

国家中医药管理局“十二五”中医药重点学科
——中医各家学说建设项目

津沽医派撷英

主编◎秦玉龙　刘怡筠

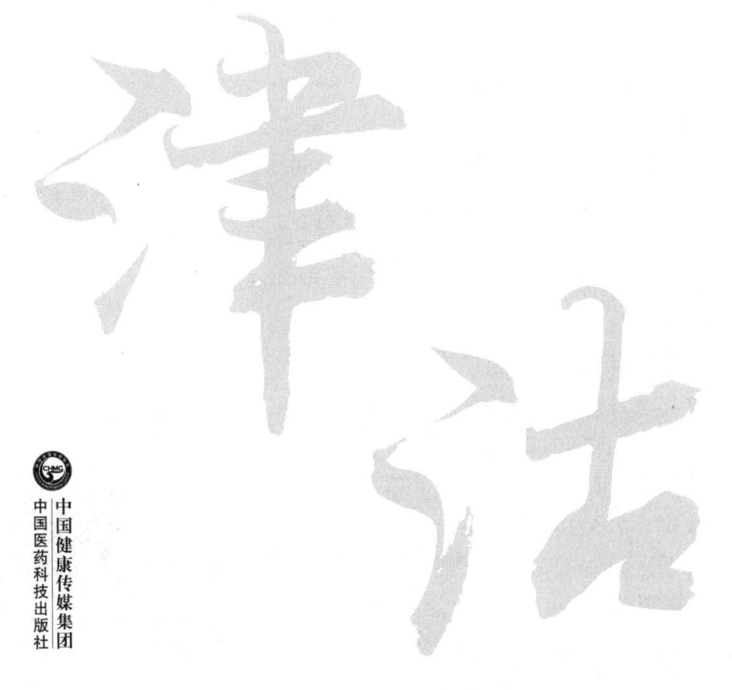

中国健康传媒集团
中国医药科技出版社

内 容 提 要

本书在概述津沽医派形成的历史背景及代表人物的基础上，广泛搜集天津建城（1404 年 12 月 23 日）以来中医名家的著作及其他相关资料，按生平著作、学术思想、临床经验及对中医学的贡献顺序成文。对于这些医家的研究内容填补了现代中医药研究的空白，为继承发扬这些名医大家的学术思想及临床经验提供了极大的方便。

图书在版编目（CIP）数据

津沽医派掇英 / 秦玉龙，刘怡筠主编 .— 北京：中国医药科技出版社，2022.2

ISBN 978-7-5214-2874-2

Ⅰ . ①津…　Ⅱ . ①秦… ②刘…　Ⅲ . ①医学—技术发展—研究—天津

Ⅳ . ① R-12

中国版本图书馆 CIP 数据核字（2021）第 261085 号

美术编辑 陈君杞

版式设计 也 在

出版 **中国健康传媒集团** | 中国医药科技出版社

地址 北京市海淀区文慧园北路甲 22 号

邮编 100082

电话 发行：010-62227427　邮购：010-62236938

网址 www.cmstp.com

规格 710 × 1000mm 1/16

印张 20

字数 318 千字

版次 2022 年 2 月第 1 版

印次 2022 年 2 月第 1 次印刷

印刷 三河市万龙印装有限公司

经销 全国各地新华书店

书号 ISBN 978-7-5214-2874-2

定价 59.00 元

版权所有　盗版必究

举报电话：010-62228771

本社图书如存在印装质量问题请与本社联系调换

获取新书信息、投稿、为图书纠错，请扫码联系我们。

编委会

主　编　秦玉龙　刘怡筠

副主编　王　蕾　杨木锐　刘晓芳　周　波　刘　毅

编　委（以姓氏笔画为序）

王诗汇　王博瑶　付婷婷　冯闲野　刘　怡

刘　慧　刘若水　任树元　杜　洋　杜耀光

李　佳　吴振宇　张　弘　张　栋　张力文

张文平　张宏瑛　孟繁洁　黄喜刚　崔　鹤

宿宝晶　屠金莉　程芳枝　韩雪梅　韩顺平

焦丽娜　甄　仲　黎润林

前言

天津设“卫”筑城616年，本为军旅城市，戍守此地的多为淮军，军队士兵及其家眷成为当时天津居民的主体，青壮年构成城市人口的主要成分。直至清末民初，天津吸纳了来自全国及世界各地的杰出人才发挥才智，同样招来各地中医翘楚大展宏图，不仅抬升了本地中医队伍的水平，而且为生活在津沽大地的人们保健除疾提供了有力的保障。天津距离北京虽然近在咫尺，但是由于人员构成的极大不同，天津市民多为青壮年，以劳动者为主体，两个城市的“疾病谱”也不一样，天津的患者多是急病、重症，对医生的要求就是能迅速解决问题，因此形成了“津沽医派”诊治疾病的独有特色。数百年来津门涌现的国医名家难以尽数，本书对“津沽医派”的源头进行梳理，所选名医的医事活动及著作，奠定了“津沽医派”的基础，堪称探源之作。同时因循“以书存人”的原则，仅选择有著作留存者为限，具体包括蒋仪、洪天锡、寇兰皋、朱耀荣、戴绪安、刘济川、徐士銮、高思敬、张锡纯、张树筠、毛景义、蔡涵清、丁国瑞、陈曾源、伍连德、王静斋、陆观虎、赵寄凡、杨达夫、马乐三、董晓初、宋向元、尉稼谦、邢锡波及津门苏氏骨伤世家等，对他们的代表著作进行分析研究，总结他们的学术思想及临床经验。通过展现他们的社会活动或行医实践，彰显他们“德能仁恕博爱、智能宣畅曲解、贯微达幽、不失细小”的德行操守，从而提高现代中医工作者学术水平及诊治疾病的能力，有利于继承发扬中医药学。

本书的写作采用文献研究法及个案分析法，首先进行文献调研，并通过各大图书馆、天津档案馆，甚至古旧书摊等广泛搜集蒋仪等名医的著作及其他相关资料；其次对这些文字资料着手归类整理，并进行系统研读，分别写出读书笔记；然后按生平著作、学术思想、临床经验及对中医学的贡献顺序成文。书中对不少医家的研究内容填补了现代中医药研究的空白，对继承发扬这些名医大家的学术思想及临床经验提供了极大的方便。

本书为天津市科学技术委员会规划基金项目“我市重点高新技术产业发展的文化研究（合同编号：07ZLZLZT03300）”暨“国家中医药管理局‘十二五’中医药重点学科——中医各家学说建设项目”（国中医药人教发[2012]32号）的成果，课题研究过程中除了重点挖掘、整理了“卫药文化”的来龙去脉之外，还系统搜集了不少活跃于这一历史时期津沽名医的著作资料，成为本书编撰的基础。本书的部分内容还吸取了天津中医药大学“中医各家学说”硕士研究生及博士研究生的研究成果。书中插图由王继锁绘制。尤须说明本书中介绍的部分名医极少为人所知，为了配合宣扬其学术思想及临床经验故加入了部分图像资料，由于年代久远故稍欠清晰，还请读者诸君海涵！

“津沽医派”是一个崭新的命题，在探源的过程中一方面由于年代久远，资料搜寻十分困难；另一方面作者水平所限，经验不足，错讹之处在所难免，祈望同道，不吝指正。

秦玉龙

2021年6月

目录

衷中参西的张锡纯 / 065

寒温共论的杨达夫 / 206

书传金匮的马乐三 / 219

汇通百家的董晓初 / 234

精通医史的宋向元 / 241

痴心教育的尉稼谦 / 255

据脉识证的邢锡波 / 280

津门苏氏骨伤世家 / 294

津沽医派形成的历史背景及代表人物概述

天津是我国古代唯一有确切建城时间记录的城市，2020 年 12 月 23 日为这座城市的 616 岁生日。数百年来，无论是生于斯、长于斯、葬于斯的城市开拓者、建设者们，还是匆匆过客，是默默无闻终其一生的普通市民，还是波澜壮阔声名远播的大家耆宿，都为天津市的形成与发展贡献了力量。我们在追思自己的“母亲”——天津发展史的同时，更加感激先辈们筚路蓝缕奋发图强的精神与成就，是他们共同造就了天津，这颗富足安康、流光溢彩的渤海明珠。

“天津”古称“沽”。《说文解字》谓：“沽水出渔阳塞外，东入海。”此处沽为古水名，从天津入海。天津亦名直沽。天津则是明成祖朱棣为在直沽所设之“卫”而赐之名，意为“天子路过的渡口”，俗称“天津卫”，天津设卫筑城之后，军事职能进一步强化，派往“天津卫”戍守边关的多为淮军，军队士兵及其家眷成为当时天津居民的主体，青壮年构成城市人口的主要成分，因此逐渐形成了军旅城市的特征。天津亦称“津沽”“津门”，故有“九河下梢天津卫”之说，所谓九河系海河所有支流、干流的总称，说明天津的水系发达，从而促成了盐业与漕运的发展，南来北往（江苏、安徽、河北、山东）的商贩及讨生活的人连年增多，加速了人口的聚集，天津演化为军旅城市加商埠，可以说是我国明代开始倾国家之力打造的移民城市，人口构成的基础仍然是青壮年。明永乐十九年（1421 年）成祖朱棣迁都于北京，天津三“卫”形成拱卫京师的门户。清王朝建立后，为便于统治，将天津三“卫”合而为一，统称“天津卫”。伴随政治经济的发展，天津的城市作用逐渐发生变化。清雍正年间将天津由“卫”升格为“州”，之后又升格为“直隶州”，直至升格为“府”，天津完成了由军事基地到地方行政中心的转变，城市格局在这种演变中形成、发展、完善。

1840 年中英第一次鸦片战争后，直至 1949 年中华人民共和国成立，中华民族经历了半封建半殖民地的苦难历程。濒海临都的天津，成为西方列强从海上征服中国的桥头堡，英国人甚至认为这里是最容易引起皇帝恐慌的地方，因此也自然成为我国军民抵御外侮的前沿阵地。天津人民与全国人民一道在屈辱中崛起，抗击各国侵略者，来自各地的仁人志士在津沽大地上前赴后继、不屈不挠，展现了与侵略者血战到底的英雄气概。天津发展的百年历程，始终处在一些重大历史事件的中心，堪称中国近代史的缩影，故有“近代中国看天津”之说。

经历两次鸦片战争，天津陷落后，清政府分别与英国、法国、俄国、美国签订了屈辱的《天津条约》，与英、法分别签订了《北京条约》，并规定开天津为通商口岸，西方殖民势力则大举进入天津，先是英、美、法三国在天津划定租界，其后德国、日本、俄国、意大利、比利时和奥匈帝国相继瓜分天津，形成了九国租界，所占面积约为当时天津城厢的 8 倍左右。根据不平等条约规定，西方列强在租界中可以驻扎军队、设置行政管理与警察机构，进行土地买卖，并征收捐税，租界已经成为帝国主义干涉中国内政、掠夺中国财富的“国中之国”。因此，天津逐渐成为中国人民抗击外来侵略的最前线，相继发生的火烧望海楼事件以及义和团抗击八国联军运动即是真实写照。

第二次鸦片战争失败，引发清政府部分官员开始以“自强”“求富”为目的，探求民族与国家出路的洋务运动，他们曾尝试通过局部变革来巩固封建政权。直隶总督、北洋大臣李鸿章驻节天津 20 年，由于他既是掀起洋务运动的核心人物，又掌管晚清外交、军事及经济大权，因此使天津成为我国北方洋务运动的中心及当时中国的外交中心，其后爆发的中日甲午战争，天津则为中国陆、海军的指挥中心及后勤保障中心。甲午战败之后天津更是维新运动的重镇及“新政”（小站练兵到新式陆军建设、创建警察、设立现代监狱等）的实验基地，从而促进了天津城市的发展。其独特的政治地位与毗邻京师的地理位置，使得一个时期内资产阶级革命党人在天津活动频繁，中国民主革命的伟大先行者孙中山三次莅临天津，加之资产阶级立宪派的活动，天津一度发展为中国北方政治运动的中心。清代遗老遗少（末代皇帝溥仪及随从）及民国早期各派政治人物（下野总统及总理黎元洪、冯国璋、徐世昌、曹锟、段祺瑞、唐绍仪、顾维钧等）都选择天津为理想的聚居地，同时还吸引了大批河北、山东、江苏、安徽、北京等地农、工、商、医、学各色人等移居天津，为我国近代史中在北方形成最早的移民城市。天津逐渐形成了我国工交发展的重镇、万商云集的市场、中西合璧的城建、新式教育的典范、舆情活跃的舞台、文体活动的沃土及人才聚集的圣地。

天津作为洋务运动的重要“实验基地”，在 19 世纪末至 20 世纪初，引进了大量西方 18 世纪以后的科学技术成果、翻译了大量各类西方著作文献、学习西方近代公司体制兴建了一大批工业化企业，为中国近代工业发展与现代化之路开辟了途径。因此，天津以良好的学术环境、初具规模的工业与商业体系、近代城市建设的规模以及海纳百川的包容心怀，为来自全国各地的工、农、商、学、兵、医生、社会科学及自然科学研究者等各色人才提供了施展拳脚的舞台。这一时期怀揣梦想，从全国各地来到天津的各类专家、学者，不胜枚举，诸如我国民族化学工业之父范旭东（湖南省湘阴人），杰出化学家侯德榜（福建省闽侯人），数学家、机械制造家、翻译家、教育家华蘅芳（江苏省无锡人），地理学家张相文（江苏省泗阳人），数学家姜立夫（浙江省平阳人），我国现代物理学奠基人之一饶毓泰（江西省临川人），化学家杨石先（浙江省杭州人），生物学家李继侗（江苏省兴化人），机械工程学家刘仙洲（河北省顺平人），桥梁工程专家茅以升（江苏省镇江人），机械工程学家潘承孝（江苏省苏州人），水利学家张含英（山东省菏泽人），建筑学家、建筑师杨廷宝（河南省南阳人），建筑教育学家、建筑师张镈（山东省无棣人、生于广州），著名经济学家何廉（湖南省邵阳人），中国社会学家陈序经（海南省文昌人），教育家、作家、翻译家李霁野（安徽省霍邱人），上述专家学者都是在年富力强之时在天津留下了浓墨重彩的一笔。

1861年英国天津驻屯军在天津开办军医院，为其驻军及侨民服务，标志着西医医疗活动正式在天津开始；1868年移交给英国基督教伦敦会，更名为伦敦会施诊所，1879年英国传教士兼医生马根济，将伦敦会施诊所扩建为伦敦会施医院，在李鸿章的大力襄助下，西方医疗体系在天津扎根并逐渐发展起来。直至1949年，天津的西医，无论是综合医院还是专科医院，无论权属是公立的、私立的、国人开办的还是外国人办的，在国内均处领先地位，因此也吸引了大量西医顶尖人才来津行医。诸如取得英国皇家外科医学院医师和皇家内科医学院医师资格的英国伦敦会医学传教士马根济（John Kenneth Mackenzie），临床检验专家（显微镜照相专家）、医院管理专家、医学教育家金韵梅（浙江省宁波人），我国第一代公共卫生学家、检疫、防疫的先驱伍连德（祖籍广东省原新宁县，生于马来西亚槟榔屿），我国历史上第一位留学国外接受护理教育的护理专家钟茂芳（又名马凤珍，出生于南洋群岛一个华侨家庭），妇产科专家丁懋英（上海著名中医丁甘仁之女），我国泌尿外科创始人之一施锡恩（江苏省苏州人），血液病专家、内科专家杨济时（江苏省苏州人），医学教育家和内分泌专家（以代谢性骨病的钙磷代谢系统研究而闻名、被尊为世界代谢性骨病知识之父）朱宪彝（天津人），矫形外科学家、中国骨科之父方先之（浙江省诸暨人），中国临床肿瘤学奠基人和开拓者、被誉为中国肿瘤医学之父的金显宅（朝鲜族人，生于韩国首尔，1930年加入中国籍），内科、心血管科专家卞万年（江苏省仪征人），我国儿科医学奠基人之一范权（江苏省原吴县人），我国胸外科事业的奠基人之一、被誉为“亚洲第一刀”的张纪正（山东省潍坊人），中国妇产科病理学的先驱与奠基人林崧（福建省仙游人），我国现代妇产学科奠基人之一柯应夔（福建省闽侯人），内科学专家、医学教育家、我国血液学创始人之一邓家栋（广东省蕉岭人），中国神经外科奠基人赵以成（福建省龙海人），耳鼻咽喉头颈外科专家林必锦（福建省永泰人），妇产科学家俞霭峰（浙江省宁波人），结核病防治专家朱宗尧（天津人），护理学家、中国护理高等教育创办人、世界护理届最高荣誉——南丁格尔奖章得主陈路得（湖北省武汉人），这些著名西医专家先后汇集天津，使天津医疗水平在国内独步一时。

天津建卫以来直至清末民初，从军旅城市逐渐演变而为地方行政中心，吸纳来自全国及世界各地的杰出人才发挥才智，同样招来各地中医翘楚大展宏图，不仅抬升了本地中医队伍的水平，而且对生活在津沽大地的人们保健除疾提供了有力的保障。天津距离北京虽然近在咫尺，但是由于人员构成的极大不同，天津市民多为青壮年，以劳动者为主体，两个城市的“疾病谱”也不一样，天津的患者多是急病、重症，对医生的要求就是能迅速解决问题，因此形成了“津沽医派”诊治疾病的独有特色。数百年来津门涌现的国医名家难以尽数，仅以有著作者为限，约略如下。

蒋仪（浙江省嘉善人）天津卫军籍，明代弘治（1489 年）二年乡试，正德九年（1514 年）进士，先后在浙江、山东、陕西做官，退居返乡后究心民瘼，搜集王肯堂先生《医镜》出版发行，借以提高医生水平，造福患者。复因夙龄多病，常栖身于药炉丹灶之旁，探微索隐，每用一剂必究其病由何而生，药之投谁而效，凡亲自征验者再试之家姻朋好，久之将一一有得者汇辑为《药镜》，收录药物 344 味，皆为常用之品，每药“备载经络之归，炮制之法，选辨之正，名谓异同之义，及有毒，无毒，微毒，大毒，相使，相反，相畏，相恶，一一分疏，于本文只发明其治病因由，针锋相对”，为后之学者处方用药提供有力帮助。诚如先生所言：“生人之命寄于医，医者之心思手眼尽托之于药，究之不审则用之不精，用之不精则投之无效，且有大相刺谬反以为害者，药其可轻言乎哉？”

洪天锡（天津人）生活于清代康熙至乾隆年间，其少时勤学，日诵千言而能谈天说地，学问益进而不屑为举子，唯以实行实学为急务，后因哥哥殒命于庸医，伤残鹡鸰，致力于岐黄数十年，“医书无一不览，方下活人甚多”，于瘟疫之书尤为加意，作《补注瘟疫论》，对吴有性原著依次详加批注，增引诸家兼抒己见，发前人之所未发，开导后学之所用，真补吴氏之所未逮也。

寇兰皋（天津人）生活于清代嘉庆至道光年间，其天资高迈，饱读诗书，深研岐黄，遍览医书并能融会贯通，临证处方力起沉疴，仁心仁术享誉津门。道光元年，天津痧症大作，其势甚盛，无论老幼强弱遭之者死、触之者亡，仅月余死亡者达数万人。先生见之恐而神伤，“慨然以救世为心，爰集古今痧书成方，参以己见，分其条理，溯厥渊源，载其治验，因症立方，案方治症，使人展卷了然，如同面语”，编撰而为《痧症传信方》，堪称“以良相之心，行良医之事”。

朱耀荣（天津人）生活于清代同治至光绪年间，曾宦游湘楚十余年，得李燮臣朝夕指教，先分清二十七脉，逐一揣摩，再熟读掌握四五百味中药性味功能与主治，并承授周小颠《二十七脉真诀》，每日口诵心解，二十多年精勤不辍，于是将“病论脉诀参考确然，用浅显字句凑成歌语，俾初学者不至有望洋之叹，浅学者亦无难识之字，辞虽粗鄙，皆本经旨，未敢杜撰，名为《三指捷编》”。书中多以七言或五言韵歌的形式进行描述，包括二十七种脉象的体状、所主病证、诊断与鉴别各种疾病预后吉凶的方法，治疗各种疾病的方剂，同时附录外科疮证辨治法及其他经验方。

戴绪安（安徽省寿县人）生活于清代咸丰至光绪年间，同治年间淮军驻扎天津卫，每于春夏之交军士多苦疾疫，总帅为置华洋医馆，广招中外名医，“先生应聘来营，所治多随手效，军门敬礼有加焉”。戴氏“临证之余，其古方之有效及增减古方之不谬者，恐其遗失，辄随登记，历年既久，渐成卷帙”，名曰《验方汇集》，收方内容涵盖内科、妇科、眼科、儿科、外科，同时录有针法等，以备不时之需。他认为做一个合格的医生，必须“精之于脉法、运气，详之于汤方、药性，遵而行之，神则明之”，因此依据古代圣贤医经暨历代名家之说，述其精要，补其遗缺，而作《医学举要》，内容包括脉学（平脉与病脉）、五运六气（基本知识与六气司天在泉病例）、汤头歌、校补药性等，以与《验方汇集》相辅而行之。

刘济川（天津人）生活于清代光绪年间，其年少延师教读，精心书史，及长心性近慈，以济众为本，研阅岐黄之术，偏向外科，访师择友不问远近，观览《外科正宗》《医宗金鉴》，参考历代诸家之说，调治疮疡立方行药，条条有款、种种精详，无不尽善尽美，数十年来积累了丰富的经验，为使后之学者更好地用于男灾女难，故将生平所经所见、所试所验者辑为《外科心法真验指掌》。

徐士銮（天津人），清代官员、学者、书画家，擅画蝶，书斋题“蝶坊居”。曾通过乡试，考取举人，官至内阁中书，累迁侍读、记名御史，并任浙江台州知府，后引疾还乡，回归后关心乡邦掌故，潜心著述，著有《医方丛话》《敬乡笔述》《古泉丛考》《宋绝》《蝶坊居诗文钞》等存世。《医方丛话》内容涉及内、外、妇、儿各科，又有相关医理和药物方面的研讨，博彩群书中有关医药之记载，加以研讨，收录800余条，内容不加分类，每条立小标题，附记出处，间有简短按语，卷六之末另附家藏验方以备检阅取用。本书虽较杂乱，但却具有一定的文献价值。

高思敬（江苏省江阴人）生活于清末民初，其幼承庭训，敏而好学，17岁从表伯赵云泉学医，先攻内科，后拜外科名医李遇良为师，尽得其传，学成归里而悬壶应诊。光绪十一年（1887年）应天津养病院之邀携家眷赴津主持外科，数十年来所治外科患者十余万，疗效奇佳，有“津门华佗”之称，曾任天津养病院长。其后整理临证经验编撰成书，计有《外科医镜》《逆症汇录》《外科问答》《五脏六腑图说》《运气指掌》《外科三字经》《六气感证》，总名曰《高憩云外科全书十种》实出7种。

张锡纯（原籍山东省诸城，前明迁居河北省盐山）生活于清末民初，先生虽祖籍河北，但历游国内通商大埠，南至武汉，北抵沈阳，所到之处博采旁搜，以资医学理论研究，最后定居天津，边授徒边开业行医，同时以其平生经验，继续编著《医学衷中参西录》，享誉寰宇。先生本“盐山名儒，经史淹通，举凡中外科学，天文、算数、声光、电化，莫不研究有得。居常以天下事自任，其后怀才不遇，遂隐于医”。“成童时即留心医学，弱冠后即为人诊病疏方。年过三旬始见西人医书，颇喜其讲解新异多出中医之外。后又十余年，于医学研究功深，乃知西医新异之理原多在中医包括之中，特古籍语意浑含，有赖后人阐发耳”。他广求博览，远取《黄帝内经》《神农本草经》，近至清末诸家著述，搜阅约百余种，孜孜研习医学者有年，“偶为人疏方，辄能得心应手，挽回沉疴……汇集十余年经验之方，其屡试屡效者，适得大衍之倍数。方后缀以诠解与紧要医案，又兼采西人之说与方中义理相发明，缉为八卷，名之曰《医学衷中参西录》”。该书甫一问世，即被南北医界纷纷尊为“至贵至宝之救命书”“医书中第一可法之书”“医家必读之书”，其影响遍及海内外。

张树筠（祖籍河北省青县），生活于清末民初，其因习举业不成，转而学医，先在本邑学习医药知识，后来天津大沽与族侄裕昆研讨医学，再后拜谒河间冯芾林而专攻医学，光绪年间始以天津小站春和堂为基地，悬壶应诊，往往立起沉疴。自光绪十四年（1888年）起20年间以善治夏秋之际内伤饮食生冷、夜感寒湿之气所致挥霍缭乱证而名闻当下，同时历考各代经典名著并结合自己的临证经验撰著《时证简要》，以供读者参考，不致误投。张树药曾被时任民国总统冯国璋延至公府，任命为医官。此外，他还著有《蘡薁轩医学丛书》，已出版的有《丸散真方汇录》《原本亟斋达生编》《白喉忌表诀微驳议及白喉问答合刊》《经验良方》，尚未观览者有《丸散真方续录》《民国新本草拾遗》《医药卫生格言汇选》等。

毛景义（天津人），大约生活于清末至民国时期，其幼读儒家之书，行医 40 年，大部分时间系在天津城里度过，先后在“慈善医院”及“养静医寓”行医，医名大振。著有《中西医话》（民国十一年本）《喉科选粹》（民国十七年本）等行世；另有《本草分经解》《素问注解》等，未见行世。毛景义治学勤勉，饱读医书，兼通内、外、妇、儿、耳鼻喉及针灸各科，不仅临床经验丰富，而且医德高尚。他痛恨不学无术的庸医误人，面对社会上医学界的种种不良风气，大胆针贬弊病，崇尚务实求真的学风，注重医学理论的研习，致力于医学文献的整理，阐扬医话，弘扬正气，真可谓德艺双馨。

蔡涵清，先后任河北省国医分馆代理馆长、天津市进化国医馆主任，1933 年“以开发国医真理，参证西医实验，以期国医之改进，借保民族之健康为宗旨”而创办《进化国医馆星期医报》。他还将自己“数十年来研究医学、读书之有心得处，屡次笔记之精华”整理出版为《研医笔记按》1 部，书中传承与发挥周慎斋、曹炳章之处颇多。

丁国瑞（回族，北京人），清末民初著名回族社会活动家、评论家、爱国报人、国医名家，他世居北京德胜门外，幼时习经攻文，酷爱医道，21 岁即悬壶应诊。1895 年携家眷定居天津，一边行医，一边关心时事政治，参与社会活动，自 1897 年起先后在《直报》《大公报》《商报》《中外实报》《社会教育星期报》《正宗爱国报》《民兴报》撰文抑恶扬善、抨击时弊，1907 年更创办《竹园白话报》利用那充满为民请命与爱国爱民族情感的时评、论说及寓言故事面向大众传递新思想，以开启心智。1924 年将其作品 626 篇辑为《竹园丛话》刊行，其中包括大量医药卫生方面的内容，如济世良方、敬慎医室集效方、养生简易法等，对民众普及医药知识、防治疾病发挥了一定的作用；此外还涉及政治、经济、军事、文化、艺术、教育、体育、历史、伦理道德、社会风俗、天文、地理、水利、交通等内容，为人们了解、研究清末民初中国的历史提供了不可多得的原始资料。

陈曾源（河北省青县人）生活于清末民初，曾任天津市中医学会执行委员长、天津中医公会主席、中国医学传习所所长兼教务主任、《国医正言》杂志主编、中央国医馆学术整理委员会名誉委员、北平市国医公会名誉委员等职务。其自幼读书乡里，18 岁考取贡生，20 余岁时堂叔被庸医误治而死，矢志弃儒学医，潜心研究医学 40 余年，博读医书 300 余部，自 20 世纪 20 年代在天津悬壶应诊，遂以医为业，与此同时热心于中医团体、中医教育等社会公益事务，并为中医救亡图存上下奔走呼号，倾其毕生精力于中医事业。除此之外，他还以毕生精力整理、加注并出版了一系列医学著作，诸如《国医伤寒课义》《方脉讲义》《温病讲义》《伤寒拆经》《伤寒论注解》《疫病翼经》《瘟病拆义》《女病阐经》《咽喉心经》等，尤为注重从临证实际出发，吸收经方、时方之长，融合伤寒、温病学说，所撰《国医伤寒课义》《温病讲义》对普及《伤寒论》知识、提高后人诊治外感疾病的能力发挥了重要作用。

伍连德虽然是在英国接受医学教育的正统西医，但是却与王吉民先生合作完成了一部面向英美读者介绍我国包括中西医发展成就的《中国医史》（*History of Chinese Medicine*）。此事源于 1913 年时任华盛顿军医署图书馆馆长总助理嘉里逊（Fielding H. Garrison）出版了《医学史》（*History of Medicine*）一书，这是美国第一部全面介绍世界医学史的专著，然而在其第一版的 762 页（其中正文有 652 页）中，描述中国医学的内容竟然只有一段，还不到一页，尚有不少错讹之处，时任中华医学会会长的伍连德即刻致函嘉里逊，询问何以对中国医学作如此少的介绍并有不正确的评价。嘉里逊复信说：中医或有所长，但未见有以西文述之者，区区半页之资料，犹属外人之作，参考无从，遂难立说，简略而误，非余之咎。伍连德阅读回信震动极大，随即将该信转给王吉民，王吉民看后也感触很深。两人深感由于嘉里逊对中医某些错误观点的以讹传讹，致使不少人对中医学产生蔑视之心，出于民族自尊心和爱国思想，为“保存国粹，矫正外论”，两位先生花费了近 16 年时间，用英文写成了《中国医史》一书。该书的完成不仅向世界介绍了中国传统医学的历史成就，维护了中国传统医学的地位和尊严；同时也提出中医与西医是研究同一目标的两个不同学术体系，既要保持传统，又要科学发展。

王静斋（山东省历城人）生于清末，世医之家，祖父及父亲皆以医术重于时，年轻时曾教授贵族子弟儒家经典，闲暇时喜读岐黄之书，并时常侍诊于先君之侧，耳濡目染，得入医门，即在当地行医，后悬壶济南，并先后任河北省景县、易县县长，1928 年起退居天津仍操旧业，颇有医名，与北京四大名医之一——孔伯华先生为挚友，常到北京、济南、保定、唐山等地出诊，诊余之暇撰著《养生医药浅说》行于世，1949 年后曾被天津市卫生局聘为市中医考试委员会委员。

陆观虎（江苏省原吴县人）生于清末，为著名医家陆九芝先生的后人，尤为推崇张仲景、叶桂的学术理论及临床观点，终身恪守“济世之心，业精于勤”，熟读《内经》《难经》《伤寒杂病论》及《诸病源候论》等古医籍，深谙其中医学要旨，于 1905 年拜苏州名医李彤伯为师，数年如一日钻研中医学，尽得其传，打下了坚实的理论及实践基础。陆观虎未能于故里悬壶济世，后移居北京投奔京师名医其族叔陆晋笙，迫于生计曾任银行会计，同时跟随叔父陆晋笙精研医学，尽得其传，1929 年 3 月 13 日经天津市政府卫生局考试合格，悬壶津门，曾任交通部天津电话局电报局医官，并历任中医考试委员会委员。1946 年正式在天津开业行医，其临证中多起沉疴顽疾，一时名噪津门，就诊者不绝于庭，至今在天津享有盛名。他曾组织天津中医师公会并担任会长，1950 年作为天津市的中医代表参加首届全国卫生工作会议，1954 年筹建成立了天津第一所中医门诊部（天津中医药大学第一附属医院前身）并担任门诊部主任，1955 年 10 月在中医门诊部的基础上增设病房而成立天津市中医医院并担任院长，之后曾担任天津中医学院附属医院院长。陆观虎诊务繁忙又热心于中医事业，无暇著述，所幸临证诊籍保存完好，其门人纪民裕于两万多份医案中精选、整理完成了《陆观虎医案》，共收录 704 则医案，分为 40 门类，较为系统地反映了陆氏诊疗经验及学术特色。

赵寄凡（天津人）生于清末，其自幼从师学医，继承父业，并得名医萧龙友指导，1937 年起在天津开业行医，1954 年受卫生部委托与陆观虎等人一起参与筹建天津市中医门诊部（天津中医药大学第一附属医院前身）

并任门诊部副主任，1955 年又参与组建天津市中医医院（现天津中医药大学第一附属医院）并任副院长、中医学院顾问等职务，曾任天津市中医学会主委、中华医学会理事、天津市科学技术协会理事等职。他从事临床工作 40 年，著有《小儿上呼吸道感染中医治疗初步总结》《矽肺病人的脉象初步探讨》《对经方与时方的看法》等论文，晚年则潜心中医教育事业，临床带徒，冀图将自己的经验留给更多的人，以泽被后世。

杨达夫（江苏省泰兴人）生于清末，幼时随父杨如侯（当时名医）客居山西，其自幼耳濡目染，随父学医，1915 年曾就读于山西大学采矿冶金系，后承袭父业而精研医学，1924 年悬壶山西太原，医名渐著，1926 年任山西中医改进研究会理事，1928 年到天津行医，1949 年中华人民共和国成立后，应邀参与组建天津市立总医院（天津医科大学总医院前身）任中医科主任，并筹备建立了“中西医综合治疗病房”，同时兼任天津医学院中医教研室主任、天津市南开医院顾问，参加中西医结合研究工作，在津行医多年，医名卓著，历任天津市中医学会副会长、中华医学会内科学学会常务委员等。其著述颇多，早期校刊杨如侯先生遗著《灵素生理新论》《灵素气化新论》《医学新论》《五色诊勾元》《温病讲义》《脑病新论》等，后期著有《集注新解叶天士温热论》，并发表医学论文多篇，尚有《温病研究》《内经研究》《达夫医话》等稿，未行于世。

马乐三（河北省沧县人）生于清末。清末民初京津地区在经历了批判“庸医盛行对社会带来的巨大危害”之后，中医界痛定思痛，达成的共识是唯有兴办国医教育培养合格的后继中医人才，才是振兴国医的唯一通路，马乐三在天津开办“马乐三大夫诊疗院暨中国国医函授学院”即是以此为背景，“专以发扬国医固有学术，兼及世界科学新知，讲义课程，丰富新颖，精微深湛，应有尽有，悉遵政府中医考试之科目为标准”。本书中选取《内难科讲义》《四诊科讲义》《药物科讲义》《温病科讲义》《妇女科讲义》中相关内容进行分析，发现其所选内容适中，语言平实，由浅入深，深入浅出，理论联系实践，尤为适合函授学生自学，至今读来仍然能感受到编者们（老师们）的良苦用心及对学生们认真负责的态度，同时为这些老师们深厚的文化功底、扎实的中医理论素养及丰富的临床经验所折服。在其办学 12 年时学员即已遍及全球，达数十万人，可见影响之大，实属罕见！

董晓初（江苏省武进人）生于清末，其14岁开始在无锡雪堰桥镇从师学医，19岁离开故乡到沈阳，转年即考取“辽宁民政厅医师证书”，“九一八”事变后来津行医，年届不惑即已名噪津门，20世纪40年代初在当时天津法租界兴办的国医学社中任授课教师，1946年向天津市政府卫生局申请开设中医诊所并获得批准，1952年他组织成立了天津第一个中医诊所——兆丰中医联合诊所并任所长，1956年调入天津市中医医院（天津中医药大学第一附属医院前身）任内科主任，兼任天津市卫生局中医考试审查委员、中医学会副主任委员、西学中学习班顾问，并先后兼任天津医学院附属总医院、天津传染病院、南开医院等市级医院中医顾问，1961年他在天津市中医医院第一个创建了心脏专科，主张中西医结合，阐古而启新，其主持研制的“通脉养心丸”至今仍施惠于患者，因其终身忙于诊务著述不多，故其经验所传者弥足珍贵。

宋向元（天津人）生于清末，其少年时期攻读诗书、遍览经籍，为日后成为著名的医史学者打下了坚实的理论基础，15岁时曾自修了两年商务印书馆函授学社的英语课程，后因身患重病而修养，开始涉猎医学，尤其关注丁福保等人编译的一些医学书籍，1927年22岁的他正式拜师学医，1929年毕业于陈曾源创办的天津私立中国医学传习所，学有所成后从师于王跻廷、艾茂斋，1932年通过天津市中医考试，此后以医为业。1945年开始更专注于中国医学史的研究工作，1948年加入中华医学会医史学会，1951年被推举为中华医史学会《医史杂志》编委，1956年任中华医学会医史学会委员，1950年创办《天津医药月刊》并任总编辑，1952年任天津市八区中医诊所所长，1954年任天津市立中医门诊部儿科主任、天津市中医进修学校副校长兼教务主任，1955年任天津市中医学会副主任委员，1957年调入北京中医学院建立了全国中医学院第一个医史教研室，并兼任儿科教研室主任。他博览历代医学著作，深研中国医学发展史，发表学术论文30余篇，先后刊登于天津、北京、上海等全国中医类刊物上，主持并参加编写了全国高等医药院校试用的第一版《中国医学史》教材。尤应指出：宋向元先生多用通俗易懂的文字撰写学术论文，充分体现出他作为医史学者，以普及医学常识、教化后学为主的研究目的。

尉稼谦（甘肃省平番即今永登县人）系六代家传世医，其曾祖、祖父及父亲三辈世袭御医。尉稼谦面对当时国医界“举目滔滔尽系不学无术之辈，涉猎医书，即便应世，聊记汤方，动辄悬壶，误己误人，莫此为甚，并非自限前程，实社会之状况有以驱之也，虽间有杰出人材，亦由好学之士，渊博群书，深加研究，堪任师资，但泥于闭关自守，各自为政，犹不脱囊旧思想，秘方秘术，无由公开，曷胜遗憾”，遂“蒿目时艰，起敝振衰，责无旁贷”，他“蓄志以办现代新科学教育之精神，来改进中国医学”，并于1922年东渡日本，进行考察，历访东洋各大名医，于翌年创办“天津国医学校”，之后升格为天津国医专修学院暨天津国医函授学院，以便将中医学发扬光大于世界！1937年3月“中央卫生署中医委员会会同教育部拟定全国中医教学规程”，特别专函调用天津国医专修学院现行课目表及讲义，以为编制全国国医学校通用课目参照之用，可见其教材编撰水平之高。本书中选取《时疫科》《内科杂病学科》《临症实验录》中相关内容进行分析，惊奇发现90多年前，中医已将“急性肺炎”列入疫病的范畴，并采用中西医结合的方式对其进行论述，在治疗中系统地提出了中医方案，值得研究探讨。《时疫科》中认为“瘟疫”即指恶性的传染病，一方面以西医病名为纲，按病因病理、诊断预防顺序介绍，而论治疗则一律以中医药为主；另一方面则重点介绍明清中医名家吴有性、余霖及戴天章论瘟疫的理论及经验。清末民初，虽然国内中医教育勃兴，但是既没有统一的学制，又无与其相应的教学计划、课程设置与教材，处于无政府、无秩序的自由分散状态。当时，中医尚无统一的“内科”名称与体系，多以“杂病”“大方脉”名之。天津国医专修（函授）学院开设的课程中则讲授《内科杂病学科》，系开设名之“中医内科学”课程最早的学校之一。具体编写中系以西医病名为主，夹杂中医证候名称，或在西医病名后注释中医证候名称，或在中医证候下注释西医病名，有叙、有论，体例极不统一，“所难者唯创始耳”，其开创之功确属难能可贵！本书中选择“脑出血（中风）”“胃病（慢性胃炎、胃及十二指肠溃疡、呃逆）”“血证（血虚、血瘀）”进行专门介绍，以利读者学习借鉴。《内科杂病学科》能将繁复不一的中西医临床病证条分缕析，有机地融为一篇，既突出了中医的诊疗特色，又汲取了当时新学知识，一切为了能更有效地提高学生理论水平与临床实践能力，将“造就医才、发扬国粹”落在了实处。该校为加强学生的临床实践能力，还专门开设课程讲授《临症实验录》，共收录医案23大类262例及1则经验谈，书中验案有证、有论、有法、有方、有果，虽然每案未必俱备，但是各有侧重，足资后人取法。尉稼谦继承先人遗志，创办中医学校，以“办现代新科学教育之精神，来改进中国医学”，进行了有益的尝试。其身体力行，创编23大学科教材，遵循“改良古义，融会新知”之旨，采用中西合参的方法阐明中医学理，虽然难称尽美尽善，但是作为中西医结合的先行者，还是值得尊重的！

邢锡波（河北省青县人）生于清末，其年少则立志学医，至青年在家乡从事教育工作，闲暇之时潜心钻研岐黄之学，自学成才，1936年来天津悬壶应诊，并任教于华北新中医学社，同时兼任《中医砥柱月刊》编述主任、《国医求是月刊》选述主任等职。中华人民共和国成立后，历任天津市立总医院（天津医科大学总医院前身）中医科主治医师、天津中医学院教务处副主任兼伤寒病学教研组组长、天津市中医学会内科理事、《天津医药》杂志编委。他不仅具有丰富的临床经验、疗效显著，而且精研脉学，著有《脉学阐微》行于世，另有遗稿《伤寒论临床实验录》由传人所辑。

津门苏氏骨伤世家在天津中医界极具影响，传承300余年来闻名遐迩，其所创的正骨技术及骨伤药品自成体系，独树一帜。本书结合多种文献的记录，梳理津门苏氏骨伤世家发展轨迹，探析其家族历史流传脉络和各代诊疗特色，对认知津门苏氏骨伤世家的传承，尤其是近现代的发展历程，具有重要的医史文献学意义。中华人民共和国成立之后，在我国现代医学骨科之父方先之密切配合下，将原有手法与固定器具加以改进，创新为“手法整复，小夹板固定术”的中西医结合成果，这一成果达到了理论与临床实践的全面结合，对现代骨科学影响很大，受到国际医学界的好评和重视。因此，探讨津门苏氏骨伤世家的传承与发展，并总结苏氏骨伤医家近现代所取得的成就，对继承发扬中医药学具有极其重要的实用价值。

天津中医药的发展离不开植根于这片沃土中充满智慧的人们，数百年来这座城市以超强的凝聚力吸引着海内外各行各业精英投身其中，戮力同心，添砖加瓦，共筑辉煌。天津同样也吸引了全国各地的医药工作者一展身手，他们的到来为生活在此的人们提供着健康保障服务。那些脱颖而出的医药大家更以自己超凡的学识与智慧通过开办医药学校及医院、创办医学期刊、撰写医学著作等方式，一方面培养合格的接班人，另一方面则有效地提高了从业者的理论素养及临床能力，大大减少了庸医对人们的伤害。天津的中医药就是在不断自净中提升发展，从而走在全国的前列。

医药互鉴源自蒋仪

蒋仪，字仪用，明末清初医家，祖籍浙江嘉兴，生卒时间不详。《药镜·蒋序》记载“岁在乙酉塘春夏为弘光之元年，魏塘秋冬为顺治之二年，民之死于兵、死于疫者，盖踵相望，流尸塞河，暴骨莽野。仪用窜处北村……全活乡党贫人”。弘光元年与顺治二年即公元1645年。而据郭霭春《中国分省医籍考》所录《天津县新志》记载，蒋仪参加明弘治二年（1489年）乡试得举人。两处时间相距156年，那么蒋仪先生至少有170岁以上高龄。相传孙思邈活到144岁，除此之外还没有史料记载寿命超过孙思邈的医家。《药镜·凡例》署名“嘉善蒋仪用述”，《药镜》卷末说：“《药镜》四卷浙江抚采进本，明蒋仪撰。仪，嘉兴人，正德甲戌（1514年）进士，其历官未详。”蒋仪是否曾在天津居住生活过，正寿享年多少，疑问重重，其生平有待历史学家研究考证。

不论蒋仪究竟是何处人，其传世著作毕竟是中医药的瑰宝，现依据天津中医药大学图书馆收藏《药镜》一书介绍。倘若蒋仪先生真有在天之灵，定会为后人仍然在传颂研习他救济苍生的著作而欣慰。历史上有许多中医古籍留传下来造福后代，作者却不知身在何方，以书存人正是中华文明和中医药传承的一种特点，何其沧桑啊！

蒋仪先生少年时体弱多病，常常研读医书，给自己开方熬药，“栖身药炉丹灶之旁，探渊奥乎古经，订验徵于时手”，一边学习，一边观察疗效。他“每自制一剂，沉吟反复，必究其病之从何而生，药之投谁而效”，从此医术渐长。令他十分高兴的是，给亲朋好友治病都能有效验，因此对中医药兴趣大增。考科举、求功名是古代知识分子共同的愿望，蒋仪早年也有志于此，但屡试不第。1644年，他决意弃举子业，专志于医学。他烧掉了准备科举应试的书籍，但对医书倍加珍惜。他说：“余每得一书，凡属医药，彻首彻尾，回环数过，嵇煅阮蜡，躯玩流连，与病人遇，三指下宛见六经，引为己任。”他酷爱医书到了爱不释手的程度，如同古代一位叫阮孚的人，爱好木屐，经常擦洗涂蜡，乐此不疲。蒋仪诊治患者能娴熟的运用中医的辨证方法，虽然他生活饥寒劳苦，但是每当见到亲自救治的患者好转起来，他的心情就如同科举考试揭榜时见到自己榜上有名一样快乐！从1644年至1648年，蒋仪先生四易其稿，终于完成了《药镜》一书。此外，蒋仪先生还从张玄映处得到明代名医王肯堂的《医镜》，加以校订，刊行于世。

《药镜》共4卷，分温、热、平、寒四部记载药物，其中温部133种，热部22种，平部84种，寒部105种，共计收录药物344种。另附拾遗赋、疏原赋、滋生赋3篇及补遗1篇，补充未备之药。

《医镜》共4卷，专论病证，涉及内、外、妇、儿、五官各科疾病，每病之下附“药例”，对证选药，主次分明，切合临床实用。

一、协韵谐声，文约义全

蒋仪先生颇具儒者风雅，所编《药镜》文笔流畅，处处可见音韵和谐之美。他不以五言、七言为规矩，也不拘骈体文的四字六字相间定句，凡三字、四字、五字、六字、七字，乃至八九字以上，皆能前后呼应，对仗工整，声律铿锵。我们将他在《药镜·温部》讲黄芪的内容分段排列来读：

“托疮疡，排脓止痛；助脾胃，理湿调中。

消渴能医，则泻火退热；眩运可治，斯敛汗去烦。

壮（脾）弱者暑毒之侵，捍表虚者贼风之犯。

癞而皮脱，苦参是我良朋；风而口噤，防风可为伙伴。

劳热劳伤深得当，实痰实喘未相宜。

发汗生加，蜜炙止汗。

里虚者忌服，恐升气于表而里愈虚；表邪者勿施，恐益邪于皮而表不发”。

这真像诗歌一样优美，倘若一个人在灯下念诵，韵雅的文辞仿佛可以带我们穿越历史，感受古人悯生救苦的悲切。

黄芪是临床最常用的中药之一，甚至有人用它来配茶。黄芪能益气、托毒、固表、止汗、祛湿，治疗疾病范围广泛。蒋仪先生巧妙地运用精炼优美的语言全面概况了黄芪的功效用途。

疮疡久溃不愈或者脓成难溃，若属于气血不足者，用黄芪配合当归、皂角刺等能“托疮疡，排脓止痛”。明代医家陈实功的《外科正宗》有一首外科托毒透脓的名方，名叫透脓散，组成为黄芪、当归、川芎、穿山甲、皂角刺。古代卫生条件不好，外科疮疡、脓肿是常见病、多发病，蒋仪先生当时见到的这类患者应该也很多，所以把它放在第一句。

头面肢体浮肿，小便不通利，属于气虚不能推动运化水湿，用黄芪配合防己、白术等能“助脾胃，理湿调中”。中医四部经典之一《伤寒杂病论》中的《金匮要略》就有一首名方，名为防己黄芪汤，组成为黄芪、防己、白术、甘草、生姜、大枣。西医学中慢性肾小球肾炎、心源性水肿等水肿性疾病会经常使用此方。

消渴患者，身体消瘦，口渴，喜欢频繁大量饮水，属于气虚津液不足的，用黄芪配合生地黄、山药，可以使“消渴能医，则泻火退热”。临床常见的中成药消渴丸，其中就有用黄芪。这里的火热并不是实热，而是虚热。津液在人体属于阴气，津液不足便是阴虚，阴阳失去平衡则会出现阴虚火旺，可以用滋阴降火的生地黄。如果同时伴有气虚，白术偏燥，红参偏热，黄芪才是最佳搭档。

有人时常头晕目眩，频频汗出，虚烦不止，属于气虚清阳不升，肌表不固，用黄芪配合白术、防风、人参等，能令“眩运可治，斯敛汗去烦”。中医有一首名字非常好听的方子，叫玉屏风散，组成为黄芪、防风、白术、大枣。

夏季中暑，有一种情况会见到汗出、气喘、眩晕、便溏如米粥，常见于伤气较重，体质偏于脾虚的人。黄芪可以“壮（脾）弱者暑毒之侵”。中医的金元四大家之一李杲，曾创制过一首名方，叫清暑益气汤，组成为黄芪、人参、苍术、麦冬、黄柏、泽泻等，治疗饮食损伤或劳倦过度，损伤脾胃，又受暑热之毒发作的中暑。原文少一字，与下文不对仗，笔者学浅，斗胆臆测，依据李杲先生这首方加了一个“脾”字，脾为脏属里，“脾弱”与后文“表虚”相对，也算说得过去，愿能符合蒋仪先生本意。

中医认为卫气能固护肌表，若卫阳之气不固，虚邪贼风便容易侵犯，很容易得外感病。玉屏风散中用的黄芪就起到了“捍表虚者贼风之犯”的作用。蒋仪先生这两句话，说明气虚无论在表在里，外邪无论暑热、贼风，黄芪都是一味出入得宜、扶助正气的良药。

癞是一种顽固的皮肤病，像无赖天天跟着，躲也躲不开。除了顽固的疥癣，癞也指可怕的麻风病。这类病往往虚实错杂，治疗时非常棘手，需要补泻兼施、寒温并用。苦参苦寒，能清热止痒，黄芪甘温，能扶正祛邪，药性正相反，配合使用就像直言不讳的良朋益友，正如蒋仪先生所言用黄芪治“癞而皮脱，苦参是我良朋”。

中医古代讲“风痨臌噎”四大证，均是难治的大病。中风是其中之一，类似于西医学中脑血管意外等疾病。中医把中风分为真中风、类中风。真中风与外受风寒有关，类中风则由各种内伤病因引起。真中风多发于天气寒凉的冬季或温差变化大的秋末、春初。清代赵学敏的《串雅外编·蒸法门》有一种“珊瑚蒸”的方法，治疗中风不语，脉沉口噤，用“黄芪、防风共煎汤数斛，置床下蒸，药入腠理，周时可瘥”。不正是蒋仪先生说的黄芪治疗“风而口噤，防风可为伙伴”吗?

黄芪是一味补虚药，因此治疗过劳引起的伤损、烦热等虚证最适宜，实证便不合适了，尤其是外感病里痰热造成的实喘。正所谓“劳热劳伤深得当，实痰实喘未相宜”，千万不能火上浇油啊。

中药的炮制方法能增强或改变药物的作用。黄芪一般有生用、蜜炙两种用法。赵学敏的“珊瑚蒸”法并没有说用哪一种黄芪，蒋仪先生说用黄芪“发汗生加，蜜炙止汗”，我们便知道黄芪生用发汗的力量强，故“珊瑚蒸”法肯定用生黄芪效果好，而玉屏风散要止汗用炙黄芪更好。

黄芪是一味好药，但是也不能随便用。蒋仪先生说“里虚者忌服，恐升气于表而里愈虚；表邪者勿施，恐益邪于皮而表不发”，就是告诫后人使用黄芪的禁忌。黄芪能补虚，为何里虚者忌服呢？中医讲虚证可以分阴虚、阳虚两大类。一般阳虚气亏用黄芪没问题，阴虚火旺的就不能随便用黄芪了。还有一种情况是体内阳气衰微欲绝，一派阴寒内盛，外表反而有发热、面色发红等热象，这是虚阳外越的危象，不宜用黄芪，应该用干姜、附子之类药温阳救逆。有人要问："黄芪不是能治外受风寒的中风吗？为何表邪不能用？"中风可不是表邪的问题，而是风寒邪气已经深入经络之间了。通常我们说的感冒初期出现怕冷、发热等表证，提示有风寒或风热表邪，也是不能用黄芪的，这时扶正反而助长邪气。

今天《药性赋》与《药性歌括四百味》被看作学习中药常用的入门歌诀。相比之下，《药镜》与《药性赋》都分作寒、热、温、平4类，词句对仗工整，《药性歌括四百味》4字一组，但没有分类。介绍黄芪时，《药性赋》讲："抑又闻补虚弱、排疮脓，莫若黄芪；强腰脚、壮筋骨，无如狗脊"，《药性歌括四百味》则说："黄芪性温，收汗固表，托疮生肌，气虚莫少"。相比之下，蒋仪先生的《药镜》论黄芪内容更为丰富。

蒋仪先生阐述黄芪的功效、主治、禁忌，几乎涵盖了现代《中药学》教材介绍黄芪的全部内容。他说："本文（指《药镜》）只发明其治病因由，针锋相对，不爽锱铢而已。学人披览，如觌金膏"。因此他论药无不用辞简约，博观约取，义理周全，不谈归经、用量等问题，旨在使后人易于记诵，把握重点，希望后学能像看待道家的金膏仙药那样珍惜此书，真可谓用心良苦！

二、药分四类，执简驭繁

宋代的历史学家、目录学家郑樵曾针对文献整理提出"类例既分，学术自明"，这种治学方法同样适用于其他的行业。庞杂的中药必然也需要一种合理的类分方法。中医经典著作之一《神农本草经》采用上、中、下三品分类法，上品类无毒，用于养生，下品类有毒，用于治病，中品兼而有之。宋金时期张元素的《医学启源》按五行分类法归纳中药。李时珍的《本草纲目》则以中药的来源或药用部位分类，如草部、木部、果部、虫部、兽部等。上述分类方法都不便于临床医生快速从本草专著中选用对证的药物。

明代本草学以广泛搜集各类药物为特点，李时珍的《本草纲目》最具代表性，载药 1892 种。中药数量之多，医生一时难以掌握。至清代《本草备要》《本草从新》等著作问世，标志着中药学发展转向由博返约。蒋仪先生正处于本草学发展由博返约的过渡时期。

蒋仪先生的《药镜》将中药分成温、热、平、寒 4 类，各类之下，依次介绍草、木、矿物、昆虫类药物，精选中药 300 余种。临床医生既可以从中选取药性、功效适宜的药物，又能在缺少药材的情况下，尽快找到药性接近的替代品。现代中医药院校使用的国家规划教材《中药学》记载药物约 500 种，其中要求掌握、熟悉的重点药物约 300 种。临床医生实际经常运用的中药也基本都在 300 种以内。由此可见，《药镜》收载药物的分类法和数量都有利于临床医生执简驭繁地掌握本草学知识。

三、医药互鉴，晓然如镜

蒋仪先生并非单纯为研究本草学而论药物，而是以便于医生临床运用为目标。他在前人基础上勘定的《医镜》与自编的《药镜》相互羽翼，参照研读，会有意想不到的收获。

《医镜》专门讲述各科常见病、多发病的证治经验，泄泻便是其中之一。《医镜·泄泻》谈到泄与泻不同，“泄者如水之泄也，势犹纾徐；泻者如水之泻也，势已直下，微有不同，而病则一，故总名之曰泄泻”。从病势来看，泄稍缓，泻较重。如果遇到严重的泄泻怎么办呢？《医镜》中讲道：“暴泄者，皆因生冷油腻，恣食无节，或饮酒无忌，适触寒邪，故成暴泄。其泻出者皆是水，乃阴阳不分，偏渗大肠，而小便必涩，治者以利小便为先，小便利则大便止矣”。利小便而实大便，是中医治疗泄泻的一种特色治法。它不同于西医学中的利尿剂，泄泻是绝对不能再用西药利尿的，这样会有脱水的危险。那为什么中医就可以利小便呢？关键在选用的药物和指导用药的中医理论。

《医镜》中“用一车前子，炒为末，以米汤送下四五钱，或六七钱，其泻立止。然后以白术为君，苍术、厚朴、茯苓、陈皮、神曲、山楂、麦芽、炙甘草为佐，加姜、枣煎服”。4 至 7 钱的车前子大约 12~21g，怎么会有这么好的效果呢？

《药镜·寒部》记载车前子能令“湿去则脾以健”。车前子可以利水渗湿，而中医认为泄泻正是由于脾虚湿盛引起的。中医讲“脾主运化”，脾承担两方面的运化职责，一是运化饮食水谷精微，二是运化水湿。由于饮食不节制，或感受外邪，损伤了脾胃，脾的运化功能就会受到影响。一方面饮食不能运化，另一方面水湿泛滥，就会发生泄泻。反过来，水湿和饮食积滞还会加重脾的负担。此时，要以祛邪为先，先利水渗湿止泻，急则治其标。车前子能使湿邪从小便走，泄泻必然会减轻。能否立止，是因人而异的，书中以“其泻立止”提醒人们要及时救治，不要耽误。脾不受湿邪困扰，则运化功能就能得到一定程度恢复。但是脾虚并没有完全纠正，还有饮食积滞，下一步怎么办？

《药镜·温部》记载，白术可以“实大腑而泻停……气实喘促，脾虚而无湿邪者，宜勿用也；血滞津枯，风寒兼湿而成痹者，可任投之”。白术“实大腑”是“实脾”的作用，能使脾的功能充实，健脾止泻。我们反过来看“脾虚而无湿邪者，宜勿用也”，便是脾虚有湿邪者宜用。“风寒兼湿”不仅是让“血滞津枯”的人肢体发生痹证的原因之一，还会侵犯体内，影响脾胃，引起泄泻，白术针对风寒兼湿之证，可以放心使用。因此，白术为君药，要作为下一步治疗的领导，用量要大，一般在15~20g。《药镜》对其他几味药也有进一步的阐释。苍术、厚朴、陈皮燥湿，茯苓渗湿健脾，神曲、山楂、麦芽（合用炒焦称为焦三仙）专门消导积滞，炙甘草调和诸药，姜、枣助脾通行津液，可以从各个方面协助白术。自古医药不分家，医生要在中医理论指导下用药，药物要有中医理论角度的解释，医药才是密不可分的。《医镜》与《药镜》如同两面镜子，只要我们用心珍惜，妥善保存，古人的著作可供后人诊治疾病时借鉴，如此才不愧于先辈们传承中医学的一片苦心。

蒋仪先生研究医药治学有方，善于博观约取，真可谓精思过人。他为我们留下了护佑生命健康的宝贵财富，却依然身世迷离，期盼终有一天能大白于天下。

注：本节引文除具名者外，皆引自天津中医药大学图书馆藏蒋仪编撰《医药镜》清康熙初年刊本。

详论温疫的洪天锡

洪天锡，字吉人，号尚友山人，清代天津名医，生卒年代不详。其著作《补注瘟疫论》传世版本有乾隆四十九年（1784 年）晚翠堂刻本，书中曾引张令韶医案，而张锡驹（字令韶）《伤寒论直解》刊行于康熙五十一年（1712 年），由此可知，洪天锡大约生在康熙、雍正或乾隆年间。

洪天锡自幼勤奋好学，日诵千言，不屑于习举子业，重视实学实行，在文学、医学方面均有成就，曾作批注《庄子》《四书》《论文入门》《文诀》等书。他为人上敬下和，奉养寡嫂如同自己母亲，照料侄女如同亲生儿女，周济困苦的乡亲邻里如同家人。早年其兄长不幸被庸医治死，他发奋学医数十年，医书无一不览，救人无数，特别注重瘟疫病的研究。他说："医治瘟疫犹如走马观花，毫厘一差，即谬千里，可不慎哉"。瘟疫病发展变化迅速，掌握正确的诊治方法难度相当大。他十分推崇明代瘟疫病学家吴有性的贡献，在吴有性编著的中医学第一部瘟疫病专书《温疫论》基础上，详加批注，博引诸家，兼抒己意，因其大有益于瘟疫病防治，后人将洪天锡的著作刊刻流传，取名为《补注瘟疫论》，为瘟疫病研究留下了宝贵的经验。

《补注瘟疫论》共 4 卷，医论 103 篇。卷一论瘟疫原病机理、传变规律、治法、兼症、鉴别伤寒与瘟疫。卷二讲瘟疫误治导致的危害，论杂气及大头瘟等各种瘟疫病。卷三论锁肚等瘟疫病及蛔厥、呃逆等兼症的辨治经验，卷四论瘟疫复发、其他病证兼疫病、妇人时疫、小儿时疫等。各篇参照《温疫论》，以吴有性之说为先导，再列各家之论，后为洪天锡补注，署名尚友山人。此书篇名多数遵从《温疫论》，又增加了大头瘟等 15 篇论文。

一、邪伏膜原，伤疫病浅

自古以来，瘟疫病总是令人谈虎色变。可怕的传染几乎无处不在，短时间内大量人群都会出现相似的症状，病情急速发展，令许多医家束手无策。在没有显微镜的时代，人们看不见病原体，更不知道病邪究竟在体内的什么部位，病因病机不清楚，根本无法有效治疗。直至明朝末年，吴有性首次提出瘟疫的病因是与气候因素无关的“异气”，它会潜伏在人体的一个特殊部位——膜原，出入于表里内外上下，引起一系列病变。根据这一认识，他创制了达原饮等许多名方，有效治疗了当时的瘟疫病，流传至今。因此，吴有性的《温疫论》成为中医瘟疫病学发展史的里程碑。

吴有性讲的膜原在哪里呢？膜原并不是一个实质的组织器官，如同中医所讲的三焦，解剖是看不到的。吴有性认为瘟疫病邪从口鼻而入，所居部位内不在脏腑，外不在经络，潜伏在背部脊柱两侧夹脊之内，离肌表不远，接近于胃，是人体表里的分界，是半表半里，即《灵枢》讲的横连膜原。疫邪如果在经络为表，在胃为里，在膜原为半表半里。瘟疫病邪为什么会藏匿在这里呢？吴有性并没有更多解释。洪天锡则为吴有性找出了明确的依据。

首先，依据《内经》有关膜原的医学理论。他根据《灵枢·百病始生》所言“留而不去，传舍于肠胃之外，募原之间”，《素问·疟论篇》所说“其间日发者，由邪气内薄于五脏，横连募原也”，认为吴有性绝非臆测，他的观点符合中医经典著作的理论。中医经典著作奠定了中医学理论体系的基础，但有许多不完善和隐而未发的内容，后世医家才不断根据新出现的疾病，提出新的理论与经验，加以充实发展提高，从而形成了中医学与时俱进的独特的理论实践体系。

其次，依据《伤寒论》传经与直中的发病规律。《伤寒论》是中医学四大经典著作之一，系统阐述了伤寒病的六经辨治体系，从三阳和三阴即太阳、少阳、阳明、太阴、少阴、厥阴六个阶段论治伤寒病。洪天锡参阅《伤寒论》和历代名医的著作，认为瘟疫病邪藏于膜原的机理与伤寒病相似。《补注瘟疫论·原病》曰："盖如人之伤寒，其不直中者，以有阳气为之拒也，阳气不能拒，则直入三阴，顷刻告毙。唯阳气内拒而外寒又不散，所以郁阳气为热证。"伤寒病的病因是伤于寒邪。如果人体正气强盛，阳气抗邪，邪正交争，会出现发热明显的病证，病在三阳阶段。反之，如果人体正气不足，阳气不能抗邪，寒邪便会直接深入三阴阶段，出现直中三阴的腹痛、泄泻、肢体逆冷等症状。此处的"中"，读音同"众"，意为击中目标。《补注瘟疫论·原病》中又曰："传经疫邪自口鼻而入，入则干胃，胃之正气必迎而拒之，疫与相持，遂在附近于胃之膜原而伏。若胃之正气不能迎拒，则疫邪直入于脏，与中寒等。"人体正气充沛，胃气强盛，会抗击侵犯的疫邪，防止深入，邪气便潜伏在膜原了。

洪天锡看到风寒暑热伤人，皆有中、伤之别，认为瘟疫病也有相似的规律。所谓中疫，指正气不足，疫邪直接深入脏腑，病情深重。所谓伤疫，指正气充足，疫邪藏伏在膜原，病情相对轻浅。他又引用喻昌、周扬俊、张璐、万密斋诸多名医的经验为证据，明确提出："以直入脏者为中疫，则以伏于膜原者为伤疫可矣，此疫所以在膜原之故也。"

二、倡言杂气，兼采众说

瘟疫病属于中医的外感病。中医经典著作《黄帝内经》首次提出有关中医外感病的论述："今夫热病者，皆伤寒之类也。"人们从此把以发热为主要症状的外感病，统称为"伤寒"。汉代张仲景的《伤寒论》是中医学第一部外感病学专书，也是第一部奠定中医辨证论治体系的著作，主要讲述了外感风寒所引起的发热性疾病的辨治规律，因此，很多医家参照《伤寒论》来论治各种外感病。

风寒属于中医病因学说的六淫范畴，六淫包括风、寒、暑、湿、燥、火，是六种气候现象，不引发疾病时称为六气，一旦影响人体产生疾病了，则称为六淫，古人有时把六淫致病称作"六气为病"，其中寒邪伤人最常见，危重也最大。

然而，外感病并非都是由风寒或其他六淫引起的，瘟疫病便是一种特殊的疾病。洪天锡说："杂气即伤寒，序例所谓异气。"他认为杂气引起的瘟疫病也是一种外感病，此处的伤寒是外感病的代称，杂气就是吴有性在《温疫论》序例中提出的瘟疫病病因——异气。洪天锡在吴有性《温疫论·杂气论》的基础上，综述陶华、喻昌、周扬俊、张璐、虞抟、王凯（养吾）、万密斋、张介宾等医家的经验，阐明杂气致病的特殊性和治疗方法，确实与《伤寒论》所治以寒为因、以热为果的外感病大有不同。

比如洪天锡引述张介宾运用刮痧治疗心腹痛类似疙瘩瘟的一则治验。张介宾的夫人 40 岁时，农历八月适逢初秋寒冷刚至，在暴雨后感受了阴寒痧毒之气。这也属于一种杂气，并非六淫之一的寒邪。到了晚上二更天，即 21 点到 23 点之间，不断呕吐、恶心，胸腹部搅痛，势不可挡。张介宾用盐汤探吐法治疗，反而疼痛加剧，咽喉壅塞，丝毫不能再饮水药。危急关头，张介宾忽然想起早年曾得到一种秘传刮痧法，在一个大口的盅内倒入热水，加一二勺香油，用一个光滑细口的瓷碗，碗口蘸在油汤里，使碗温暖光滑，再用碗扣在张夫人背上，轻轻向下反复刮，由轻渐重。碗干了或凉了，再蘸再刮。过了一段时间，张夫人胸中胀闷逐渐缓解，感觉气向下行，宽舒许多，能够出声讲话，不久忽然腹中肠鸣大作，急去排便，腹泻如倾，之后疼痛逐渐减轻了。张夫人睡下大约一顿饭的工夫，遍身瘙痒难忍，出现许多疙瘩和成块的风团，如铜钱大小，不计其数，到四更天，即 1 点到 3 点才消退。几天后，又有一位姓魏的人得了这种病，治不得法死去了。张介宾分析，这是寒毒充斥表里导致的，通过在背部自上而下刮痧，能使邪气随之而降。邪气上行为逆，下行为顺，泻下后，在里的脏毒得解，经气得行，表里俱散，疙瘩风团消退即愈。这种刮痧的方法在日常生活中防治其他疾病仍然非常实用。虽然今天的润滑剂很多，但是温度很难掌握，此法水温更容易控制，方便易用。

洪天锡并非完全照搬前人的论述。比如"清初三大家"之一的喻昌极为崇尚张仲景的《伤寒论》，曾根据《伤寒论·平脉篇》提出瘟疫病的治法，指责吴有性的治法不妥当，过早攻下疏通里气，不能及时表散而出现战汗。洪天锡不同意喻昌的观点，他研读《温疫论》领悟到"非疏里则表不透，非战汗则病不解"，吴有性是针对"疫邪之传内者"采用攻下疏通里气，并非过早攻下，"里气通，向来郁于肌肉一半传外之邪，然后尽达肤表"，表现为战汗而愈，"非失表也"。我们看前面张介宾的治验也是里气先通，表气亦顺。他进一步分析喻昌论治瘟疫受吴有性启发，与其有诸多相似之处，区别在于喻昌所讲的“仍为伤寒、伤温热之正病也”，并不完全是吴有性所讲的瘟疫病，也没有包含其他医家讨论的各种瘟疫病。

洪天锡围绕吴有性提出的杂气，博采兼收各家之说，列举庞安时所讲的温毒五大证、王凯所讲痧证和羊毛瘟等皆属于杂气致病，使中医瘟疫学说的内容更为系统丰富。

三、增补疫病，归纳治法

洪天锡在《温疫论》所论疫病的基础上，补充了大头瘟、捻颈瘟、瓜瓤瘟、黄耳伤寒、赤膈伤寒、青筋证、阴阳毒等多种瘟疫病，又根据前人防治疫病的成就，结合个人的理论研究和实践经验，归纳总结了有效的治疗方法。

例如：大头瘟俗称大头天行，发病初起憎寒，壮热，身体沉重，继而头面肿胀，目不能开，喘促，咽喉不利，口渴，舌燥，不及时治疗，死亡者十有八九。由于这种瘟疫病传染性很强，亲戚听闻便不相探访，染病者多不能及时救治，不少医家十分关注，但是所论各有不同，令后学莫衷一是。洪天锡总结了李杲、王海藏、罗天益、吴仁斋、喻昌等医家的论治经验，他以吴有性疫邪自口鼻而入、出表入里的传变规律为纲，主张从传表、传里两方面论治大头瘟。他指出“自鼻入多者，轻清之意胜，则只上布头面而不下胃腑”，即吴有性所讲“但表不里”的情况，可用李杲创制的普济消毒饮、朱震亨的漏芦汤等升散解毒。“自口入多者，重浊之意胜，故先伏膜原而次传内里”，即吴有性所讲“但里不表”的情况，可用罗天益的既济消毒饮、吴有性的三承气汤等攻下逐邪。洪天锡特别赞赏吴有性以大黄为主药的治法，例举人中黄丸、消毒丸、代天宣化丸、救苦丹、救急消毒丸、大青丸、生犀饮、双解散均用大黄逐疫邪。

其他的瘟疫病，洪天锡均一一介绍了发病症状和方药。捻颈瘟可见咽喉痹塞失音，颈部肿大，腹胀如蛤蟆，可用荆防败毒散。瓜瓤瘟可见胸胁部胀满高起，呕血，可用生犀饮。杨梅瘟可见遍身紫块，可用清热解毒汤送下人中黄丸。疙瘩瘟可见肿块如瘤，遍身流走，旦发夕死，可用三棱针刺入委中三分出血，服人中黄散。绞肠瘟可见肠鸣干呕，水泄不通，可用探吐法和双解散。软脚瘟可见大便色清，足重难移，属湿温，宜苍术白虎汤，不可误认为寒胜而用姜附。

洪天锡归纳疙瘩瘟、杨梅瘟、绞肠瘟皆属中下二焦，以降为顺，处方必用大黄，而大头瘟、捻颈瘟只在上焦，宜升散解毒，最忌大黄，若用大黄，宜酒煨，去其寒性沉降，微下攻之，防止邪入中焦。

洪天锡还总结了友人所传急救异证良方，均用刺血疗法治愈。所治证名为翻，表示搅乱不宁，翻是一种方言，如同南方所谓痧、北方所谓猴，都属于杂气。如鸟鸭翻，可见头痛，恶心，两手抽搐，指甲色青，上吐下泻，小腹沉痛，甚至六脉不起，身出冷汗，牙关紧闭，用筷子撬开可见舌下有红黑紫青泡，急用针刺破出血，点雄黄末，再用白开水调雄黄末服下，盖棉被出汗，忌风三日。又如长蛇翻，肚腹胀痛，就地打滚，先刺肚脐三针，顶门一针，左右脚心各一针，见血即愈。此外还有缠丝翻、白眼翻、哑巴翻、母猪翻、蛤蟆翻、兔儿翻、野雀翻、鹁鸽翻、黄鹰翻、海青翻、鹰嘴翻、老鼠翻、雀子翻、羊眼翻、狐狸翻、猿猴翻、奔牛翻，症状不同，刺血部位各异。

洪天锡研究瘟疫病绝非一味抄袭前人，他善于继承，执论公允，评议有据，深知古人治病“相时制宜，通变自在后人”，其注重学术融合的研究特点今天看来特别值得后人学习。

注：本节引文除具名者外，皆引自天津中医药大学图书馆藏洪天锡撰《补注瘟疫论》清乾隆年间晚翠堂刻本。

释疑痧症的寇兰皋

寇兰皋，字露滋，祖籍天津，清代著名医学家。幼时喜读诗书，成年后涉猎中医书籍，对养生类著作颇有研究，平日以医为业，遇到家贫无力医治的病患，常常免去诊金、药费，闲暇之时经常为慈善事业奔走集资。因其高超的医术与医德，久著津门。诚如其友鲁楷所言："天资高迈，业于诗书，深于轩岐，于医书无所不读，错综融贯，处方调剂，立起沉疴。"梅成栋亦言："寇君露滋茂才，夙抱仁心，兼通医理，慨然以救世为心，爰集古今痧书成方，参以己见……使人展卷了然。"

一、掇拾整理，传方后世

清道光元年（1821 年），天津气候异常，自夏至后，天气突然转凉，如同到了秋季，人们早晚外出的时候都需要穿上棉衣，到了七月初，天气又突然变得炎热，在这种异常的气候影响下，七月初六日（1821 年 8 月 3 日）便开始在社会上流行"痧症"了。这种病的病势危急，无论男女老幼，触者皆病，若不及时医治，病势危重时，数小时内即可夺人性命，即便轻浅者最多不过 3~5 天即可死亡。寇兰皋先生眼见患者因为医治不当而死，十分痛心，于是下定决心，从历代医籍中寻求医治痧症的理论，搜求古今治疗痧症的方药，参照临床有效的处方，于 1832 年 10 月编著完成并刊行了 1 卷本的《痧症传信方》。书中文字不多，共分为《痧症源流》《痧症或问》《治痧诸法》《治痧诸方》《预防痧症诸方》《忌食诸物》《痧症医案》和《先贤明论》8 个部分。此书的编著，意欲百姓家中购买、收藏之用，遇家人感染痧症，危急之时按照书中治疗方法实行治疗，以备不时之需。

《痧症源流》详细论述痧症的病因性质、病机特色，并推及主要治疗原则。论述中以中医阴阳学说为主线，比较人体阳气盛衰与痧毒强弱，结合脏腑辨证的观点详论痧症主要的临床表现，内容丰富、论理清晰。

《痧症或问》收载寇兰皋先生治疗痧症过程中的见闻，主要围绕痧症的临床表现提出 56 个问题。继而从中医表里、寒热、虚实辨证的角度进行详细解释，诚如寇先生所言，所列问题“以备参考，其未经耳目者，尚不知几许也，即此五十余条，亦但就其人，而妄为集解，至症同而其因不同，又不知几许也，医者临症当各求其因，若按图索骥则误矣”。纵观此部分内容，诸多方面可与《痧症源流》相参。

《治痧诸法》中论述“试痧法”“拍打法”“刮痧法”“放痧法”“熨脐法”“治转筋法”7 种治痧方法。各治法中首列详细操作手法，随后引名家之论阐明应用原则，兼附己见进行补充，使读者了然于心。

《治痧诸方》中共计收载 22 首治疗痧症的处方，其中 11 首为历代名方，11 首为民间验方。寇兰皋先生于方后附有方解，若名家之言可以考订者，将其姓名标于首；若为自己发挥，则多附有“皋案”二字，以示区别，启发后学，可谓条目清晰。以“理中汤”为例：

治邪入太阴，自利、不渴，寒多而呕、腹痛、粪溏，脉沉无力，或厥冷拘急。人参 90g、炒白术 90g、炙甘草 90g、干姜 90g。每服 12g，水煎服，日 3 服。若脐上筑者，肾气动也，去白术，加肉桂 120g；吐多者，去白术，加生姜 90g；泻下多者，还用白术；心悸者，加茯苓 60g；口渴欲饮水者，加白术 45g；腹中疼痛者，加人参 45g；身寒明显者，加干姜 45g；腹部胀满者，去白术，加附子 1 枚。服汤剂后，在吃完饭不久可以给患者喝 1L 左右的热粥，如果患者身上微微汗出，千万不要马上揭去衣被。

汪昂曰：“此足太阴药也，人参补气益脾，故以为君；白术健脾燥湿，故以为臣；甘草和中补土，故以为佐；干姜温胃散寒，故以为使。以脾土居中，故曰理中。”

皋按：是方之得力处，全在人参，若无人参，而以党参代之，恐无大效，再者，痧兼秽浊，此方及上二方，再加逐秽药，方善。明嘉靖甲子年间，梁宋之地，人多患此症，自脚心麻至膝，死者不计其数，时大方伯赵公出示，令民服理中丸，患者咸蒙其惠。此取土能塞水之义。据言，若易丸为汤不效。

《预防痧症诸方》共收载预防痧症的 6 首处方，分别名为“搐鼻方”“平安散”“熏鼻药”“煎汤代茶药”“浸水缸药”“焚室内药”，从外用、内用两种途径给予预防。寇兰皋先生于每首处方后皆附有详细的按语，从处方选药特点及配伍方面，结合痧症病机特色，描述各首处方的功效。

《忌食诸物》记载：“凉水、生菜、瓜、果及一切寒冷之物，痧症愈后，禁饮食一二日。一云痧后忌食生姜、麻油。”指明痧症治疗与恢复期间的饮食禁忌，内容与痧症治疗用药原则一脉相承。

《痧症医案》记载寇兰皋先生治疗痧症的 33 则医案，内治方法多以《治痧诸方》中所载处方为主方，临证或加或减，皆根据病症轻重而定。其中不乏内治方法与刮痧、放痧疗法同时应用的病案，为临床治疗方法的应用提供了很好的典范。

《先贤明论》中分列缪仲淳、郭右陶、吴瑭、汪昂等名家之言，以备后学深入研读、按图索骥之用。

纵观此书，论痧症之辨治心得“参以己见，分其条理，溯厥源流，载其治验，因症立方，案方治症，使人展卷了然，如同面语，真寿世之慈航，良工之苦心也”。

二、明辨痧症，条分缕析

（一）论痧之因，证属瘟疫

寇兰皋先生指出，痧症的发病与气候异常关系密切，按照病症属性分析，“瘟疫者，天地间之阳毒也；痧症者，天地间之阴毒也。阳毒之杀人，尚需时日；阴毒之杀人，其惨又加速矣”。以寇兰皋先生所经历的道光元年的那场痧症为例：1821 年自公历 6 月 22 日夏至到 8 月 7 日，本应暑热的气候，反被秋令的阴寒取代，这种阴寒的邪气积存在人体之中，使得人体内的阳气无法得到宣通，因此大多数的人体内郁结有一种“火毒”，为痧症的暴发提供了基础。至8月中旬，因天气突然转热，体内的“火毒”随阳气一并发越于外，故痧症大作。“此气之来，充塞于天地之间，无声无臭，使人防之不及防，避之无可避，犹之施鸩毒于尺泽之中”。诚如梅成栋所言：“盖积阴既久，为亢阳所搏结而为毒，其中人也甚悍，其为死也甚速。三五时中，穿脉络，溃脏腑，血凝筋缩，意乱心慌，医治稍迟，须臾莫救。”值得提出的是，寇兰皋先生也明确指出：“吾非敢谓痧皆阴毒，但就元年痧症论，则固属寒湿也。”

（二）论痧之症，状如热毒

寇兰皋先生论痧症推崇沈金鳌的《尊生书》、郭志邃的《痧胀玉衡书》和吴瑭的《温病条辨》三部医书。然而，在痧症的认识上，寇兰皋先生强调前两者概言“痧症为热毒，与时下之症不合”。吴瑭仅言痧症为寒湿，亦与时症不符。将当年流行的痧症归结为：“今兹之症其秽浊为寒湿之毒，其毒甚盛为古今所稀有，属阴，乃天地之疠气，此气甚酷甚烈，从人口鼻而入，顷刻间，内入于脏腑，外达于经络。”其明确指出，痧症在人体内的发展过程与中医瘟疫相似，但由于痧症的致病因素属于“剽悍之气”所感，从“口鼻入，即直至胃腑，至胃腑必及于脾，而后由脾达于四肢，达于周身。若脏腑虚者，邪亦得而乘之，以五脏六腑皆禀气于胃也，其邪之着于人也，先中于血，则血先病，气次之；先中于气，则气先病，血次之。痧为阴，血亦为阴，以阴从阴，故先中于血者居多。”

表1 寇兰皋论痧症病机特色

症状	病机
身热	阳为阴郁，故身热
冷汗出	阳虚不固，故冷汗出
四肢厥冷	痧邪伤之故厥冷，脾主四肢
四肢重痛	湿盛则重，寒盛则痛
四肢麻木	气不运行则麻，血不运行则木
四肢肿胀	土受邪伤，脾湿不化，发于四肢则为肿胀
四肢无力	邪盛正虚，故无力

续表

<table>
<tr><th>症状</th><th colspan="2">病机</th></tr>
<tr><td>通身厥冷麻木</td><td colspan="2">痧邪伤脾所致</td></tr>
<tr><td>两手足蜷屈</td><td colspan="2">脾主四肢，寒湿伤脾，邪中于筋，故手足蜷屈</td></tr>
<tr><td>足肚筋转</td><td colspan="2">足肚属阳明，痧邪袭伤脾，胃阳不能温筋，而筋急，故筋转</td></tr>
<tr><td>面色灰暗或紫黑</td><td colspan="2">心为阳，主血脉，其华在面，痧为阴毒，滞于血脉，故灰暗，甚则青黑</td></tr>
<tr><td>头重</td><td colspan="2">寒湿中停，邪复助之，气壅于上，故头重</td></tr>
<tr><td>头眩</td><td colspan="2">邪滞中宫，阻其升降之路，痰气逆，则上实，故头眩</td></tr>
<tr><td>目胀</td><td colspan="2">目为肝窍，肝邪上壅，故胀</td></tr>
<tr><td>舌强</td><td colspan="2">舌通心，痧邪熏心，其毒上冲，故强</td></tr>
<tr><td>囊缩</td><td colspan="2">肝主筋，前阴者，宗筋之所聚，阳明主润宗筋，痧邪伤胃，宗筋失润，又寒主收引，故囊缩</td></tr>
<tr><td>舌卷</td><td colspan="2">舌为心苗，包络代心行事，两厥阴同气而皆禀气于胃者也，痧邪伤胃，厥阴无所禀受，又肝脉络舌本，肝绝，脉不上行，故舌卷</td></tr>
<tr><td>蜷卧不语</td><td colspan="2">阴主屈，又主静，邪入少阴，阴盛，故蜷卧不语</td></tr>
<tr><td>吐</td><td colspan="2">邪在里为吐，邪伤胃阳，胃气上逆则吐</td></tr>
<tr><td>泻</td><td colspan="2">邪伤脾阳，脾气下溜则泻</td></tr>
<tr><td>欲吐不吐</td><td colspan="2">胃阳不转，故欲吐不得</td></tr>
<tr><td>欲泻不泻</td><td colspan="2">脾阳困闭，故欲泻不能</td></tr>
<tr><td>心腹绞痛</td><td colspan="2">邪正相争，则痛</td></tr>
<tr><td>胸腹胀满</td><td colspan="2">邪气壅塞于中，或兼食、血、痰饮诸积，故胀满</td></tr>
<tr><td>大小便不通</td><td colspan="2">阳不下行，故大小便不通</td></tr>
<tr><td>昏迷不醒，或心忙意乱</td><td colspan="2">痧毒冲心，重则昏迷不醒，轻则心忙意乱</td></tr>
<tr><td>内热</td><td rowspan="3">因痧毒化热之故</td><td>阴虚生内热</td></tr>
<tr><td>烦渴</td><td>心火盛，则烦火盛，烁金，故渴</td></tr>
<tr><td>大渴，饮冷</td><td>吐泻损伤胃津，求救外水，故大渴；阴虚生内热，故欲饮冷</td></tr>
<tr><td>喘嗽</td><td colspan="2">邪入肺，肺气不利则嗽，上逆则喘</td></tr>
<tr><td>声哑</td><td colspan="2">肺属金，金破则不鸣，故声哑</td></tr>
<tr><td>惊痫</td><td colspan="2">邪入于肝，肝热生风，故惊痫</td></tr>
</table>

由上表可以看出，寇兰皋从阴阳、脏腑等方面对痧症病机进行了详尽的阐述，临床指导性很强，如果没有长期的临床观察与深厚的中医辨证思维，极难做出如此准确的分析。

（三）论痧之治，循其虚实

寇兰皋从痧毒性属寒湿阴邪谈及中医的治疗方法，按照痧毒轻重、阳气虚损的不同进行分类辨治。其一，患者阳气不虚，痧毒又不重，则痧毒可以随人体阳气化为阳证。但是因为痧毒本属阴邪，在治疗的过程中，苦寒清热的药物如金银花、连翘等也不能大量使用。其二，患者阳气不足，痧毒又比较重，则痧毒可以转化为半阴半阳证。其三，患者阳气严重不足，痧毒也非常强烈，则痧毒可以转化为纯阴证。以阴阳概括痧症发病的不同特点。同时强调："至于审时令之热寒，酌体质之强弱，观病机之变动，用活法以治之，则存乎其人，固不能以预定也。"

临床治疗，外用诸法中包括：若痧在肌肉则宜刮，应用试痧法、刮痧法；若痧在血脉则宜放，应用放痧法；若痧现皮肤则宜烧，应用烧灯火法；若孔窍不通则宜搐，应用搐鼻法；若痧入肠胃则宜熨，应用熨脐法。内服药物中总不出乎辛香开窍、辛苦利气、辛温解表、芳香逐秽的药物。具体选药、用方皆记载于《痧症传信方》书中《治痧诸方》与《预防痧症诸方》内，读者如果能将两篇文章中的处方用药原则与《痧症医案》相互结合，会对寇兰皋先生临证特色做出更为全面、合理的理解。无论何种治法，寇兰皋都谆谆告诫后学："此症又须急治，始能取效，设因循观望，迟至一半日，使邪气充塞于中，正气不行，营卫阴阳之机已息，药虽当，亦无及矣。"

注：本节引文除具名者外，皆引自中国文史出版社寇兰皋撰《天津中医药珍本集成·痧症传信方》。

精通脉学的朱耀荣

朱耀荣，字益之，清代末期天津名医，生卒时间不详。据朱氏《三指捷编·自序》所言“光绪三年，岁次丁丑菊月上瀚，津门益之朱氏耀荣，自序于足自斋”，我们可以了解到光绪三年即1877年，农历九月上旬，朱耀荣在天津的足自斋为此书作序，由此可知，他大约生活在清代同治至光绪年间。

朱耀荣少年业儒，天资英俊，为人豪迈，胸有大志。他博古通今，兼通六艺，可惜早年屡次科举考试不中。中年的朱耀荣曾在湖北、湖南等地游历十余年，虽为谋求官职，但他不唯名利是务，独好岐黄之术。他治学精勤，虚心求道，凡是听说医术高明的人士，必定虔诚前往求教。若有疑惑不解的医理，他便会终日思索研究，乐此不疲。遇到不易辨识的疑难病证，他一向小心谨慎，一丝不苟，从不会自作聪明，也不会擅自妄加论治来沽名钓誉，以免耽误患者。期间，好友李爕臣悉心帮助指导，传授给他周小颠夫子《二十七脉真诀》，教他掌握二十七脉，辨识脉形体状，分析脉理病证，并熟读药物的性味功效主治，打下了坚实的基础。此后二十多年里，朱耀荣一直非常重视研习这些医学知识。

清代后期，朱耀荣目睹了医学界时风日下，鱼龙混杂。不少目不识丁之流把几首成方吹捧成秘方奇方，自称祖传名医，到处招摇撞骗。尤其一些富贵人家，不懂医理，又治病心切，不惜重金四处求购，常遇到这类人。这群庸医往往做出一副道貌岸然的样子，迎合病家的心理，表面上凝神端坐，九候三诊，开口便是脉象弦滑芤革，女子肝瘀血热，男子闷气实火，自称治过很多这类患者，其实不管病证表里虚实，只知道清热泻火。如果侥幸治愈，不知情的人便说他们是妙手回春的良医，若是误治而死，他们就说命数理所当然。朱耀荣看到这样不死于病而死于医的情况数不胜数，十分痛心，而庸医还不知惭愧悔改，更可恨的是这类庸医在社会上越来越多。有鉴于此，朱耀荣决意将所掌握的医学知识用浅显通俗的语言编成歌诀，志在普及医学，救济苍生，于是著成《三指捷编》一书。倚云仙长为其题名《医科普济》，赠予朱耀荣道号刚智山人。

《三指捷编》共2卷，均是歌诀形式，卷1讲述了诊脉法、27种脉的脉象特点和对应病证、诊断疾病预后的方法，卷2汇集了外感、内伤、妇科、儿科疾病的辨治经验和方药，卷末附有外科诊法与经验方。书名中“三指”是中医诊脉常用的三根手指，代指诊治疾病的过程，“捷编”意在编辑内容简明易晓，实为对病之良方，医者之捷径。王璞称赞其“撮诸书之要，辞甚浅显，理极精微，不必通儒，皆能晓鬯（畅）”。

一、文理晓畅，医理通达

朱耀荣特别重视理论研究，认为学医者必须文理通达，才能驾轻就熟地研读医书，细心揣摩医学经典著作中的旨意，在此基础上熟读诸家医书，增长见识，融会贯通，方可择善而从。

深厚的理论素养是业医者取得成就的重要因素。儒家注重格物致知，自古不乏由儒入医者，如金元四大家之一朱震亨，早年业儒，至40岁才正式学医，后来竟成为金元四大家之集大成者。另一位金元四大家之一张从正著有《儒门事亲》，《四库全书总目》谓：“唯儒者能明其理，而事亲者当知医也。”朱耀荣也是一位颇有真才实学的儒者。他说：“医之道大矣，而医之理亦深矣。业医者必须文理通顺，再熟读诸书，揣摩经旨，辨别各家议论，领会贯通于胸中，然后讲求脉理。”其著述堪称文理顺畅，医理通达，深入浅出。

朱耀荣用通俗易懂的歌诀形式论述脉诊。如《三指捷编·定脉部位分主歌》讲：“掌后高骨对为关，上至鱼际寸中间，关至尺泽为一尺，关下故名尺脉焉，三分寸关尺三部，定位自古内经传，上焦候寸下焦尺，中焦之候在两关，三焦有名无形象，只可统人一身言，五脏六脏阴阳配，浮阳沉阴表里连，心与小肠左寸候，胆与肝经在左关，肾与膀胱左尺部，大肠与肺右寸参，右关表里脾胃在，右尺亦肾命火源。”这样不仅读起来朗朗上口，而且寥寥数语便讲明了诊脉时确定寸、关、尺的方法。当我们展开手掌，掌心向上，手指自然向前，便会看到手掌向后、手腕后方隆起的骨头，有的人不明显，但可以摸到腕后外侧高起的骨头，骨头内侧有动脉搏动，这就是关脉。手掌靠近大拇指的部位肌肉丰厚，皮肤颜色深浅分界明显，好像鱼肚子上分出的边际，称为鱼际。关脉和鱼际中间就是寸脉，也可以理解为关前一寸。关脉到肘关节附近的尺泽穴大约是一尺长，因此关脉向后称为尺脉。诊脉时，医生用食指按寸脉，中指按关脉，无名指按尺脉，体察动脉搏动的形态，这就是中医最常用的寸口诊脉法。《内经》最早记载寸口诊法，但没有细分，《难经》则发展为寸关尺三部诊法，《脉经》则通过寸关尺分别候诊不同脏腑的疾病，即左寸诊心、小肠，左关诊肝、胆，左尺诊肾、膀胱，右寸诊肺、大肠，右关诊脾、胃，右尺诊肾、命门。左尺和右尺为什么都诊察肾呢？朱耀荣指出：“肾属水，水中有火，左尺以肾中之水为主，右尺以肾中之火为主也。”

肾中之火即命门之火，这又涉及《难经》和后世许多医家论述肾与命门的中医理论。寸关尺还可以候诊三焦的疾病，寸脉诊上焦，关脉诊中焦，尺脉诊下焦。三焦是中医学特有的一个概念，《难经》提出三焦是人体上焦、中焦、下焦三个部位的合称，大致上说，膈以上是上焦，膈以下脐以上是中焦，脐以下是下焦，三焦有名称但是没有具体的解剖器官形象。这段歌诀融会了《黄帝内经》《难经》《脉经》多部经典著作的观点。

朱耀荣还以歌诀讲述各种病症的诊治方法。他编写的歌诀表面上看词句简单，其实蕴含着丰富的中医学理论。诚如倚云仙长赞叹朱耀荣曰：“议论精通，辞旨显露，搜罗群书之隐，阐发诸作之规，非记诵书句者可比。”

二、精熟脉理，诊治并重

脉诊是中医学最具特色的诊法之一。古今以歌诀言脉者，以李时珍《濒湖脉学》流传最广，其主体内容将每一种脉分成体状诗、相类诗、主病诗、分部诗 4 部分。朱耀荣论脉的歌诀则是每一种脉为一部分，并未细分，描述脉象形状比李时珍更简略，论主病两者各有侧重，而讲述治法的内容却比李时珍更详细，具有诊治并重特点。对于脉学的普及，两位医家可谓各有千秋，兹以两家论细脉为例：

表 2 李时珍与朱耀荣细脉歌比较

李时珍的细脉歌	朱耀荣的细脉歌
体状诗 细来累累细如丝，应指沉沉无绝期， 春夏少年俱不利，秋冬老弱却相宜。 **主病诗** 细脉萦萦血气衰，诸虚劳损七情乖， 若非湿气侵腰肾，即是伤精汗泄来。 **分部诗** 寸细应知呕吐频，入关腹胀胃虚形， 尺逢定是丹田冷，泄痢遗精号脱阴。	细脉如丝指下牵，沉取余音不绝然， 举之极柔按不绝，形与微脉大相旋。 滋阴生水且清金，君用二地麦冬天， 此属真阴将失守，细中加数病难痊。

细脉是一种宽度细小、力度较弱的脉象，诊脉者指下会感觉到脉细如丝线，连绵不绝。两家都描述了细脉的这个形状特点。我们若按朱耀荣所讲的“细脉如丝指下牵”，指下按着牵拉起的一根细线，便能体会到细脉的感觉。细脉有时要重按才能感觉到，有的轻按便能发现，因此有浮细、沉细的区别。朱耀荣讲“沉取余音不绝然，举之极柔按不绝”，沉取便是指下用力重按，诊察到的细脉是沉脉与细脉的相兼脉；举之是指下轻按，诊察到的细脉是浮脉与细脉的相兼脉。由于细脉力弱，它容易和其他力弱的脉混淆，尤其是微脉，朱耀荣告诫学者细脉“形与微脉大相旋”，参看微脉歌，便知道“微脉轻有重取无”，原来微脉比细脉力度更弱，沉取重按就诊察不到了。这正是李时珍讲微脉时说的“细比于微略较粗”。

细脉主病有虚有实，虚是阴虚，实有湿盛，朱耀荣重点谈了阴虚的治法，“滋阴生水且清金，君用二地麦冬天”，用生地黄、熟地黄、麦门冬、天门冬滋阴生津，清肺中虚热。阴虚伴有明显热象时，往往阴虚严重，脉会兼有数象，这里的“数”读音同“硕”，是多的意思，即脉动加快。朱耀荣讲“细中加数病难痊”，提醒医家要做好长期治疗的准备。

此外，朱耀荣的迟脉歌、数脉歌、实脉歌、弦脉歌、伏脉歌、代脉歌等都有关于治法的论述。

三、脉证合参，以判吉凶

《素问·阴阳应象大论篇》曰："善诊者，察色按脉，先别阴阳。"医者诊病时，首先要综合诊察的症状，分别阴阳。朱耀荣在《二十七脉对待阴阳配偶歌》中，以缓脉为平脉，将各种脉象一一相对组合，便于学习。他说："二十七脉对待工，以缓为平作天平……先分浮沉迟数脉，此为诸脉四纲领，其余念二各病脉，旁见侧出寓其中，微细虚实长短配，弦弱滑涩芤革形，紧散濡牢洪伏脉，对待阴阳配偶成，至于结促动与代，阴阳甚极脉来停。"他在浮沉迟数四脉为纲的基础上，分列其他脉象，形成了论脉阴阳分纲的特点。

表3 朱耀荣论脉阴阳分纲

分纲	脉象											
阳	浮	数	微	实	长	弦	滑	革	紧	牢	洪	动
阴	沉	迟	细	虚	短	弱	涩	芤	散	濡	伏	代

朱耀荣在二十七脉歌论述各脉相应病证的基础上编写《病脉会参歌》，形成了以脉为纲、以病为目的脉证合参特点。如他讲："浮表沉里分脏腑，迟寒数热有正邪，浮数表热沉数里，浮迟表寒沉冷结。"浮脉提示表证、腑病，沉脉提示里证、脏病，数脉提示寒证，沉脉提示热证。又如"弦脉主饮痛，肝木侮脾经，阳弦主头痛，阴弦定腹痛"。弦脉提示有痰饮病、痛证，尤其肝木克伐脾土的痛证，上者为阳，寸部脉弦提示头痛，下者为阴，关部或尺部脉弦提示腹痛。

朱耀荣的《内外杂症见脉主吉凶歌》则进一步通过脉证合参，判断病情发展。中医外感病中常见的伤寒，脉象能反映病情轻重。他说："伤寒初中经，脉浮而紧应，沉细且涩小，脉症反必凶。汗后脉宜静，身凉内自安，汗后脉仍躁，身热愈必难。"人体肌表感受寒邪以后会有明显的恶寒，或伴有发热，体内阳气会在肌表抵抗邪气的侵犯，邪气与正气斗争表现的脉象是浮紧有力。如果正气不足，抗击不利，邪正斗争便不明显，寒邪很快深入，病情加重，脉象则是沉细涩小而无力。及时采取中医辛温发汗的方法治疗，邪气随汗而出，邪去正安，自然脉静身凉。如果病情复杂，主要的病邪由寒转热，出现邪热炽盛，此时不恰当的运用辛温发汗，难以清除邪热，热盛的脉象必然躁动不宁，数而有力。

朱耀荣反对仅凭脉处方，对医生和患者都提出了要求。他说："医者临症须遵望闻问切之道，诊脉后，体察声色，详问起居，要内外情节相合方为准确，有一不合，再为细心推求，万不可恃已（己）之能凭脉而立方，不问而用药，强作聪明。而病者更不可默而不言，以试医者之长短，恐自误之，于医何涉，二者皆宜慎焉。"他积极主张脉证合参，不合之处一定要认真思考，诊断准确才能有效治疗。

四、论治诸病，歌诀雅韵

辨证论治是中医学最基本的特点之一。同一种症状或疾病，有不同的证候，治疗方法也不同。朱耀荣总结了伤风、伤寒、瘟疫、中暑、呕吐、泄泻、痢疾、咳嗽、水肿等许多临床常见病、多发病的辨证论治规律，通过脉症方歌介绍辨治经验。

咳嗽是一种极为常见的临床症状，可能全面掌握咳嗽的诊治规律并不容易，历代医家论治咳嗽并不少，对于医者一时难于把握。朱耀荣讲："咳嗽之论千万篇，不离内伤并外感，内伤之症发五脏，外感肺家瘀（遇）风寒。"他将咳嗽分作内伤、外感两大类，再细分证候论治。

例如外感类，"感受风寒脉浮大，肺窍一通嗽止焉，通肺可用参苏饮，紫苏参归枳桔前，茯苓木香陈半夏，引用生姜葱白煎"。咳嗽属于风寒犯肺的，脉象浮大，应当采用宣通肺气的治法，选方用参苏饮。方中紫苏、生姜、葱白宣通阳气，发散风寒；枳壳、桔梗、前胡、木香升降气机，调整肺气的宣发与肃降；陈皮、半夏、茯苓燥湿化痰，人参、当归扶正祛邪。此方温散平和，的确是一首治疗外感风寒咳嗽的良方。

又如内伤类，朱耀荣从五脏论治，提出肺脏虚寒、心脏火热、脾脏气虚、肝脏火热、肾脏虚热，另有肺脏郁热，分别论治。

朱耀荣治学重视理论基础，文理、医理、脉理、病理兼通。他志在普济苍生，传世之作虽名为《三指捷编》，实则理法方药俱全，将自己证悟的医学心法留给后世初学者，文辞浅显，易学易用，为清末天津地区中医学界普及知识、提高水平多有贡献，诚如王璞所言："其所以继往圣开来学，而有功于天下后世也。"

注： 本节引文除具名者外，皆引自中国文史出版社朱耀荣编撰《天津中医药珍本集成·三指捷编》。

积方成箴的戴绪安

戴绪安，字筱轩，祖籍安徽合肥，清末名医，生卒年月不详。年少即怀济世活人之心，于二十余岁研习医术，对《素问》《灵枢》及历代名家著作尤为看重，更于临证中积累了丰富的经验，其理论造诣深厚，临床医术精湛。

一、服役军旅，举要医方

清同治九年（1870 年），“天津教案”发生后，英国、法国和美国兵舰集结天津大沽口，同治皇帝急诏李鸿章率领的淮军进入天津，并委任李鸿章为“直隶总督”，其部下周盛传率领“盛字军”约 9000 人也于 1872 年由临汾赶往天津，驻扎在天津东部（今津南区一带）。军中士兵由于水土不服，经常在春夏之交的时候发生传染病，为医治疾病由部队出资在小站设立“华洋医馆”，筹备医药以济军中疾患。戴绪安先生于光绪年间来到天津，即在“华洋医馆”服役，闲暇之时，他遍览医书，搜集整理了大量医方、医论，并求验于临证，对民间验方的整理贡献颇多，诚如其自言：“临症之余，其古方之有效及增减古方之不谬者，恐其遗失，辄随登记，历年既久，渐成卷帙。”并“以类附焉”，这段研习医论、医方的经历，为他日后编著完成《验方汇集》和《注礼堂医学举要》打下了基础。

中医学传至清代，诸多医学家已经留意到，古方未必合于今用。诚如孙家鼐在《验方汇集》序言中所言：“古人著书立方，流传奕祀，非不斟酌尽善，然时分今昔，人判弱强，往往泥古方以治今人，辄多不效者，非未神明于其道欤？”戴绪安先生深谙此理，于研读医书中留意用药经验与处方精髓，结合多年临证遣药用方心得，汇集数千首方剂，其中有沿袭前贤名方者，也有随病证创制的新方，无论何种出处，若疗效显著，即“择其优而录之”，汇编而成《验方汇集》。这本书“抉择精详，斟调妥善，且又实见诸明效大验”。此书成书后曾得到“盛字军”总帅周盛传的赞誉，欲助资出版，并嘱托儿子周家驹为其作序，在《验方汇集·周序》中将此书评为：“祖述《内经》，羽翼《本草》……倘异日是集广行，凡山林川泽，索良医而不得者，案集而斟酌自药焉，则亦活人之一助也。”该书于光绪十年（1884年）九月正式付梓刊行。

《验方汇集》共8卷，第1~4卷为内科验方，第5~8卷分别为妇科、眼科、儿科和外科验方。各部验方均按照病证进行分类，如第1~4卷即分列“卒中暴厥”“伤暑”“伤温”“伤饮食”“虚劳门”“传尸劳”“气”“郁”“痞”等75大类病证，于病证后顺序记载方剂功效、药物组成、临证化裁及煎服方法。

《医学举要》又名《注礼堂医学举要》，成书于光绪年间，现有光绪十二年（1886年）续刻本行于世。全书共4卷，卷一论脉学，阐述“左脉三部”“右脉三部”“人迎气口”“脏脉本象”“三部本象”“四时脉象”等脉学理论；卷二论运气，分列“五运起例”“六气起运”“每年交运日时”“五运要略”“五运合脏腑十二经络图”“六气合脏腑十二经络图”以及“五运六气图格”等内容；卷三论处方，以汤头歌诀的形式介绍补益、发表、涌吐、和解等十九大类方剂，共计130首方剂的组成、功效与主治病证；卷四论药性，按照“玉石部”“草部”“木部”“人部”“禽兽部”“虫鱼部”“果品部”“米谷部”“蔬菜部”九大类，将常用药物中相似药物进行对比，突出各自特点，并体现药物之间的鉴别和使用特色。书后附有《汪韧庵论》，从临床治法方面突出补养、发表、涌吐、攻里、表里等内容，可与《医学举要》卷三所论方剂相互参照。诚如《医学举要·郝序》所言：“《医学举要》本古圣贤经，暨诸名家之格言，述其领要，补其缺遗，以折中于至当。”

二、考辨名方，择录精要

戴旭安先生临床用方注重对名方的考辨，于深思熟虑后选择、抄录疗效确切的方剂，并编著完成《验方汇集》一书。突出传统中医处方历经数千年传承，众多医家因证需要，或于药物有所增减，或于剂量有所斟酌，其中名虽相同，而药已殊异者，不在少数。以“藿香正气散”为例，《中医方剂大辞典》载有 10 首“藿香正气散”，4 首“藿香正气汤”和 1 首藿香正气丸。比较各首方剂与《验方汇集》中“藿香正气散”药物配伍特点，可以发现，《验方汇集》“藿香正气散”与宋《太平惠民和剂局方》(简称《局方》) 中同名方剂药物组成相同，仅在剂量上有所变化。

由下表可见，戴绪安先生《验方汇集》(简称《验方》) 中“藿香正气散”经剂量变化后，散寒、宣肺、理气宽中及健脾益气的作用均较原方有所不足。因此，对比《局方》原方主治病证“伤寒头疼，憎寒壮热，上喘咳嗽，五劳七伤，八般风痰，五般膈气，心腹冷痛，反胃呕恶，气泻霍乱，脏腑虚鸣，山岚瘴疟，遍身虚肿，妇人产前、产后，血气刺痛；小儿疳伤”，《验方汇集》中“藿香正气散”的主治病证相对简单，并且更为常见，仅包括伤寒头疼、霍乱吐泻、山岚瘴气、伏暑转筋等。

表 4 《太平惠民和剂局方》与《验方汇集》中“藿香正气散”药物用量比较

<table>
<tr><th>药物名称</th><th>《局方》</th><th>《验方》</th><th>药解</th></tr>
<tr><td>藿香</td><td>90</td><td>9</td><td>辛温之性可理气和中，外可散寒，内可化湿</td></tr>
<tr><td>白芷</td><td>30</td><td>9</td><td rowspan="3">芳香辛散之品，可助藿香外散表寒；
桔梗功专宣肺，可兼开肺气</td></tr>
<tr><td>紫苏</td><td>30</td><td>9</td></tr>
<tr><td>桔梗</td><td>60</td><td>60</td></tr>
<tr><td>大腹皮</td><td>30</td><td>9</td><td>独入脾胃，可行气除满，兼以化湿</td></tr>
<tr><td>厚朴</td><td>60</td><td>60</td><td>入于胃经，降气于肠腑之间，助大腹皮行气除满之效</td></tr>
<tr><td>陈皮</td><td>60</td><td>60</td><td rowspan="2">行气化痰，可助大腹皮、厚朴消除胀满；
并取行气化湿之意</td></tr>
<tr><td>半夏</td><td>60</td><td>60</td></tr>
</table>

续表

药物名称	《局方》	《验方》	药解
白术	60	60	健脾益气，脾强则湿浊自化
茯苓	30	9	
炙甘草	75	30	

病证与剂量变化后主治功效相互呼应，并更加适合临床需要，但保留了原方药物的精髓，可谓守古方，但不泥于古方者。

在《验方汇集》中诸如藿香正气散化裁之方不胜枚举，读者须细心体会戴绪安先生择方、化裁用心之处，诸多心得足可鉴之临床。

三、倡脉之要，述脉之法

戴旭安先生强调：医生欲治患者的疾病，必须首先完成精确的诊脉过程。在自著《医学举要》中首列“脉学”篇，在阐述脉学时突出：“寸关尺三部，总谓之寸口，本肺家太渊脉也。以肺朝百脉，而脉会太渊，故于此可以诊五脏脉焉。左寸以候心，小肠附焉；左关以候肝，而胆附焉；左尺以候肾，而膀胱附焉。右寸以候肺，大肠附焉；右关以候脾，而胃附焉；右尺以候右肾，而主命门之火。”概括中医临证诊脉的原则，既承袭古人之理，又倡临床脉诊之法，观点鲜明，条理清晰。

综上所述，戴旭安先生汇集名方、阐发脉学皆承袭前贤之旨，并有验于当时临证所需，无论医方的化裁抑或脉法的阐述，皆体现出实用性的特点，堪称普及医学的典范。诸多经验时至今日仍有可鉴之处。

注：本节引文除具名者外，皆引自中国文史出版社戴绪安撰《天津中医药珍本集成·验方汇编》《天津中医药珍本集成·医学举要》。

擅治疮疡的刘济川

刘济川，字荷桥，清末天津地区著名外科医生。自幼勤奋求学，精心书史，及长深信佛教，故以济众为本，不仅医术高超，而且医德高尚。著有《外科心法真验指掌》4卷，流传于世。这部著作刊行于清光绪十三年（1887年）正月，是刘济川根据《外科正宗》和《医宗金鉴》两部医学著作中的相关内容，参以亲身临床经验编撰而成。

《外科心法真验指掌》卷一首论“辨症”，按吉凶、阴阳、大小、轻重、平险、男女、老少、内外、迟速、难易，将疮疡分为10种。次论经络循行，并配以图示；在脉诊中，先论诊脉方法，后配二十八脉体状及主病；卷末谈及疮疡的治疗方法，包括内消治法、内托治法、虚实治法、用砭治法、用灸治法、解毒散、灸法详说、神灯照法、神灯药方、熏洗治法、归葱湿肿方、猪蹄汤方、施治统说12篇文章。卷二首论“用药”，从单味药到成方，包括十八反、十九畏、药性赋和常用外攻、内消、清解、回阳方，其中还有大量补益气血的方剂。随后，依次分论临床外科用刀与辨脓方法，其中外科用刀皆配以图解；辨脓论中包括辨脓之善恶、顺逆、痒痛、发肿等；卷末为调养诸法，包括饮食、起居、情志等。卷三为临证常用的中成药，分为丸、散、膏、丹、锭不同剂型，均有方名、药物组成，各个药物炮制及成方配制方法，以及主治病证。卷四首论蜜药、捻药、敷药、熏洗药，均配组方及配制方法和适应病症；后为疮痈善后调理法，包括饮食宜忌、药物及食疗方，还配有修养外功的十二段锦，并附图示，修养内功的修身养性之术；卷末记载其治验10则，多无具体处方，但每则医案后有对病因的总结。全书论述简明，层次清楚，附图精致，为后世外科临床不可或缺的参考文献。

一、疮疡辨治，斟酌精详

刘济川认为疮疡痈疽应仔细分别。“疮者皮外也，疡者皮内也，痈者肉之间，疽者骨之里”，将疮、疡、痈、疽的病位由浅入深进行说明。在论述疮疡的病因中，遵陈无择的三因病机学说，言：“内因已之所为以感之，外因天之所致以感之，不内外因事在己而不由己之所施以感之。”同时强调外之证必根于内，在治疗过程中必须时时念及“痈疽虽属外科，用药却要参照内伤”，也体现出其“正宗派”的治疗特色。不仅如此，刘济川还主张临证要按具体情况实行个体化治疗，如“视其人男女老少……诊其体虚实寒热，见其症之确切无疑”，再用药或攻或补，反对草率诊治，更反对只看外科疾病的皮肤表现而不顾及病之本质的治疗方法，始终强调临证不可轻施治法，注重审查病因病机及病人体质。

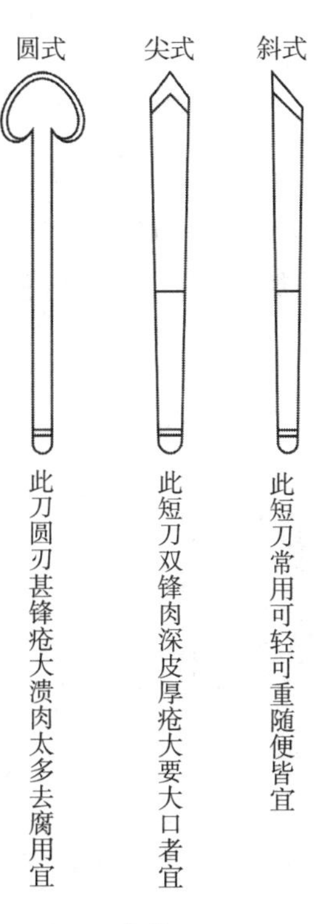

图1 外科用短刀具

二、痈疽痊愈，贵在血气

《素问·调经论篇》曰：“五脏之道，皆出于经隧以行血气。血气不和，百病乃变化而生。”刘济川遵《内经》之旨，认为痈疽多为气血凝滞所成。因此在《痈疽痊愈论》中提及：“血滞而不能周流，凝聚于肉间者，发而肿焉，是为痈症……气阻而不得运通，闭塞于骨里者，毒而生焉，是为疽症”，将血滞气阻视为痈疽形成的重要因素，治疗当使气血流通为贵。

图1中3种短刀具从左至右依次为：①圆式：此刀圆刃甚锋，疮大溃肉太多去腐用宜。②尖式：此短刀双锋，肉深皮厚疮大要大口者宜。③斜式：

此短刀常用，可轻可重随便皆宜。

三、精研刀针，图示用法

刘济川详论了37种外科手术器械，全部绘有图形，并附有文字说明，其刀针图示对了解古代手术器械的名称、形制、用法等具有重要意义，堪称中医医疗器械研究中的珍贵资料。以下根据书籍资料，将刘济川的某些刀针图示进行分列，以示其研究心得。

图2中4种长刀具从左至右依次为：

①外弯式：此刀外刃必滑锋，为去皮里深处腐肉，可以易割取之甚妙。②内弯式：此刀内弯刃为取皮里暗处溃肉，可以弯割去之最宜。③长式：此尖刀点喉，必须长把尖锋者方可速利。④长式：此斜刀开咽喉，必须长把锋刃者方可利用。

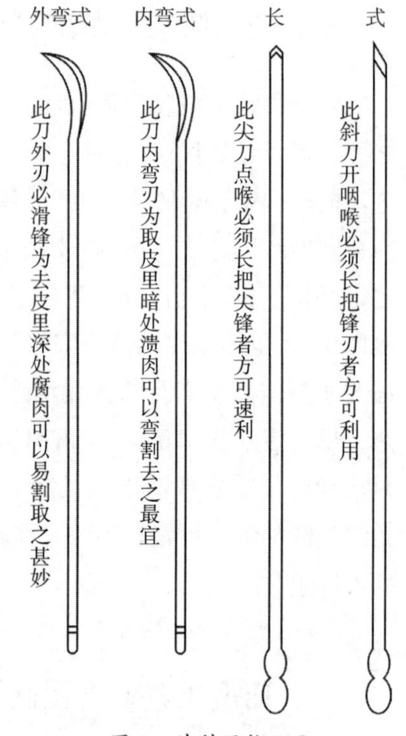

图2　外科用长刀具

以上诸样刀针皆小而锋用之取其灵便巧妙最为合宜

小铜铲　四棱针　三棱针　二刃刀　单刃刀　尖刃刀

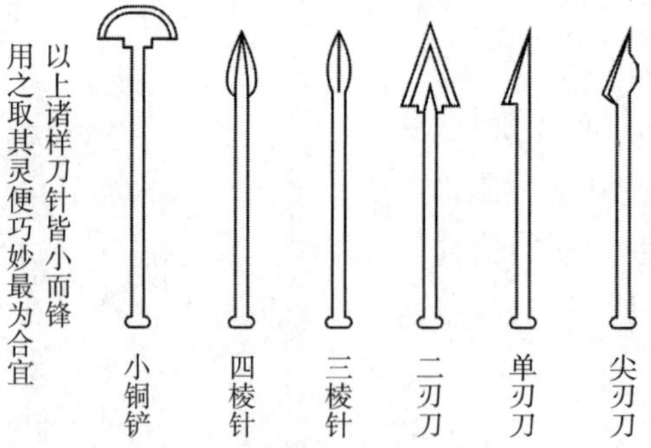

图3　外科用小件锋锐刀针

还有一些小件锋锐刀针，如图3中尖刃刀、单刃刀、二刃刀、三棱针、四棱针，图3左侧还有小铜铲。刘氏认为此种刀针皆小而锋，用之取其灵便巧妙最为合宜。

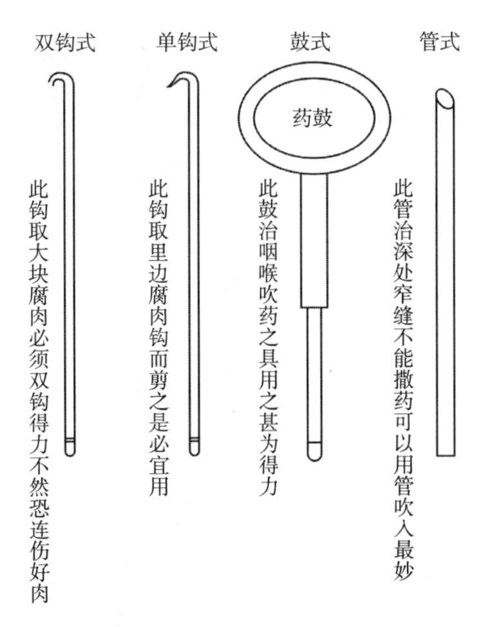

图4　外科用钩式、鼓式、管式器械

图4中钩式、鼓式、管式器械从左至右依次为：

①双钩式：此钩取大块腐肉，必须双钩得力不然恐连伤好肉。

②单钩式：此钩取里边腐肉，钩而剪之是必宜用。

③鼓式：此鼓治咽喉吹药之具，用之甚为得力。

④管式：此管治深处窄缝不能撒药，可以用管吹入最妙。

图5中4种器械从左至右依次为：

①压式：此压可以上药，有药上不到处即以压挑药上之，甚是便利。

②圈式：此圈治疔用圈套住，将四周好血避定不能连烙，再用火烙方妙。

③方烙式：此烙治大疔极妙，用火烧红将疔匀烙，其毒自枯，候皮干落自然复好。

④尖烙式：此烙治疔极妙，用火烧红，将疔疮毒尖用烙尖以烙，而毒即聚而硬。

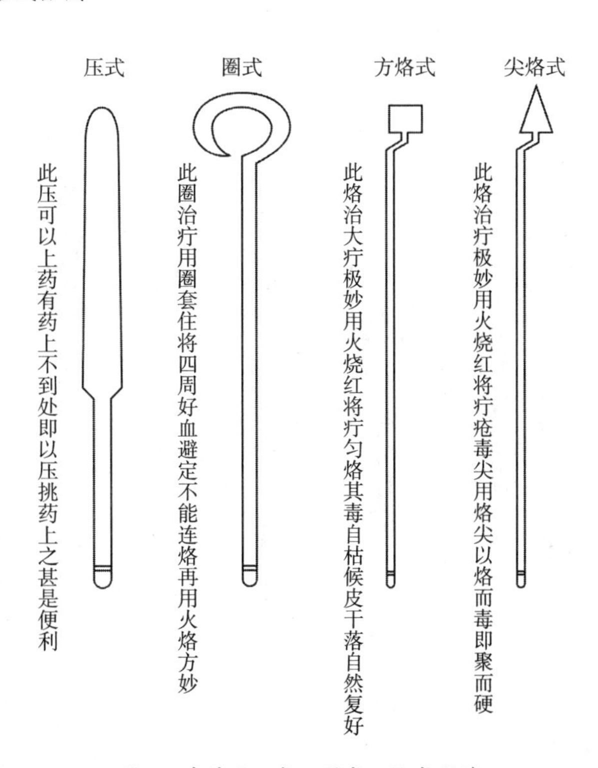

图5　外科用压式、圈式、烙式器械

图6中4种器械从左至右依次为：

①压式：此板压舌，看喉咙用之，或吹药，或开刀，或点药，皆不可不用。

②镰式：此镰遇疮有黏脓不断，以镊捏住，用镰割之，若不爽去，以剪去之。

③铁捻：此捻遇疮口有脓肉塞之者，而以铁捻投而通之，引脓自出。

④锄式：此刀遇疮有镊不能去之腐，而以锄轻轻去之可也。

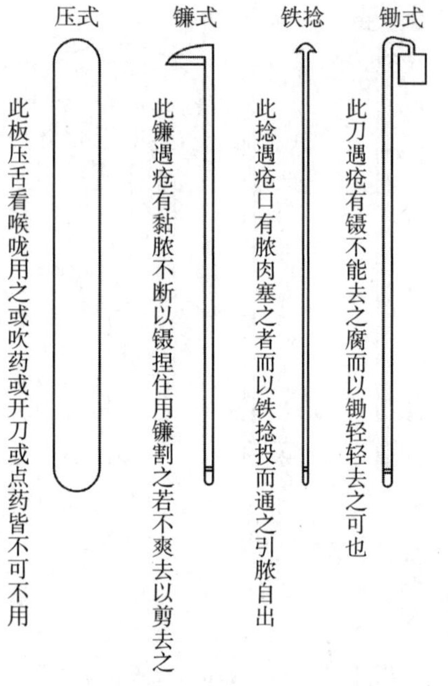

图6　外科用压式、镰式、铁捻、锄式器械

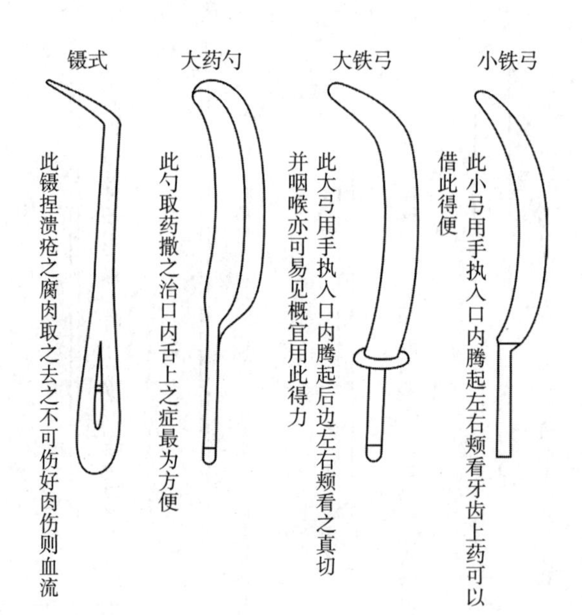

图7　外科用镊式、药勺、铁弓等器械

图7中4种器械从左至右依次为：

①镊式：此镊捏溃疮之腐肉，取之去之，不可伤好肉，伤则血流。

②大药勺：此勺取药撒之，治口内舌上之症最为方便。

③大铁弓：此大弓用手执入口内，腾起后边，左右颊看之真切，并咽喉亦可易见，概宜用此得力。

④小铁弓：此小弓用手执入口内，腾起左右颊，看牙齿上药可以借此得便。

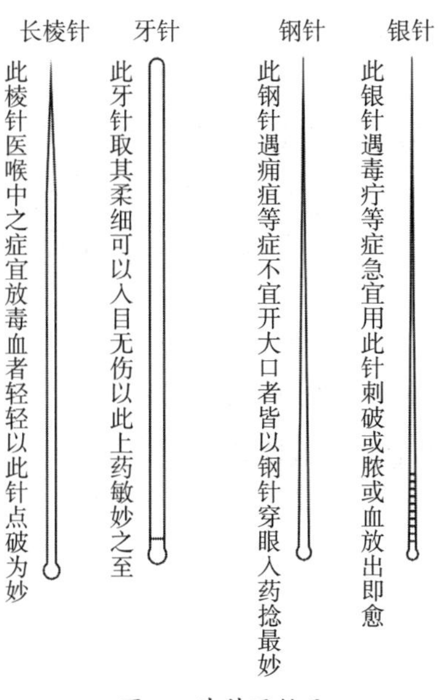

图8 外科用针具

图8中4种针具从左至右依次为：

①长棱针：此棱针医喉中之症，宜放毒血者，轻轻以此针点破为妙。

②牙针：此牙针取其柔细，可以入目无伤，以此上药敏妙之至。

③钢针：此钢针遇痈疽等症，不宜开大口者，皆以钢针穿眼入药捻最妙。

④银针：此银针遇毒疔等症，急宜用此针刺破，或脓或血放出即愈。

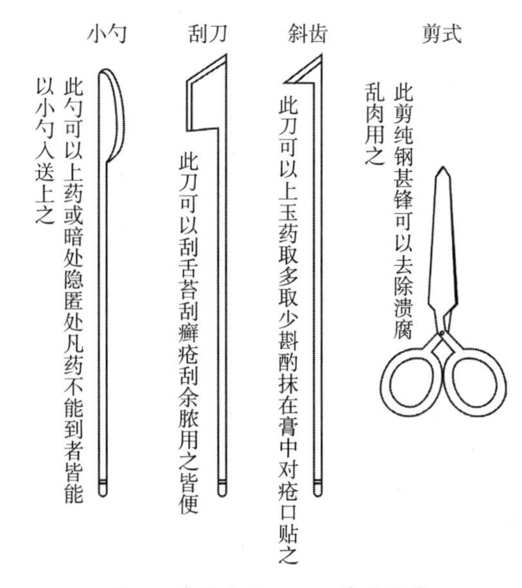

图9 外科用勺、刀、剪式器械

图9中4种器械从左至右依次为：

①小勺：此勺可以上药，或暗处隐匿处，凡药不能到者，皆能以小勺入送上之。

②刮刀：此刀可以刮舌苔，刮癣疮，刮余脓，用之皆便。

③斜齿：此刀可以上玉药，取多取少斟酌抹在膏中，对疮口贴之。

④剪式：此剪纯钢甚锋，可以去除溃腐乱肉用之。

综合以上刀针器具的大体形态，可以将其分为3类，即主要手术器械、辅助器械和上药器。其中手术器械类在本书中的品种最丰富，甚至包括了过往资料中不曾记载的锄、镰、刮刀等器具，其中短式斜刃刀的器形已趋于成熟。在辅助器械中，如钢针穿眼入药撚（捻）是前人较少介绍的，铁撚（捻）更是迄今为止最早的引流脓液的工具[①]。除此之外，刘济川在书中同时记载了一些自己临床创制的辅助工具和属于喉科、口腔科的上药器械，其精于临床由此可见一斑。

综上所述，刘济川临证重视辨证，探求病因，论疮疡重气血，且外治法又擅长针刀一术，在《外科心法真验指掌》中的诸多疗法与治疗用具值得我们在当今外科临证中不断继承与发扬。

注：本节引文除具名者外，皆引自天津中医药大学图书馆藏刘济川辑《外科心法真验指掌》清光绪年间镌天津全顺堂刘氏藏板。

① 和中骏.《外科心法真验指掌·刀针图式》评述［J］.成都中医药大学学报，1998，21（2）：36.

辑录医籍的徐士銮

徐士銮，字苑卿，又字沅青，天津人，生于清道光十三年（1833 年），卒于 1915 年，清代官员、学者、书画家，擅长画蝶，榜其斋曰“蝶坊居”。其祖父徐岎，乾隆四十八年癸卯（1783 年）副榜贡士。徐士銮先生在清咸丰八年（1858 年）通过乡试，考取举人，十一年（1861 年）官至内阁中书，累迁侍读、记名御史。同治十一年（1872 年）出守浙江台州知府（今浙江临海），辑有《宋艳》12 卷，有政声。光绪七年（1881 年）引疾归里，归乡后关心乡邦掌故，潜心著述。

根据民国十九年（1930 年）《天津县志 · 艺文》记载：“徐士銮，涉猎群书，尤喜读古今说部。爰效陆宣公忠州故事，凡各记载，有涉及岐黄之术，论病评药，近于医案，与夫旧传良剂，备用单方，历有明验者，随笔录存，积成斯帙，虽云杂俎，亦自详瞻可观，盖其功用，足以济人，固不仅资谈助已也。”以这种边读书边摘录的方式，徐士銮先生编著完成了《敬乡笔述》《古泉丛考》《宋艳》《医方丛话》与《蝶坊居诗文钞》等传世著作。因为他广博的学识与学术成果颇得世人称颂，在民间被誉为“书籍大师”。

《敬乡笔述》共 8 卷，收录天津乡贤耆宿的佚事、遗闻与遗诗等作品。其中第 1~6 卷，收录政事、文学、忠义、孝友、贞烈。第 7 卷为纪略，录有天津的掌故与近世名人；《名宦建置纪略》后，附纪公举、善举、义举等事。第 8 卷辨正《续天津县志》的阙漏之处。全书内容繁杂，颇似散文随笔，为后世了解天津卫民俗与文化提供了一定的线索。

《医方丛话》共 8 卷，刊行于 1886 年，现存清刻本。书中内容涉及内、外、妇、儿各科以及有关医理和药物方面的资料。阅览书中所辑内容，皆为徐士銮博采史籍中有关医药事件，并杂录诸子百家著作中有关本草、单方及医论之所得。具体内容未加分类，共收医话800余条，每条立小标题，附记出处，间有简短按语。第6卷之末另辑附钞卷，系据其家藏的宋本药方摘编而成。本书内容虽较杂乱，却具有一定的医药文献价值。因此，《中医文献辞典》评此书为："于历代非医书中的医方资料搜罗广博，可省读者翻检之劳，且考按多属精当，为方书中别具一格者。"

一、论医之要，告诫后学

徐士銮曾引申涵光《荆园语录》谓："闲中宜看医书，遇有病人纵不敢立方、制药，亦能定众说之是非，胜于茫然不知付诸庸医者也。"从其言语中，我们读到了他对医药的重视，也体会到他平生对医学知识情有独钟的原因。说到与中医学结缘，不得不提及他在29岁时发生的一件事情。

那一年，徐士銮得了一场大病，起初只是觉得吃饭后不能很好地消化，请医生诊治时，大多数的医生都说是"脾病"，按照开出的处方调理了一段时间后，效果都不是非常理想。因此，他开始节制日常的饮食，至少这样做能够使得胃口舒服一些，然而时间久了，身体开始出现了消瘦、无力等虚弱的表现，最终连正常的饮食都不能维持了。家人看到了心急如焚，找到当时医术较好的大夫前来诊治，却被告知得了"瘵"，这是中医对一种慢性疾病的称谓，大概的意思就是：五脏六腑的元气受到了损伤，如果时间太久了，就会"积久成痨，甚而为瘵"，这种病非常难治，是会死人的。家人听了后伤心欲绝。一边恳求大夫给予救治，一边做了最坏的打算。当时，看诊的医生开出的处方里都是补养类的中药，却没有想到服完后，病情没有改善，反而越来越严重了。医生也只好说："我是真没有办法了，病人应该活不过来年的春天了。因为春天在五行应于木，木气旺时脾土必受到更为严重的损伤。"正当一家人不知所措的时候，恰巧遇到了一位叫孙景祥的老中医，当他为徐士銮诊治之后，却说出了与前面几位医生不一样的话："其实病人的病没有大碍，到了春天自然就会慢慢好起来了，不必惊慌。"徐士銮和家人都非常不理解，便向他询问其中的原因。孙老先生回答说："病人的疾病是因为心气郁结导致的'心火旺盛'，因此需要调畅气机，使得郁火散于外，春季肝木条达，人体气机有外散之机，所以，'心火'能够'得木而解'。那些说是'脾病'的医生只是不明白罢了。病人在生病前是不是曾经经历过不开心的事情呢？"徐士銮回忆片刻便说："是的！生病前不久因为妻子和弟弟的去世，的确让我感到非常难过。"听到这里家人顿时觉得非常高兴，将以往医生开的药都拿出来烧掉了，只按照孙老先生的交代进行治疗。孙老先生开的药不多，也就 4~5 付，而且是 3 天才喝 1 付，到了春天，徐士銮的病果然慢慢好转了。至此，徐士銮深深迷恋上了中医，并感叹说："医不能识病，而欲拯人之危，难矣哉！"又叹曰："世之徇名遗实，以躯命托之庸人之手者，亦岂少哉！乡不此医之值，而徒托诸所谓命医，不当补而补，至于惫而莫之悟也。"

二、论脉之理，破其玄奥

徐士銮非常重视中医的脉诊学，在体会《黄帝内经》中"脉者，血之府"的含义之后，在《医方丛话·辍耕录》中就曾指出，人体中的十二经脉为气血流通的路径，其周行全身，循环无端，在气的推动下脉中之血得以正常输布运行，而各经脉内的气血盛衰又可以通过双手寸口脉的三部九候表现于外。因此，中医脉诊学中才强调九候之法。徐士銮的这种观点与华佗所论："脉者乃气血之先也，气血盛则脉盛，气血衰则脉衰，气血热则脉数，气血寒则脉迟，气血微则脉弱，气血平则脉缓"之意相同。论及寸口诊脉法确立后的临床运用与发挥，徐士銮更提及西晋名医王叔和的《脉经》，他认为《脉经》一书虽然文辞古奥、内容艰涩，学者难以在短时间内洞察其中奥妙，但终究奠定了中医脉诊学的规范。至宋淳熙年间，医家崔嘉彦根据《黄帝八十一难经》中《六难》专论"浮沉"，《九难》专论"迟数"，因此将临床常见脉象分为"七表八里"，即"浮者为阳，外得之病也。有力主积，无力主气，沉而极小为微，至骨为伏，无力为弱。迟者为阴，主寒，内受之病也，有力主痛，无力主冷，迟而少驶为缓，短细为涩，无力为濡数者，为阳，主热，外得之病也。有力主热，无力主疮，数而极弦为紧，有力为弦，流利为滑。"其他的著作如《四脉原文》《西原脉诀》等，皆玄妙具在。

徐士銮认为诊脉的方法是中医诊断中最难掌握的一项内容了，他曾经在《医方丛话·东坡志林》中说道：“自古以来，脉学的理论都是最难理解的，这其中包括了‘至虚有实候’和‘大实有羸状’，若医生没有细心地体会其中的关系，就会‘差之毫厘，失之千里’，而病人更会有生死之忧了。那些社会上的有一些学识的人们，却往往故意隐瞒自己的病情来考验医生的水平，殊不知如果遇到不精通脉诊的医生，可就是最大的不幸了。”徐士銮更以自己与医生的交往告诫世人，平日须留心身边医生的医术，遇到疾病，在求助医生的帮助时也必须将自己的病情据实以告，让医生在诊断疾病的过程中能够对各种情况了然于心，此时，再结合脉诊，则“虚实冷热先定于中，则脉之疑似不能惑也”。因此，即便是医术一般的医生给徐士銮诊病，疗效也是很好的。诚如他所言：“吾求疾愈而已，岂以困医为事哉？”

三、持脉制方，病药相当

徐士銮重视中医的脉诊学，并由此推及遣药制方也应当以脉象变化为原则。同时援引《淮南子》：“所以贵扁鹊者，非贵其随病而调药，贵其擪息脉血，知病之所从生也。”《旧唐书·许允宗传》中曰：“脉既精别，然后识病，病与药正相当者，须用一味攻病，立愈。今不能别脉，莫识病源，以情意度多，安药味以此疗病不亦疏乎？假令一药，偶然当病，复其他味，相和君臣相制，气势不行，由此难差。据此当明阴阳、大小、奇偶之法。”文中强调据脉遣药的道理，指明若不明脉理，仅仅根据病情揣测疾病的轻重，或许能够侥幸成功，但是这种情况就如同在广袤无垠的原野上去捕猎一只野兔一样，就算狩猎的本领再精湛，失败的可能性也是非常大的。更不用说一首处方的用药不仅仅只有一味，即使方中一味药物正确，只要存在另一味药物与病情相反的，治疗的效果就一定会受到影响。

此外，对于用药的理解，徐士銮在《老学庵笔记》中强调根据人体的体质和药性的古今不同进行灵活选用，即“今人禀赋怯薄，金石草木之药亦比古力弱，非倍古方用之，不能取效。谓药力弱是也，人怯薄非也。医者能审于贵贱、贫富、壮弱、勇怯则佳妙矣。”

四、论药之理，以利应用

清代名医徐大椿认为，医药是与人的性命相关的事情，比较其他类型的事情来说，更值得谨慎对待。然而，当今的社会里很多人将医药的事情说得太玄妙离奇了，只想着如何愚弄人们的眼目，却忽视了古人制方与用药的原则，这种情况必须立即得利改变。因此，在徐大椿的著作里，我们能够看到他通过多年的临床用药心得来告诫后人的良苦用心。例如，他曾列举“古方言云母粗服，则著人肝肺不可去”，“枇杷、狗脊，毛不可食，皆云射入肝肺”等观点都是错误的。究其原因，徐大椿从人体解剖特点来分析，说《欧希范五脏图》中存在许多解剖学的错误，比如将人的咽喉分为“水喉”“食喉”和“气喉”三个部分，这些情况的出现应该是由于当时没有严格地核查造成的。他还根据水和食物一同下咽的事实，推断出人体内并不存在“水喉”和“食喉”的区别，仅存在“咽”和“喉”的不同而已，前者为饮食进入体内的通道，继则入于胃与肠中；后者为气体进入体内的通道，继则通于五脏。人服用药物之后，药物可以经过咽喉入于肠胃中，又怎么能够到达五脏呢？其中的过程大抵可以解释为：入于肠胃的药物，精华物质可以输布全身，然而不能被人体利用的糟粕就会随着大、小便排出体外。无论是饮食还是药物，中医所说的“入肝”“入肾”等等，都是指的药物的“气味”传到了肝或肾，至于有形质的药物是不会真正到达任何一个脏腑的。学习中医的人不可以不知道这些，这个观点对徐士銮影响非常大。

以补益药为例，徐士銮就十分强调“邪热未净不可妄补”的原则，曰：“近日害人最深者，大病之后邪未全退，不察病气所伤何处，即用附子、肉桂、熟地、麦冬、人参、白术、五味、萸肉之类，将邪火尽行补涩。始若相安，久之气逆痰升，胀满昏沉，如中风之状，邪气与元气相并，诸药无效而死。医家、病家犹以为病后太虚所致，而不知乃邪气固结而然也。余见甚多，不可不深戒。”

五、论食之忌，合理养生

徐士銮对日常饮食的禁忌也非常重视，在《医方丛话》中分《食忌》《戒食生冷物》《饮忌》《蔬食忌》《荤肴忌》《果实忌》六个部分。从内容上来看，多数内容来源于民间习俗，在阅读中必须对某些不合情理的方面进行客观分析、正确评价。如食忌中的“无药可解者”，包括：痧症腹痛，误服生姜汤；疔疮误服火麻仁；骨蒸似怯症，误服生地黄；青筋胀，即乌痧胀，误认为阴证投药；渴极思水，误饮花瓶内水；驴肉与荆芥同食；食三足鳖；茅檐水滴肉上食之；肴馔过荆林食之；老鸡食百足虫有毒误食之；虫蛇的唾液落入饮食物中 11 种情况。

徐士銮对日常饮食卫生进行阐述，强调脾胃需要以阳气运化水谷，保养中焦脾胃阳气，必须“不以脾胃暖冷物、熟生物”，当“戒食生冷”，更不以喜怒等过激的情志耗伤人体的元气。此外，他还对一些饮食禁忌进行描述，虽掺杂一些在今天看来不科学、不合理的内容，但有关医药的内容还是值得重视的。

注： 本节引文除具名者外，皆引自中国文史出版社出版徐士銮撰《天津中医药珍本集成·医方丛话》。

精研外科的高思敬

高思敬，号憩云，江苏江阴人，生于1850年，卒于1925年，享年75岁。高氏幼承庭训，少年即耽嗜医书，酷爱医学，而且聪敏过人。论及高思敬的习医之路，不得不提及两位重要的人物，其一是赵云泉，其二是李遇良。赵云泉是高思敬的表伯，高思敬在17岁时即跟随赵先生研习中医学，赵氏对《黄帝内经》与中医温病学说造诣颇深，他严格的督教为高思敬打下了坚实的医学基础。学习之余，高思敬经常跟随赵云泉到临证公善医局出诊，局内的外科名医李遇良见其天资颖悟、用功勤奋、执礼甚恭，十分喜爱，遂收为弟子，并不遗余力地耐心教导，终使高思敬尽得其传。当高思敬学有所成后，便回到家乡江苏，悬壶济世。

光绪十一年（1887年），高思敬的妹夫杨殿臣在天津创办养病院，因缺少外科医生，便再三函邀，高氏遂携眷来到天津，施医津门。随后多年，高思敬便在养病院应诊，所治外科患者十余万，医名渐著。他在临证中对各种外科急危重症疗效显著，活人无数，尤其对于脑疽、流注、疔毒走黄等症多获奇效，致使高氏医名更著，被誉为“津门华佗”，后任养病院院长①。

高思敬成名后亦乐于施教，弟子上百人，门墙桃李，遍及各地，御医陈少林就是其门生。当时在西医传入中国，中医受到严重冲击的情况下，

① 杨新三，杨鹤侪．清末民初天津外科名医高思敬先生简介［J］．天津中医学院医报，1982：44.

高氏为了振兴中医，与天津内科名医丁子良于光绪三十二年（1906 年）创办“天津医药研究会”，任研究会内、外科长，以相互交流活人之术、积极培养后继人才为目的。高思敬于当年十月初九日，在中医药研究会上做了“外科精义”的演说，论及瘰疬的治法[①]，在当时引起诸多医学工作者的关注。

高思敬一生精研医学，手不释卷，到 75 岁时仍坚持每天早上学习英文，不仅对中医学昼耕夜诵，而且对刚传入我国的西医外科学著作也详加研究，其刻苦勤奋的精神让人敬佩。

高思敬虽悬壶一生，但家境并不宽裕。即便如此，高氏在平日诊病时，对贫困百姓也会慷慨地施以医药，分文不取。当时的津城百姓对先生高尚的医德、仁厚的宅心是有口皆碑，赞颂不衰。

光绪三十三年（1907 年），高思敬去嘉兴赴友人之约，时遇义和团运动遍及全国，因交通阻塞，不能迅速回津。于是凭借闲暇之机，奋笔著述，将平生临证的经验体会编纂为书，名曰《高憩云外科全书十种》。名为“十种”，实际收录医书 7 种。内容包括：中医外科学专著《外科医镜》12 卷、《外科三字经》1 卷、《外科问答》1 卷、《逆证汇录》1 卷，脏腑运气学专著《五脏六腑图说》1 卷、《六气感证》1 卷和《运气指掌》1 卷。

《外科医镜》中采摭前贤之精义，考验心得之元微，自成一家言，以儒为医，析理若镜。全书重视辨证，博采中医之法，并有证有方，切合临床实用。

《逆症汇录》记录 20 余例死亡病例，皆高思敬亲身经历。正是由于他看到许多徘徊在生死边缘的患者所经受的痛苦，因此有感于人生之处世有顺境即有逆境，医者之治病有顺症亦有逆症，难治逆症而转逆为顺尤难。于是，为提醒后学者不至冒昧从事，专门记载真实逆症案例编辑成册，案中多为脑疽重症，也包括气疽、锁口疔、发背、流注等，为警醒世人外科逆症的发生原因多为不遵医嘱，或病者不加重视、耽误治疗时间等。文中指出：医者只能治病，命当绝时不能救命，借此以广后学眼目。

《外科问答》以问答形式比较中西医短长，高氏对西医不仅不排斥，还

---

① 路彩霞. 清末京津庸医问题初探［J］. 中国社会历史评论，2007，8：144.

认为中国百姓可以拥有中西医两种方法实为幸事。高氏认为中医有醉心西医者、有訾议西医者，皆为偏见，作为中医应该取长补短。西医剖割一术甚精，特别是对于一位外科医生而言，但中医对病因病机的分析又长于西医。故高氏以极宽广的胸怀，勇于接受新知，使中西医互参互见，为后学树立榜样。

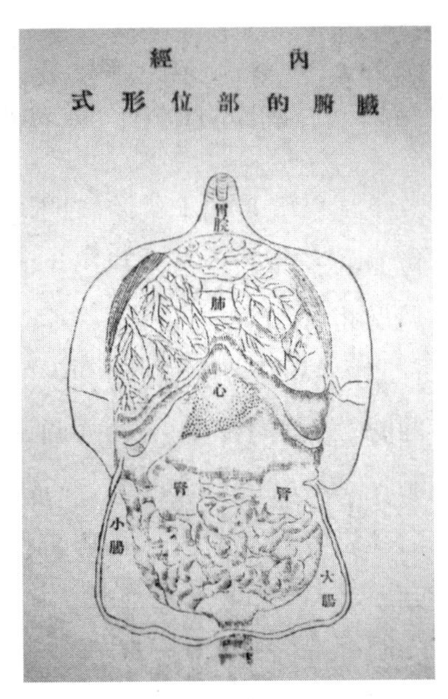

图 10　脏腑形态图

《五脏六腑图说》中绘录中西医藏象，先对脏腑形象进行概说，后附脏腑形态图（图 10），图示精细，并附“五脏补泄温凉药性歌”“三百六十穴歌”“经络起止歌”及“井荥俞经合歌”，为普及中医学理论之作。

另有《运气指掌》《外科三字经》《六气感证》。但可惜初稿写成后，无力发刊。直至民国六年（1917 年），在友人资助下，这部著作才得以刊行，珍贵的资料遂得以保存、流传。

一、中西汇通，衷中参西

高思敬的学术思想虽以经典为宗，但从不闭关自守、故步自封。他详细阅读了《西医外科全书八种》与《万国药方》等著作后，积极主张吸收西医知识来丰富中医学，主张取长补短，荟萃中西。在他编著的《五脏六腑图说》中不仅有中医脏腑的形象，也有西医解剖学的图解，阅读过程中能够深刻地感受到他希望用西医长处，尤其是解剖学的理论来弥补中医学的不足，主张中西互参的学术观点。说明其对中医学，尤其是中医外科学有着强烈的革新愿望。

二、知内达外，重视整体

高思敬受到宋代陈自明《外科精要》学术思想的影响，主张作为一名优秀而全面的中医外科医生，必须精通中医内科各类疾病的诊治方法。高思敬将人的身体比喻成“自鸣钟”，外面的五官四肢是自鸣钟的时针、秒针，内部的脏腑是自鸣钟内的轮盘、发条，轮盘与发条正常，则表现在外的时针应时不差，从而强调认识人体内在结构对治疗外科疾病有重要的影响。正是出于这种考虑，高氏本人也具备良好的内科学基础。在学术观点上高思敬尊崇明代陈实功的观点，强调“内外统一”与“整体观念”两个方面，倡导“治外必本诸内”。他认为学医固难，而于外科尤难，内科医生不明外证尚无大碍，但外科医生如果不懂内理，就像盲人骑瞎马。他亲眼看到当时临床上外科医师不察患者的整体情况，只看外表疮疡便草草用药的情况，更加清醒地认识到中医外科学的精当之处在于“内外兼顾”。外证为内脏病变的外在表现，故不思内而揣外，尤其对危急重症会贻害无穷。因此，高氏极力反对只会使用1–2个外用药，而没有内科学基础的治疗方法。

三、真类之症，历历可辨

高思敬通过多年的临床实践，首次提出了中医外科的“真类病论”。他认为中医内科有“真伤寒”和“类伤寒”之别，有“真中风”和“类中风”之分，而外科书中少有此类发明。他又指出，痈、疽、疮、疡、疖五者不能包括所有的外科病。如痈和疽原有一定的临床症状，不能指痈为疽或指疽为痈，两者混同一证。在临床治疗中，总有不按照典型症状出现的情况，病每介于两歧，医邃犹豫，彼此似是而非，莫辨其症，是只知有“真”而不知有“类”的缘故。因此，高思敬根据多年的治疗经验，创立中医外科学中“真类病论”，论中详细叙述了“真痈疽”和“类痈疽”的鉴别特点及治疗方法。这是他在大量临床经验总结的基础上而提出的，是为提醒后人，故异常珍贵。

四、擅长针刀，手法娴熟

高思敬认为痈疽若已成形，非刺破不可奏功。如若任其自溃，不用刀针，则会贻误病情，使病转危。高氏应用针刀手法娴熟，每令同道叹服。“工欲善其事，当先利其器”，他还自行设计制作了一套外科疮疡手术器械，其中有用于脓出不爽的“脓车”，刺喉间痈毒的“喉铅”等12件，皆为其临床经验的结晶。同时，高氏对于应用针刀还总结出了一系列注意事项，如治疗疔疮一症必须谨慎，尤其是唇部疮肿不能妄施刀针；手足指掌用刀须视其纹络，不能损伤隔断深层筋肉；腰俞、肚胸、肋、肾囊处用刀针时宜微斜，以防伤及内部器官。而且其主张开刀之刀口宜大，以取脓尽为妙。对症发在肌肉丰厚的深层疮疡，如流注、流痰、附骨疽等，则用火针烙法，以取祛寒之意，直达病所，引邪外出，可以避免伤及血络，而且用火烧过的针具本身也能起到消毒的作用。

五、断其脓成，驾轻就熟

在辨疮疡脓成与否、脓的深浅、开刀部位的深浅与手法上，也有一套成熟的经验。如在辨深部脓疡的手法时，高氏主张医者用左手拇、食、中指同按患处如半月形，再以右手末、食指齐下微微着力，脓头自然悬起，觉中空引手，仿佛水在内，系脓已熟。如痈疽已成形，最有效且最快的方法为立刻刺破，如不及时排脓则会变生他证。

六、验方留世，福泽百姓

他一生中创立了不少疗效卓著的药方，如长肉生肌的长肌膏，治湿毒腐烂的黄连膏，现今在一些中医院的外科还广泛使用。还有专治无名肿毒的五虎膏，治瘰疬诸疮的黑虎膏，治腐肉难脱的黑疽丹等等。其自拟秘方胶甲散，能较好地解决外科疮疡，尤其是对脱疽患者的剧疼难忍有奇效。

高思敬虽是外科名家，却重视内外合参，重视整体辨证，其对先进技术积极采纳，勇于求知的精神值得后世学习。

注：本节引文除具名者外，皆引自天津中医药大学图书馆藏高思敬著《高憩云外科全书十种》民国六年天津华新印刷局铅印本。

衷中参西的张锡纯

张锡纯，字寿甫，原籍山东诸城，自前明迁居直隶（河北省）盐山边务里，生于清咸丰十年（1860 年），卒于民国二十二年（1933 年），享年 74 岁。先生累世业儒，至先祖张友三谓子孙“读书之外，可以学医”。张锡纯幼时随父亲张丹亭读书，稍长又授以方书，仍以习儒为主，壮年两试秋闱不第，即致力于岐黄之学。其“成童时即留心医学，弱冠后即为人诊病疏方。年过三旬始见西人医书，颇喜其讲解新异多出中医之外。后又十余年，于医学研究功深，乃知西医新异之理原多在中医包括之中，特古籍语意浑含，有赖后人阐发耳”。

张锡纯心存“济世活人”之愿，广求方书，上自《黄帝内经》《难经》《神农本草经》等经典著作及历代名医之书，下至民国时期诸家著述，搜阅百余种，历游国内通商大埠，南至武汉，北抵沈阳，所到之处博采旁搜，以资医学理论研究，最后定居天津，边授徒边开业行医。其曾于 1918 年在沈阳创办立达中医院，1926 年在天津创立中西汇通医社，晚年“感医学之颓废，怅医德之沦丧”，奋其余生推广中医药学，1933 年春在天津“设中医函授学校，受业者遍全国”，因劳苦过度于民国二十二年八月初八（1933 年 9 月 27 日）谢世。张锡纯“性刚介，好直言，俭约尚义”，“布衣蔬食，不慕荣利”，其学“囊括中外，融贯古今，审证详而确，处方简而效，无论贫富，有求必应，故受其惠者不可胜数”。

张锡纯以《黄帝内经》等中医经典著作的理论为指导，探索中西医学汇通，注重临床实践。他“孜孜研究医学者有年，偶为人疏方，辄能得心应手，挽回沉疴……汇集十余年经验之方，其屡试屡效者，适得大衍之倍数。方后缀以诠解与紧要医案，又兼采西人之说与方中义理相发明，缉为八卷，名之曰《医学衷中参西录》。该书经其数次增删修订，共出版七期三十卷，约80万言，1957年整理出版时增补第八期，系先生传人所献遗稿。该书刚刚问世，即被南北医界纷纷尊为“至贵至宝之救命书”“医书中第一可法之书”“医家必读之书”，其影响遍及海内外。

前三期合编八卷，以病证为纲，包括内、儿、妇、外、五官等科，收录之方，除少数古方，自拟方达160余首，所选之方“用之有效，且屡次用之，皆能随手奏效”，每方之后附有方解、医论及大量医案。

第四期五卷，又称《药物讲义》，其专讲中西药物，“凡所载者，皆自抒心得，于寻常讲解之外，另有发明，其不能另有发明者，虽常用之药亦不载”，“凡所言之气味，与他书不同者，皆自尝试而得”。

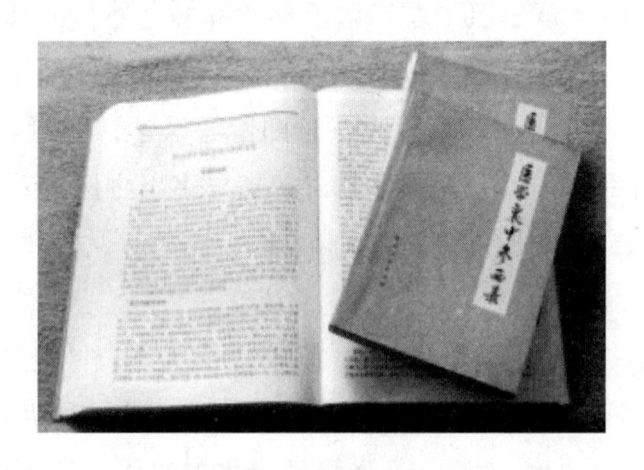

图11 《医学衷中参西录》

第五期八卷，汇集张锡纯十余年刊登在各省医学志报的论文。第1卷兼采中西医理论探讨神明、大气、三焦等生理问题，并结合静坐、存想等养生体验谈医理与哲学。第2卷“讨论药物，以《本经》为主，佐以实验，举凡炮制失宜，名实混淆之处，皆详辨之”。第三卷论脑部及脏腑病，融贯中西之法，参以临证实验，发明医理，阐述治法。第四卷论官骸、咽喉、肢体及腹内疾病。第五卷论伤寒、温病、温疹、伤暑及疟疾等外感病辨治方法。第六卷论黄疸、痢疾、霍乱及鼠疫4证。第七卷论痰饮、咳嗽、水臌、气臌及吐血等杂证，多有补前贤之说，又论妇科、儿科与急救等方药。第八卷为致医界同仁书及其来函，真实反映了张锡纯为人、处世、治学之道。

第六期五卷，前四卷按病类分治疗验案，详细记载主诉、病因、证候、诊断、处方、方解、效果，第五卷为张锡纯诗文集《种菊轩诗草》，“诗以抒胸臆，乃所以适一己之性情，初非求知于外人也”，确是有感而发，结合社会历史背景赏析，独具特色。

第七期四卷，总论六经为手足十二经，进而阐释三阴三阳病方证，发前人之所未发，以医案为佐证，并附温病遗方以补仲景之未备。

第八期为医话、《三三医书》书评和数则临证验案。

张锡纯身处清末民初，时局动荡，西学东渐，中医日衰，犹念“俾吾中华医学大放光明于全球之上”，诚如先生所言：“人生有大愿力，而后有大建树。”其学“融洽古今，汇通中外”，对近现代中医学的发展影响深远，所述西医理论、药物至今很少使用，唯中医理论、中药的解释历久弥新，堪称后学“衷中参西”之楷模。

一、儒医情怀，翰墨留香

自古名医，必有深厚的文化功底，学医时才能于医理触类旁通，不断进取，并以普救含灵之苦为怀，进则临证以救死扶伤，退则著书立说以施惠后人。我国近代中医泰斗张锡纯先生，历游国内通商大埠，南至武汉，北抵沈阳，所到之处博采旁搜，以资医学理论研究，最后定居天津，边授徒边开业行医，同时以其平生经验，继续编著《医学衷中参西录》，享誉寰宇。先生本“盐山名儒，经史淹通，举凡中外科学，天文、算数、声光、电化，莫不研究有得。居常以天下事自任，其后怀才不遇，遂隐于医”。后人学习与研究先生著作，应不断从其高超的医学理论及精妙绝伦的医术中汲取营养。先生所著《种菊轩诗草》，彰显其不凡的文采。张氏谓：“诗以抒胸臆”。观先生诗除吟咏性情之外，寓意个人抱负与志向者亦复不少。

（一）以诗明志，济世活人

范文正公曰：“不为良相，必为良医”。张锡纯两赴秋闱不第，遂以医名于时。他做医生非为身家温饱，而胸怀济世活人之愿。诚如他所说：“藐焉俯仰地天中，遭际嶙峋百虑空。独有拳拳消未尽，同胞疴养系私衷。惨淡经营几度年，此心非不爱逃禅。欲求后世堪持赠，长作千秋未了缘”。其生逢乱世，一介寒儒无力改变世界，只能逃避世事皈依佛法，虽伏处草茅，却有拳拳之心，将同胞疾厄记挂于心。为此广求方书，远自《黄帝内经》《神农本草经》，近至当时著述诸家，约共搜阅百余种，奠定了坚实的理论基础，复以圣贤规矩准绳而引申扩充，先生存此意念，孜孜以求，经多年研究医学，为人疏方，辄能得心应手，力挽沉疴。

（二）钟情国医，桃李满园

20世纪二三十年代，正是余云岫在民国中央卫生委员会大会上提出“废止旧医以扫除医事卫生之障碍案”获得通过之时，由于招致全国中医界强烈反对，未付诸实施。张锡纯持“衷中参西”之说，少有激烈言论，而反对兄弟阋于墙。他与同道多友善，从其诗词中亦可窥其端倪。如江苏名医杨如侯在山西中医改进研究会主持中医部教学，主编《灵素生理新论》问世，先生赞曰：“道貌霭如太古春，天人合撰笔通神。内经精义融中外，仲圣而今有替人。莫道书生无相才，经纶小试亦安怀。慈悲大众恒河数，前度如来今又来”。言辞切切，只要能为中医药的振兴做事，培养普度众生的医者，他都能极力宣扬。逢浙江慈溪张生甫六旬大寿，张锡纯赋贺词谓：“黎庶苦疾厄，先生热衷肠。刀圭活万众，生佛姓字香。心得难自秘，简册录彰彰。要旨虚劳著，医学达变详。风行遍海内，不为名山藏”。张生甫古道热肠为黎民百姓解除病痛，并将自己的心得体会彰显于世，施惠于后人，跃然纸上。其中“要旨虚劳著，医学达变详”，系指张生甫所著《虚劳要旨》及《医学达变》二书。

张锡纯时时处处不忘提携年轻人，他认为大量培养中医事业的接班人才是中医薪传不断的根本，其鼓励晚辈“青年日月未蹉跎，百岁光阴来正多。志士唯期身有用，达人不问命如何。精金冶炼方成器，美玉磨砻或借他。不世才华当奋勉，居诸分寸莫轻过。英奇间出何论年，生甫弱冠已卓然。学问渐深同蚁术，才思日进效莺迁。囊中有草文成锦，笔底生花色更嫣。权藉刀圭广救世，杏林春暖艳阳天”。为实现宏愿，张锡纯晚年在津开办函授学校，计划四年毕业，殚心竭虑，积劳成疾，不到一年在任上谢世，抱憾以终生，后由其子荫潮完成先生之志。

（三）傲骨凌霜，良方济世

张锡纯性喜养花，于百花之中酷爱菊花。其谓："红紫百般孰傲霜，菊花原自殿群芳。东篱月冷添幽艳，老圃秋深听主张。不共春华争富贵，独留夕秀振颓唐。邀来佳客同欣尝，觞咏花前诗几章。"群芳中能傲霜盛开的唯有菊花，其不与世争，做自己的主宰，在百花争艳之时，它却默默地生长。当萧瑟秋风起，众花皆凋谢，菊花则"独留夕秀振颓唐"，为一片肃杀之气的秋天增添了幽艳的生气。作者在自家院中种菊养菊，常于重阳节菊英吐艳、满院芬芳时，邀二三好友饮咏其间，以为生活中之乐事。张锡纯喜爱菊花更因其有傲骨，不为流俗所左右。诚如他所说："百花凋谢此花香，骨骼由来能傲霜。点缀秋容存老圃，扶持晚节仗孤芳。"以能傲霜的菊花，自喻老圃晚节也孤芳。

张锡纯见邑治东古城址基之阴多长草药"白头翁"，多不被人识，他曾剖取鲜根，治疗血证属热者甚效，赋诗道："白头翁住古城阴，埋没英才岁月深。偶遇知音来劝驾，出为斯世起疴沉。"他对此无名小草也怀有深情，将其朴素无华能起沉疴的作用表而出之，以供人识，此举恰合于张锡纯一生济世活人而心无牵绊的追求，也突出反映了"卫药"独具的"验、便、效、廉"特色。

二、衷中参西，融会贯通

张锡纯认为《黄帝内经》《神农本草经》固为中医学之渊薮，"特是自晋、唐迄今，诸家著述，非不美备，然皆斤斤以传旧为务，初未尝日新月异，俾吾中华医学渐有进步。夫事贵师古者，非以古人之规矩准绳限我也，唯借以瀹我性灵，益我神智。迨至性灵神智洋溢活泼，又贵举古人之规矩准绳而扩充之、变化之、引伸触长之，使古人可作，应叹为后生可畏"。可见，他的"衷中参西"工作是在继承中医的基础上，撷取西人之说以发明之，具体包括生理、病理及用药等几方面。

张锡纯兼采中西之说解释脏腑生理。例如："中说谓人之神明在心，故安神之药注重于心。西说谓人之神明在脑，故安神之药注重于脑，及观《内经》，知中西之说皆函盖其中也。《内经》脉要精微论曰：'头者精明之府'。为其中有神明，故能精明；为神明藏于其中，故名曰府。此西法神明在脑之说也。《内经》灵兰秘典曰：'心者君主之官，神明出焉'。所谓出者，言人之神明由此而发露也。此中法神明在心之说也。盖神明之体藏于脑，神明之用发于心也"。另如："西人谓中医不知有水道，不知西医之所谓水道，即中医之所谓三焦……《内经》所谓'三焦者决渎之官，水道出焉'者是也。夫《内经》即显然谓三焦为水道，何谓不知水道也。盖其名虽异，核其实则同也"。

张锡纯对病理的解释亦兼采中西之说。例如："内伤黄疸证（黄疸有内伤、外感之区别），中法谓系脾有湿热，西法谓系胆石杜塞胆汁入小肠之路；或胆管肿胀窒塞胆汁入小肠之路；又有谓小肠有钩虫者。而投以《金匮》硝石矾石散，莫不立愈。盖矾石能治脾中湿热，硝石能消胆中结石，二药并用又能除虫及胆管肿胀，是以无论脾有湿热，胆有结石，肠有钩虫或胆管因热肿胀，投以此方皆愈。仲景当制此方时原对于此四种病因立方，非仅对于脾中湿热立方也"。

张锡纯指出："自西药之入中国也，维新者趋之恐后，守旧者视之若浼，遂至互相抵牾，终难沟通。愚才不敏，而生平用药多喜取西药之所长，以济吾中药之所短，初无畛域之见存于其间。故拙著之书，以衷中参西为名也。盖西医用药在局部，是重在病之标也；中医用药求原因，是重在病之本也。究之标本原宜兼顾，若遇难治之证，以西药治其标，以中药治其本，则奏效必捷，而临证亦确有把握矣"。在这一思想指导下，他常常将中西药物合于临床而取得了一定的效果。例如："西药阿斯必林，为治肺结核之良药，而发散太过，恒伤肺阴，若兼用玄参、沙参诸药以滋肺阴，则结核易愈。又其药善解温病初得，然解表甚效，而清里不足，恒有服之周身得汗，因其里热未清而病不愈者，若于其正出汗时，急用生石膏两许煎汤，乘热饮之，则汗出愈多，而热亦遂清，或用石膏所煎之汤送服阿斯必林，汗出后亦无不愈者"。除此之外，他还认为医学当以治病救人为宗旨，而不宜有中西之界限存于胸中。在其取长补短的思想指导下，往往两说并采以解释中药治病之理。如："黄连、龙胆，中说以为退热剧药，用之过量能损胃减食，至西人则皆以为健胃药，似又中西不同处也。然究其所以不同者，因西人以肉食为本，胃多积热，易至生炎（西人以红热肿疼为炎），二药善治其肠胃生炎，故善助其肠胃化食；至吾人以谷食为本，胃气原自冲和，若过服凉药致肠胃中热力不足，即难熟腐水谷，此中西论黄连、龙胆之所以不同也。然阅诸家本草，黄连能厚肠胃，其能助肠胃化食之理即在其中；龙胆能益肝胆，其能增补胆汁以为化食之资藉，又显然也。由斯知，中西之论药性，凡其不同之处，深究之又皆可以相通也"。无论是在理论上并两说以解中药，还是在临床中采取中西药联合应用，张锡纯在中西汇通方面都进行了有益的探索。

三、寒温辨治，始异终同

张锡纯认为《伤寒论》是一部辨治外感病的全书，温病的治法已详于《伤寒论》之中。诚如他所说："《伤寒论》一书，原以中风、伤寒、温病平分三项，特于太阳首篇详悉言之，以示人以入手之正路。至后论治法之处，则三项中一切诸证皆可浑统于六经，但言某经所现之某种病宜治以某方，不复别其为中风、伤寒、温病，此乃纳繁于简之法，亦即提纲挈领之法也。"。其还明确指出，《伤寒论》第一节统论太阳之为病，实总括中风、伤寒、温病在内。第二节论太阳中风，第三至第五节论太阳伤寒，第六节论太阳温病。每节之首皆冠以太阳病三字，实则以伤寒之名统论中风、伤寒、温病。其中中风、伤寒可以并见头痛、项强、恶寒三证；而温病，但微恶寒即可为太阳病，然恶寒须臾即变为发热。中风、伤寒、温病传入阳明均属于热。有鉴于此，他谆谆告诫后人："伤寒与温病，始异而终同。为其始异也，故伤寒发表可用温热，温病发表必须辛凉。为其终同也。故病传阳明之后，无论寒温，皆宜治以寒凉，而大忌温热。"一般而言，伤寒初期宜以麻黄、桂枝诸汤发其汗；风温始得则宜用麻杏甘石汤解之，其常以薄荷叶代麻黄得微汗而病即愈；无论是伤寒、风温传经已深，出现阳明热实者，皆当以白虎汤治之，他在用白虎汤时往往加薄荷少许或连翘、蝉蜕少许，服后即可得汗，此方"不但治阳明腑病，兼能治阳明经病，况又少加辛凉之品引之，以由经达表，其得汗自易易也”。

《伤寒论》问世至今已千百余年，其间气运有变迁，人们所处地理环境各不相同，人之禀赋亦有殊，若“必执定古人之方，以治今人之病，不知少有变通，是亦不善用古方也”。张锡纯真善用仲景之方也，他除“略取《伤寒论》太阳篇数方，少加疏解，俾初学知伤寒初得治法，原异于温病，因益知温病初得治法，不同于伤寒”之外，还常于仲景方中稍做加减，或据证自拟处方以便取得更好的疗效。如治伤寒无汗的麻黄加知母汤、治外感痰喘的从龙汤等等。

张锡纯指出，温病初得之，而见头疼、周身骨节酸疼、肌肤壮热、背微恶寒无汗、脉浮滑者可用清解汤。并进而提出“温病三纲”说，按春温、风温、湿温分别辨治。春温乃冬受外感，不即病而发于春者，治以凉解汤；热甚者，治以寒解汤；有汗者治以仲景葛根黄芩黄连汤，或治以和解汤加生石膏；若至暑月而发，名为暑温，其热尤甚，宜投以大剂白虎汤，或治以仙露汤。风温“有得之春初者，有得之春暮者，有得之夏秋者，当随时序之寒热，参以脉象，而分别治之”，若当春初秋末，时令在寒温之间，初得之宜用清解汤加麻黄一二钱，或用仲景大青龙汤；若当暑热之日，治以凉解汤，或寒解汤；若有汗者，治以和解汤，或酌加生石膏。湿温多得之溽暑，当用解肌利便之药，宜宣解汤，或用仲景猪苓汤去阿胶加连翘；若湿热蓄久，而致阳明腑实，治以白虎汤加苍术，或用白虎汤以滑石易知母、生薏米代粳米治之。无论风温、春温，兼阴虚者，在发表、清解、降下之时，皆当佐以滋阴之品，诸如生山药、生地黄、玄参、阿胶、生鸡子黄等均可酌用；或兼用补气之品，方如白虎汤加人参、竹叶石膏汤等，两方中“以人参与凉润之药并用，不但补气，实大能滋阴也”。在辨治外感疾病后期，他尤善于将生石膏与人参并用，他认为：“石膏得人参，能使寒温后之真阴顿复，而余热自消，此仲景制方之妙也。”上述所论，仅为辨别温病大纲及其初得治法，其治法还应随证变通。

张锡纯还专列“治伤寒温病同用方”一节，并拟仙露汤以治寒温阳明证，其特别提出此“为病中第一险证，而石膏为治寒温第一要药”。方中重用生石膏，通常使用 90g，最大用量竟至 180g。他认为寒温中之实火，犹如燔柴之烈，唯生石膏专能治之。其“性本微寒，而以治寒温之热百倍于他药者，以其味微辛，阴中含阳而善发汗也”。其善用生石膏，于此可窥一斑。

至于疫病，乃感天地之疠气而发，流行传染，与温病迥然不同，张锡纯创青盂汤以治瘟疫表里俱热、头面肿疼等症，该方亦治阳毒发斑疹。

四、气失升降，因证补泻

张锡纯论气，极为重视大气、元气与冲气。他说：“元气，先天之气也。乃有其气本于先天，而实成于后天，其于全身至切之关系，有与元气同其紧要者，胸中大气是也。夫元气藏于脐下，为先天生命之根柢，道家所谓祖气也。大气积于胸中，为后天全身之祯干，《内经》所谓宗气也。”其特别关注大气下陷及元气虚脱的问题，在前人所论的基础上，加以发挥，立方遣药，形成了独具特色的系统理论。对于冲气上逆，张氏则重点从肝、胃、肺失调以探讨其病机，并立敛冲、镇冲、降胃、平肝、纳气平喘之法以治之，极具临床实用价值。

（一）大气下陷，责在心肺

张锡纯指出：“大气者，充满胸中，以司肺呼吸之气也……然此气有发生之处，有培养之处，有积贮之处……原以元气为根本，以水谷之气为养料，以胸中之地为宅窟者也……而此气且能撑持全身，振作精神，以及心思脑力、官骸动作，莫不赖乎此气。此气一虚，呼吸即觉不利，而且肢体酸懒，精神昏愦，脑力心思为之顿减。若其气虚而且陷，或下陷过甚者，其人即呼吸顿停，昏然罔觉。”他所说的大气积于胸中，包举于肺外，“以贯心脉，而行呼吸”，不仅为诸气之纲领，而且是周身血脉之纲领。大气如常则机体健康，一旦出现虚损，即会下陷而产生种种病变。

导致大气下陷有种种不同病因，“多得之力小任重，或枵腹力作，或病后气力未复勤于动作，或因泄泻日久，或服破气药太过，或气分虚极自下陷。”其证涉心肺，兼及脾胃，故临床表现各异，“有呼吸短气者，有心中怔忡者，有淋漓大汗者，有神昏健忘者，有声颤身动者，有寒热往来者，有胸中满闷者（此因呼吸不利而自觉满闷，若作满闷治之立危），有努力呼吸似喘者（此种现状尤多，乃肺之呼吸将停，其人努力呼吸以自救，若作喘证治之立危），有咽干作渴者，有常常呵欠者，有肢体痿废者，有食后易饥者，有二便不禁者，有癃闭身肿者，有张口呼气外出而气不上达、肛门突出者，在女子有下血不止者，更有经水逆行者（证因气逆者多，若因气陷致经水逆行者曾见有两人，皆投以升陷汤治愈）"。其脉见沉迟微弱，剧者或六脉不全，或参伍不调。大气下陷甚者则可暴发猝死，"大气既陷，无气包举肺外以鼓动其阖辟之机，则呼吸顿停，所以不病而猝死也。"

张锡纯还指出，大气下陷之证宜与寒饮结胸相鉴别。尤其是两证均会出现脉之微细迟弱与胸中短气的症状体征，然细分之则有不同。若脉似寒凉，而患者果畏寒凉，并觉短气者，为寒饮结胸；若脉似寒凉，而患者不畏寒凉，唯觉短气者，系大气下陷。此外，寒饮结胸见短气，似觉有物压之；大气下陷之短气，常觉上气与下气不相接续。望临证者明鉴。

张锡纯特制升陷汤以治大气下陷之证，该方由生黄芪、知母、柴胡、桔梗、升麻等五味药物组成，若气分虚极下陷者酌加人参，或再加山茱萸，以收敛气分之耗散，使升者不至复陷；若大气下陷过甚，至少腹下坠，或更作疼者，宜酌情增加升麻剂量。方中"以黄芪为主者，因黄芪既善补气，又善升气。且其质轻松，中含氧气，与胸中大气有同气相求之妙用。唯其性稍热，故以知母之凉润者济之。柴胡为少阳之药，能引大气之陷者自左上升。升麻为阳明之药，能引大气之陷者自右上升。桔梗为药中之舟楫，能载诸药之力上达胸中，故用之为向导也。至其气分虚极者，酌加人参，所以培气之本也。或更加萸肉，所以防气之涣也。至若少腹下坠或更作疼，其人之大气直陷至九渊，必需升麻之大力者以升提之，故又加升麻五分或倍作二钱也。方中之用意如此，至随时活泼加减，尤在临证者之善变通耳。"张氏曾治一妇人，年20余，证见动则自汗、胸胁满闷、心中怔忡，脉沉迟微弱、右部尤甚，脉迟而不觉身中寒凉，故诊为大气下陷，遂单用生黄芪30g煎汤，服后诸病皆愈。有学生问曰："《本经》黄芪原主大风，有透表之力，生用则透表之力益大，与自汗证不宜。其性升而能补，有膨胀之力，与满闷证不宜。今单用生黄芪两许，而两证皆愈，并怔忡亦愈，其义何居？"先生答道："黄芪诚有透表之力，故气虚不能逐邪外出者，用于发表药中即能得汗。若其阳强阴虚者，误用之则大汗如雨，不可遏抑。唯胸中大气下陷，致外卫之气无所统摄而自汗者，投以黄芪则其效如神。至于证兼满闷而亦用之者，确知其为大气下陷，呼吸不利而作闷，非气郁而作闷也。至于心与肺同悬胸中，皆大气之所包举，大气升则心有所依，故怔忡自止也。”继加桔梗 6g、知母 9g，再服 2 剂，以善其后。

张锡纯在升陷汤的基础上，又创制回阳升陷汤、理郁升陷汤及醒脾升陷汤三方，以广其治法。若心肺阳虚，而兼大气下陷者，证见心冷、背紧恶寒、常觉短气。其谓：“周身之热力，借心肺之阳，为之宣通，心肺之阳，尤赖胸中大气，为之保护。大气一陷，则心肺阳分素虚者，至此而益虚，欲助心肺之阳，不知升下陷之大气，虽日服热药无功也”，故拟回阳升陷汤以治之。若胸中大气下陷，兼气分郁结，而经络湮淤者，拟理郁升陷汤以治之；若胁下撑胀，或兼疼者，加生龙骨、生牡蛎；若少腹下坠者，加升麻。张氏还特别强调中气下陷原在于脾，应与大气下陷相鉴别。他说：“中气诚有下陷之时，然不若大气下陷之尤属危险也。间有因中气下陷，泄泻日久，或转致大气下陷者”，宜以醒脾升陷汤治之。又言：“方中用黄芪、白术、甘草以升补脾气，即用黄芪同寄生、续断以升补肝气，更用龙骨、牡蛎、萸肉、萆薢以固涩小肠也。又人之胸中大气旺，自能吸摄全身气化不使下陷，黄芪与寄生并用，又为填补大气之要药也。”

（二）元气之脱，皆脱在肝

张锡纯认为元气在先天以供十月养胎之用，其功在于能施。诚如他所说：“人之始生也，细缊化醇，胚胎初结，中间一点动气，似有脂膜绕护，乃先天资始之气，即气海中之元气也。此元气得母荫育，渐渐充盛，以生督任二脉；又渐渐充盛，其气冲开督脉，由后上升，复通于任脉，由前下降，以生全身；迨至官骸脏腑皆备，肺能呼吸，遂接后天之根，而脱离母腹矣。”人既生之后，元气来源已息，但保其所得，而决定人之寿限，其功在于能敛。然而人之气化及劳心劳力皆可时时耗其元气，“一切补助气分之药，皆不能有益于元气”。元气暗耗如此，复感邪气至盛，使元气衰惫欲涣散而为脱证，具体可见上脱、下脱、外脱、内脱等证。张锡纯指出：“凡人元气之脱，皆脱在肝。故人虚极者，其肝风必先动，肝风动，即元气欲脱之兆也。又肝与胆脏腑相依，胆为少阳，有病主寒热往来；肝为厥阴，虚极亦为寒热往来，为有寒热，故多出汗。”

张锡纯还针对不同脱证创制相应的方剂予以治疗，如以参赭镇气汤治疗阴阳两虚所致喘逆迫促的上脱之证，以急救回阳汤治疗霍乱吐泻已极而致精神昏昏、气息奄奄、至危之候的下脱之证，以既济汤治大病后阴阳不相维系而见阳脱于上、阴脱于下之证，以来复汤治疗寒温外感等大病瘥后不能自复所见寒热往来、虚汗淋漓、目睛上窜、喘逆、怔忡、气虚不足以息的外脱之证，以升陷汤治疗内脱之证。张锡纯曾治一人，年20余，于孟冬得伤寒证，经调治10余日，表里之证皆解，忽觉遍身发热，顿饭顷，大汗淋漓，热即解，须臾又热又汗，如此两昼夜，势近垂危。仓促往诊，见其汗出浑身如洗、目上窜不露黑睛、左脉微细模糊按之即无，断为肝胆虚极而元气欲脱。先生谓：“肝胆虚者，其病象为寒热往来，此证之忽热忽汗，亦即寒热往来之意。”遂急用山茱萸60g煎服，发热与汗出均愈其半，继以来复汤善后，药用山茱萸60g、生龙骨30g、生牡蛎30g、生白芍药18g、野台参12g、炙甘草6g，2剂煎服，其病若失。

张锡纯还进一步总结出脱证临时救急用药心法，诚如他所说：“参、芪、术诸药皆补助后天气化之品，故救元气之将脱，但服补气药不足恃（喻嘉言谓：若气上脱者，但知重用人参，转令气高不返），唯以收敛之药为主，若萸肉、龙骨、牡蛎之类，而以补气之药辅之。其上脱者，宜辅以人参、赭石（人参得赭石能引气下行）；若阴虚不能系阳，更宜加熟地黄、生山药以滋阴。其下脱者，宜辅以人参、黄芪；若下焦泄泻不止，更宜加白术以止泻。”张氏救脱重用山茱萸，谓其“大能收敛元气，振作精神，固涩滑脱，因得木气最厚，收涩之中兼具条畅之性”。同时强调：“凡人身之阴阳气血将散者，皆能敛之。故救脱之药，当以萸肉为第一。”他如生龙骨之性，“既能入气海以固元气，更能入肝经以防其疏泄元气”，实乃天生妙药，且常与生牡蛎、山茱萸配合，共同作为治疗脱证的主药，根据不同的病证及病变趋势而加减化裁出多种有效方剂。

（三）冲气上逆，肝激胃肺

张锡纯论冲脉之生理，谓：“冲者，奇经八脉之一，其脉在胞室之两旁，与任脉相连，为肾脏之辅弼，气化相通。”“肝肾居于腹中，其气化收敛，不至膨胀，自能容纳下达之气，且能导引使之归根……又《内经》谓肝主疏泄，肾主闭藏。夫肝之疏泄，原以济肾之闭藏，故二便之通行，相火之萌动，皆与肝气有关，方书所以有‘肝行肾气’之说。”冲脉起于气冲而并足阳明之经，冲气与胃气原相贯通，故曰冲脉隶属于阳明胃腑。其论何脏司呼吸之枢机时云：“吸气之入，实不仅入肺，并能入心、入肝、入冲任，以及于肾。”说明冲脉与肺气肃降的功能亦息息相关。

张锡纯进而指出：“冲气上冲之病甚多，而医者识其病者甚少，即或能识此病，亦多不能洞悉其病因，而施以相当之治法也。”他认为：“胃气不下行而转上逆，推其致病之由，或因性急多怒，肝胆气逆上干；或因肾虚不摄，冲中气逆上冲，而胃受肝胆冲气之排挤，其势不能下行，转随其排挤之力而上逆。迨至上逆习为故常，其下行之能力尽失，即无他气排挤之时，亦恒因蓄极而自上逆。于斯饮食入胃不能传送下行，上则为胀满，下则为便结，此必然之势也……久之兼证歧出，或为呕哕，或为呃、为逆，或为吐衄，或胸膈烦热，或头目眩晕，或痰涎壅滞，或喘促咳嗽，或惊悸不寐，种种现证头绪纷繁。”

张锡纯观察冲气上逆之证的临床表现十分细致入微，对其各种不同症状皆有极为深刻的认识。诸如肾虚之人，冲气多不能收敛而上冲，使胃腑之气失其息息下行之常，转而上逆，阻塞饮食，不能下行，多化痰涎，证见腹中膨闷、哕气、呃逆连连不止；冲气上冲亦常因肝气恣横，若平素多怒之人，待肝气暴发，更助冲胃之气上逆则脉见弦硬而长，甚则出现两肋疼胀、头目眩晕；胃气上逆，冲气上冲或胆火上冲而见呕吐不止，或闻药气则呕吐益甚，诸药皆不能下咽；中气不旺使胃气不能下降，冲气则乘虚上干，致痰涎亦随逆气上并，壅塞贲门而见膈食、便难；亦有猝然暴怒，激动肝气、肝火，更挟冲气上冲，致胃气上逆，迫挤肺气不能下行而作喘。“肾虚不能统摄其气化，致其气化膨胀于冲任之间，转挟冲气上冲，而为肾行气之肝木，至此不能疏通肾气下行，亦转随之上冲，是以吸入之气未受下焦之翕纳，而转受下焦之冲激，此乃喘之所由来，方书所谓肾虚不纳气也。”

张锡纯治疗冲气上逆之证系以敛冲、镇冲为主，然后再根据不同的病证，或佐以降胃平肝之药，或配以补中祛痰之药，或辅以纳气平喘之药，创制了一系列行之有效的传世名方。诸如治疗以呕吐为主证的镇逆汤、薯蓣半夏粥；治疗膈食、便难的参赭培气汤；治疗脾胃真气外泄、冲脉逆气上干而见胸膈满闷等证的镇摄汤；治疗因凉而胃气不降所致吐衄的温降汤；治疗因吐衄不止致阴分亏损，不能潜阳而作热、纳气而作喘，甚或冲气因虚上干而致诸虚证蜂起之候的清降汤；治疗吐血过多而致气分虚甚、喘促咳逆、上盛下虚、上焦兼烦热的保元寒降汤；治疗吐衄证其人下元虚损、中气衰惫，冲气胃气因虚上逆的保元清降汤；治疗阴虚不纳气作喘的薯蓣纳气汤；治疗虚劳喘逆而兼咳嗽的滋培汤。他还根据自己数十年的临床经验提出治疗冲气上逆之证非重用代赭石而不能奏效，并总结其特长有 6 点，“其重坠之力能引胃气下行一也；既能引胃气下行，更能引胃气直达肠中以通大便，二也；因其饶有重坠之力，兼能镇安冲气使不上冲，三也；其原质系铁氧化合，含有金气，能制肝木之横恣，使其气不上干，四也；为其原质系铁氧化合，更能引浮越之相火下行，而胸膈烦热、头目眩晕自除，五也；其力能降胃通便，引火下行，而性非寒凉开破，分毫不伤气分，因其为铁氧化合转能有益于血分，六也”。此外，他对以呕吐为主证者则倡用半夏与山药，其谓：“从来呕吐之证，多因胃气冲气并而上逆。半夏为降胃安冲之主药……而必与山药作粥者，凡呕吐之人，饮汤则易吐，食粥则借其稠黏留滞之力，可以略存胃腑，以待药力之施行。且山药在上大能补肺生津，则多用半夏不虑其燥，在下大能补肾敛冲，则冲气得养，自安其位。且与半夏皆无药味，故用于呕吐甚剧，不能服药者尤宜也。”例如：张氏曾治一中学生，十八九岁，证见胸胁满闷、饮食减少、时作哕逆、腹中辘辘有声、大便干燥、脉象弦长有力，其断为冲气挟痰上冲所致，方用生龙骨、牡蛎、代赭石各 24g，生山药、生芡实各 18g，半夏、生白芍药各 12g，芒硝、苏子各 6g，厚朴、甘草各 4.5g，服 1 剂后，脉即柔和，继服方略有加减，数剂痊愈。先生指出：“陈修园谓龙骨、牡蛎为治痰之神品，然泛用之多不见效，唯以治此证之痰，则效验非常。因此等痰涎，原因冲气上冲而生，龙骨、牡蛎能镇敛冲气，自能引导痰涎下行也。盖修园原谓其能导引逆上之火、泛滥之水下归其宅，故能治痰，夫火逆上、水泛滥，其中原有冲气上冲也。”

综上所述，张锡纯在论大气下陷、元气虚脱与冲气上逆等方面，确实发前人之所未发，并形成独具特色的系统理论，其所创方剂及推崇药物至今仍被众多医家广泛应用于临床实践之中。

五、中风论治，分别虚实

张锡纯指出："中风之证，多因五内大虚，或禀赋素虚，或劳力劳神过度，风自经络袭入，直透膜原而达脏腑，令脏腑各失其职。或猝然昏倒，或言语謇涩，或溲便不利，或溲便不觉，或兼肢体痿废偏枯，此乃至险之证。中之轻者，犹可迟延岁月，中之重者，治不如法，危在翘足间也。"他还特别提出，真中风证极少而类中风者极多，同时对类中风证进行深入探讨，总结出系统的论治经验，为中风证治开辟了新的途径。

（一）实责木火，镇肝息风

张锡纯认为《内经》所云煎厥、大厥、薄厥即为类中风，西医则谓之脑充血（其谓"人身之血，原随气流行，气之上升者过多，可使脑部充血，排挤脑髓神经"）。证见脉弦长有力，头目时常眩晕，或脑中时常作疼发热，或目胀耳鸣，或心中烦热，或时常噫气，或肢体渐觉不利，或口眼渐形歪斜，或面色如醉，甚或眩晕，或颠仆、昏不知人、移时始醒，或醒后不能复原，或精神短少，或肢体痿废，或成偏枯。"此因肝木失和，风自肝起。又加以肺气不降，肾气不摄，冲气、胃气又复上逆。于斯，脏腑之气化皆上升太过，而血之上注于脑者，亦因之太过，致充塞其血管而累及神经。其甚者，致令神经失其所司，至昏厥不省人事"。风自内生而起于肝，治以镇肝息风汤。方中重用牛膝以引血下行，为治标之主药。辅以龙骨、牡蛎、龟板、芍药镇息肝风；以生代赭石降胃、降冲；以玄参、天门冬清肺气，使肺中清肃之气下行，自能镇制肝木；以熟地黄、山茱萸补肾敛肾。佐以茵陈、生麦芽、川楝子，茵陈泻肝热兼舒肝郁，兼顺肝木之性；生麦芽善顺肝木之性使不抑郁；川楝子既引肝气下达，又能折其反动之力。以甘草调胃和中为使。若心中热甚者加用生石膏，有痰者则加胆星以防痰阻气化之升降。是方服过数剂之后，可酌加桃仁、红花、三七等药，以化其脑中瘀血，方能奏效。

张锡纯曾治刘铁珊将军“脑充血证”，其脑中常觉发热，时或眩晕，心中烦躁不宁，脉象弦长有力，左右皆然。患者愤激填胸，焦思积虑已久。因其脑中觉热，故用绿豆实于囊中作枕，为外治之法。又治以镇肝息风汤，并于方中加干地黄30g，连服数剂，脑中已不觉热，遂去川楝子，又将干地黄改用18g，服过10日，脉象和平，心中亦不烦躁，遂将药停服。

张锡纯在沧州曾治一建筑工头，其人年64岁，因包修房屋失利，心甚懊侬，于10日前即觉头疼，不以为意。一日晨起至工所，忽仆于地，状若昏厥，移时苏醒，左手足遂不能动，且觉头疼甚剧。有医者投以清火通络之剂，兼法王清任补阳还五汤之义，加生黄芪数钱，服后更觉脑中疼如锥刺难忍，须臾求张氏诊视。其脉左部弦长，右部洪长，皆重按甚实。询其心中，恒觉发热。其家人谓其素性嗜酒，近因心中懊侬，益以烧酒浇愁，饥时恒以酒代饭。先生谓：“此证乃脑充血之剧者，其左脉之弦长，懊侬所生之热也。右脉之洪长，积酒所生之热也。二热相并，挟脏腑气血上冲脑部。脑部中之血管若因其冲激过甚而破裂，其人即昏厥不复醒，今幸昏厥片时苏醒，其脑中血管当不至破裂，或其管中之血隔血管渗出，或其血管少有罅隙，出血少许而复自止。其所出之血著于司知觉之神经则神昏；著于司运动之神经则痿废。此证左半身偏枯，当系脑中血管所出之血伤其司左边运动之神经也。医者不知致病之由，竟投以治气虚偏枯之药，而此证此脉岂能受黄芪之升补乎？此所以服药后而头疼益剧也。”治疗此证必当清火、平肝、引血下行，方用怀牛膝、生石膏各30g，生白芍药、生龙骨、生牡蛎、生代赭石各18g，玄参、川楝子各12g，龙胆草9g，甘草6g，磨取铁锈浓水煎药。服2剂，患者头疼痊愈，脉已和平，左手足已能自动。遂改用当归、代赭石、生白芍、玄参、天门冬各15g，生黄芪、乳香、没药各9g，红花3g，连服数剂，即扶杖能行。方中用红花以化脑中之瘀血；药后脉已和平，头已不疼，可受黄芪之温补，故方中只用9g，以补正气，并助当归、白芍、乳香、没药以流通血脉，更可调玄参、天门冬之寒凉，俾药性凉热适均，而可多服也。

以上两案，用药大略相同，“而皆以牛膝为主药者，诚以牛膝善引上部之血下行，为治脑充血证无上之妙品”，确系张锡纯先生屡经临床而总结的经验，他特别强调以怀牛膝为最佳。

（二）虚责大气，补气活血

《灵枢·口问》曰："上气不足，脑为之不满，耳为之苦鸣，头为之苦倾，目为之眩。"张锡纯认为："《内经》谓上气不足……脑不满者，血少也。因脑不满而贫血，则耳鸣、头目倾眩即连带而来，其剧者能使肢体痿废不言可知。是西人脑贫血可致痿废之说原与《内经》相符也。然西医论痿废之由，知因脑中贫血（不能荣养脑筋，以致脑失其司知觉、司运动之机能），而《内经》更推脑中贫血之由，知因上气不足。夫上气者何？胸中大气也（亦名宗气）。其气能主宰全身，斡旋脑部，流通血脉。彼脑充血者，因肝胃气逆，挟血上冲，原于此气无关；至脑贫血者，实因胸中大气虚损，不能助血上升也。"患此证者常觉头重目眩、精神昏愦、身形软弱，或见面黄唇白，或觉呼吸短气，或有心中怔忡，头目或有作疼之时，但不像脑充血之胀疼，似觉脑际紧缩而作疼，甚至亦可出现猝然昏仆、肢体颓废或偏枯。其脉微弱，或至数兼迟。欲治此证当以补气之药为主，以养血之药为辅，以通活经络之药为使。拟加味补血汤，药用生黄芪 30g，当归、龙眼肉各 15g，鹿角胶（另炖同服）、丹参、乳香、没药各 9g，甘松 6g；若服之觉热者，酌加天花粉、天门冬；发闷者，加生鸡内金 4.5g 或 6g；服数剂后不甚见效者，可用所煎药汤送服麝香二厘，或冰片 0.15g 亦可；若服后仍无甚效，可用药汤送制马钱子 0.6g。"此方不以当归为主药，而以黄芪为主药也（黄芪以升补胸中大气，且能助气上升，上达脑中，而血液亦即可随气上注）。用龙眼肉者，因其味甘色赤，多含津液，最能助当归以生血也。用鹿角胶者，因鹿之角原生于头顶督脉之上，督脉为脑髓之来源，故鹿角胶之性善补脑髓。凡脑中血虚者，其脑髓亦必虚，用之以补脑髓，实可与补血之药相助为理也。用丹参、乳香、没药者，因气血虚者，其经络多瘀滞，此于偏枯痿废亦颇有关系，加此通气活血之品，以化其经络之瘀滞，则偏枯痿废者自易愈也。用甘松者，为其能助心房运动有力，以多输血于脑，且又为调养神经之要品，能引诸药至脑以调养其神经也。用麝香、梅片者，取其香能通窍以开闭也。用制过马钱子者，取其能瞤动脑髓神经使之灵活也。"由此可见，因脑部贫血而成内中风证者，"原当峻补其胸中大气，俾大气充足，自能助血上升，且能斡旋其脑部，使不至耳鸣、头倾、目眩也。”张氏另制干颓汤及补脑振痿汤以治疗肢体痿废偏枯、脉象极微细无力或服药久不愈者，足资后学临证参考。

张锡纯治天津于遇顺一证，其年过40岁，自觉呼吸不顺，胸中满闷，言语动作皆渐觉不利，头目昏沉，时作眩晕。于曾延医治疗，投以开胸理气之品，则四肢遽然痿废。再延他医，改用补剂而仍兼用开气之品，服后痿废加剧，言语竟不能发声。张氏诊其脉象沉微，右部尤不任循按，断为胸中大气及中焦脾胃之气皆虚陷。方拟升陷汤加白术、当归各9g。服2剂，患者诸病似皆稍愈，而脉象仍如旧。因将黄芪、白术、当归、知母各加倍，升麻改用4.5g，又加党参、天门冬各18g，连服3剂，口可出声而仍不能言，肢体稍能运动而不能步履，脉象较前有起色似堪循按。故将黄芪加重至120g，又加天花粉24g，先用水6大盅将黄芪煎透去渣，再入他药，煎取清汤2大盅，分2次服下，又连服3剂，勉强说话，但不成句，人扶之可以移步。遂改用干颓汤，唯黄芪仍用120g。患者服过10剂，脉搏又较前有力，虽然走路仍需人搀扶，但起卧自如，说话稍能达意，述说不清之句，间可用笔写出，先前头目昏沉眩晕见轻。嘱继服补脑振痿汤，若服之顺利，则可多多与之，必有脱然痊愈之日。

张锡纯指出：“此证其胸满闷之时，正因其呼吸不顺也，其呼吸之所以不顺，因胸中大气及中焦脾胃之气皆虚而下陷也。医者竟投以开破之药，是以病遽加重。至再延他医，所用之药补多开少，而又加重者，因气分当虚极之时，补气之药难为功，破气之药易生弊也。愚向治大气下陷证，病人恒自觉满闷，其实非满闷，实短气也，临证者细细考究，庶无差误。”

综上所述，张锡纯论类中风以虚实为纲，实证者系肝木失和导致脏腑气化上升太过，血之上注于脑亦太过，而致充塞血管累及神经，治以镇肝息风汤；虚证者因胸中大气虚损，不能助血上升而致脑不满，脑失其养指挥无权，气虚者经络亦多瘀滞，治以升补其气，辅以养血通经之品。

六、二便血证，或补或泻

张锡纯所著《医学衷中参西录》载有血证医案42则，辨治精准，处方遣药善于化裁，尤其对二便血证辨治，颇具特色，兹选录数则医案如下，以供同道参考。

（一）小便下血，治分寒热

1. 癃闭尿血，清热通淋

患者刘某，60 岁，先小便带血数日，忽小便不通。以手揉挤小腹，流血水少许。数次揉挤，疼痛不堪，诊其脉沉而有力，时当仲夏，覆厚被犹觉寒凉。方用滑石、生白芍各 30g，知母、黄柏各 24g，煎服 1 剂，小便通利。又加木通、海金沙各 6g，服 2 剂痊愈。

患者脉沉而有力，“知其实热郁于下焦，溺管因热而肿胀也”。张锡纯自拟寒通汤，治疗下焦蕴蓄实热而致的膀胱肿胀、溺管闭塞。张氏认为方中滑石性凉而散，因热小便不利者最为要药；白芍、知母、黄柏则均有清热功效，又加海金沙、木通“贯串经络，通利九窍”，而使实热去，小便通利。

2. 虚寒尿血，健脾温阳

患者高某，40 余岁，小便下血，久不愈。其脉微细而迟，身体虚弱恶寒，饮食减少。方用干姜、白术各 12g，生山药、熟地黄各 18g，附子、炙甘草各 9g，煎服 1 剂血见少，连服 10 余剂痊愈。

患者脉细微而迟，体弱恶寒，可见此证因寒所致。张锡纯认为其饮食减少，为“中气虚弱，不能摄血，又兼命门相火衰微，乏吸摄之力，以致肾脏不能封固，血随小便而脱出”。治宜健脾温阳，方中山药、白术健补脾胃；熟地黄、附子温补下元；干姜与白术同用，能“治脾寒不能统血”，而甘草能综合干姜的辛辣之味，“使不刺激，而其温补之力转能悠长”。此方所以不用肉桂温补下元，恐其动伤血分。诸药同用，共奏温补之功，连服 10 剂见愈。

（二）大便下血，审证治之

1. 实热便血，清热益气

患者某，男，60 余岁，大便下血。前医治疗 30 多天病情加重，日下血 10 余次，且多血块，精神昏愦。张锡纯诊其脉洪实异常，至数不数，唯右部时止而为结脉，舌苔纯黑，投以白虎加人参汤。方中生石膏重用 120g，用生山药30g以代方中粳米，煎汤3盅，分3次温服下，每次送服三七细末3g，日服1剂，2日血止，大便犹日行数次，脉象之洪实大减，而其结益甚，且腹中觉胀。询其病因，知得于恼怒之后，遂改用生莱菔子15g，并佐以白芍、滑石、天花粉、甘草诸药，用鲜白茅根切碎120g，煮三四沸，取其汤以代水煎药，1剂胀消，脉之至数调匀，毫无结象而仍然有力，大便滑泻已减半，再投以滋阴清燥汤（生山药、滑石各30g，白芍药12g，甘草9g），1剂泻止，脉象和平。

患者脉象洪实异常，舌苔纯黑，乃外感实热之证，以白虎汤重用石膏清之；“若与人参并用，则其凉散之力，与人参补益之力互相化合，能旋转于腑脏之间，以搜剔深入之外邪使之净尽无遗，此所以白虎加人参汤，清热之力远胜于白虎汤”。其下血日久必虚，用生山药代粳米，取其能滋阴补肾兼固元气，再加三七祛瘀止血，服方2日则血止。前医但知治其便血，不知治其外感实热，故药后下血不止。患者右部脉结，“结脉现象未必皆属内亏，恒有因气分不舒，理其气即可愈者”，故以莱菔子顺气开郁、消胀除满，以白茅根汤煎白芍药、滑石、天花粉、甘草等宣通脏腑、畅达经络、利小水而除其余热，服用1剂则胀消。滑泻仍存，再用滋阴清燥汤，张锡纯认为方中用山药可以止滑泻并能滋阴清热，滑石清燥热、利水止泻，两药同用相得益彰，白芍药滋阴血、利小便，甘草燮理阴阳而和中、能清热止泻，诸药相合利小水而实大便，故1剂而愈。

2. 寒痢便血，温阳补阴

患者何某，男，约30岁，因初夏在郑州驻防多受潮湿，患痢数月不愈。至秋季回沈阳，病益加剧，多下紫血，杂以脂膜，腹疼下坠。他医以龙眼肉包鸦胆子吞服方，服后下痢与腹疼益剧。张锡纯诊其脉微弱而沉，左脉几不见，方用生硫黄细末搀熟面少许为小丸，又重用生山药、熟地黄、龙眼肉煎汤送服，每日2次，每次用硫黄2.1g，连服10余剂而愈。

患者因病日久，左脉欲无，脉象微弱而沉，为少阴之脉，一派虚寒之象，病势危急，“故师其（桃花汤）义而变通之，用生山药、熟地黄、龙眼肉以代石脂、粳米，用生硫黄以代干姜”。张锡纯认为生硫黄能治一切阳分衰惫、沉寒锢冷之病，而山药、熟地黄、龙眼肉又能滋阴补虚，故沉疴起而病愈。

3. 郁毒便血，化腐生肌

患者某，52岁，因大怒之后，中有郁热，又寝于冷屋之中，内热为外寒所束，郁而不散，大便下血，延医调治。医者因其得于寒凉屋中，谓系脾寒下陷，投以人参、黄芪温补之药，又加升麻提之，服药2剂，病益增重，腹中切疼，常常后重，所便之物，多如烂炙。更延他医，又以为下元虚寒，而投以八味地黄丸，作汤服之，病益加重。张锡纯诊其脉数而有力，两尺愈甚，投以解毒生化丹，方用金银花30g、生白芍18g、粉甘草9g、三七粉6g、鸦胆子去皮60粒。先将三七、鸦胆子用白砂糖化水冲服，次将余药煎汤服，2剂而愈。

患者脉数而有力，两尺愈甚，张锡纯辨为毒热郁于肠中，以致肠中腐烂，并用自拟解毒生化丹治之，重在化腐生肌，以救肠中之腐烂。方中鸦胆子“味极苦，性凉，为凉血解毒之要药……最能清血分之热及肠中之热，防腐生肌”；三七则“善化瘀血，又善止血妄行……兼治二便下血……肠中腐烂，浸成溃疡”；用糖水将三七、鸦胆子先冲服，能针对肠中腐烂之处以化腐生肌，因恐二药峻猛，用甘缓之糖水冲服以调和之。继服汤剂清体内郁积毒热，其中金银花清热解毒，白芍调和气血，甘草“得土气最全，万物由土而生，复归土而化，故能解一切毒性……皮黄者名粉甘草，性平不温，用于解毒清火剂中尤良”，诸药合用清热解毒，化腐生肌，故服2剂而愈。

4. 不当止血，活血化瘀

患者刘某，偶患大便下血甚剧。西医注射以流动麦角膏，其血立止，而血止之后，月余不能起床，身体酸软，饮食减少，其脉芤而无力，重按甚涩。张锡纯以三七细末9g，每日分2次饭前服下，至3次后，自大便下瘀血若干，色紫黑。从此每大便时必有瘀血随下，至第5日所下渐少，至第7日即不见瘀血，停药不服，10日后，身体复初。

张锡纯认为西人注射之流动麦角膏，收缩血管之力较大，故其血顿止。然而血止后应急服化瘀之药，则离经之血不至凝结为恙。他人只知止血，而不知化血，积之日久必成劳瘵。患者脉芤、涩，身体酸软，饮食减少，则提示虚中有瘀。治当“下其瘀血即愈”，遂用一味三七空腹服用，其“善化瘀血，又善止血妄行……病愈后不至瘀血留于经络，证变虚劳”。

综上所述，张锡纯辨治二便血证确有丰富的临床经验，其于中医古籍尤多深研，无不精心贯串，更能融汇诸家之善，详审病因而据证处方，对后世临床颇有参考价值。

七、产后诸病，论治精巧

张锡纯《医学衷中参西录》载有产后病证（包含小产）医案 37 则，涉及产后病种类包括脱证、温病、头痛、抽掣、满闷等。其论治精巧、灵活多样，处方用药善于化裁。兹择选数则医案赏析如下。

（一）产后脱证，升阳举陷

患者某，女，产后四五日，大汗淋漓，数日不止，形势危急，气息奄奄，其脉微弱欲无。问其短气乎？心中怔忡且发热乎？患者不能言而颔之。知其大气下陷，不能吸摄卫气。而产后阴分暴虚，又不能维系阳分，故其汗若斯之脱出也。遂用生黄芪 18g，玄参 30g，山茱萸、白芍各 15g，桔梗 6g，1 剂汗减，至 3 剂诸病皆愈。从前五六日未大便，至此大便亦通下。

患者为典型的产后气虚导致的大气下陷证。张锡纯认为大气下陷后，卫气无所统摄而外泄，故见大汗淋漓；心在膈上原悬于大气之中，大气下陷则心无所依附而现怔忡；大气下陷阳气蓄积不能宣发则见周身发热。方中“黄芪既善补气，又善升气”，其性稍热，则以玄参之凉润济之；白芍清热，“能收敛上焦浮越之热下行自小便泻出”；加山茱萸“以收敛气分之耗散，使升者不至复陷”，以桔梗为药中之向导，载诸药上达胸中，共奏升阳举陷之功。大气得升，各脏腑气机条达顺畅，无须润肠软坚药，则大便自然通下。

（二）产后满闷，镇冲培本

患者张某，女，26 岁，怀孕 4 个月，自觉胃口满闷，倩人以手为之下推，因用力下推至脐，遂至流产。流产之后，忽觉气血上涌充塞胃口，胃脘满闷，3 日之间分毫不能进食。动则作喘，头目眩晕，心中怔忡，脉象微弱，两尺无根。方用：党参 12g、生代赭石轧细 30g、生山药 30g、熟地黄

30g、玄参 24g、山茱萸 24g、紫苏子 9g（炒捣）、生麦芽 9g，共煎汤 1 大盅，分 2 次温服下。服用 1 剂，胃中豁然顿开，能进饮食，又连服 2 剂，喘与怔忡皆愈。

张锡纯认为患者因流产后下焦暴虚，肾气不能固摄，冲气因之上冲。冲脉上隶阳明胃腑，其气上冲胃气则不能下降，故见胃中胀满，不能进食，若用开破之药，胀满去则致其正气亦虚。患者产后，宜以峻补之剂，加入重镇之品引其下行，则上郁得开而下虚得补。方中重用代赭石镇降逆气，并能引补药下行，因流产后虚弱，用山药、党参、熟地、山茱萸、玄参收敛耗散，滋补脾肾。动则作喘，用苏子降气平喘，“方中用生麦芽，非取其化食消胀也。诚以人之肝气宜升，胃气宜降，凡用重剂降胃，必须少用升肝之药佐之，以防其肝气不舒。麦芽生用原善舒肝，况其性能补益胃中酸汁，兼为化食消胀之妙品”。

（三）产后温病，清热养阴

患者李某，女，27 岁，中秋节后患病，产后 6 日，更衣如厕受风，自厕返后，觉周身发冷，更数小时，冷已又复发热。自用生姜、红糖煎汤乘热饮之，周身得汗稍愈，至汗解而其热如故。迁延 2 日热益盛，心中烦躁作渴。张锡纯诊视，见其满面火色，且微喘，诊其脉象洪实，右部尤甚，1 分钟 93 至，舌苔满布白而微黄，大便自病后未行。方用：生石膏捣细 90g、党参 12g、玄参 30g、生山药 24g、甘草 9g，共煎汤 3 盅，分 3 次温饮下。服药 1 剂后复诊，热退强半，渴喘皆愈，脉象已近和平，大便犹未通下。方用：玄参 6g、党参 15g，共煎汤 2 盅，分 2 次温饮下，服 2 剂后，大便通下，病遂痊愈。

张锡纯认为患者产后阴虚生内热，复为外感拘束而成温病。患者产后肾阴虚损不能上达舌本故心中烦躁而渴，肾水不能与心火相济故心中烦躁，肾虚不能纳气故喘，热入阳明胃腑故舌苔白而微黄，阳明腑热成实灼伤阴津故脉洪实兼数，治以清热养阴，方用白虎加人参汤加减。方中以生山药代粳米，因山药之甘温既能和胃，更能补益产后肾虚，用之无碍。“诚以产后忌用凉药，而既有外感实热，又不得不以凉药清之，石膏与玄参，《本经》皆明载治产乳，故敢放胆用之”，“然用石膏必须佐以人参，因其时当产后，其热虽实，而体则虚也”，张氏常以人参加石膏同用，“大能治外感之真阴亏损”，而“古之人参其为今之党参无疑也”，“至方中所用之人参，当以山西之野党参为正”。

复诊时大便未通下，宜大滋真阴以退其余热，酌加补气之药佐之。张氏对于“外感大热已退，其人真阴亏损，舌干无津，胃液消耗，口苦懒食者”，多用“玄参两许，加潞党参二三钱”，诚以气旺则血易生，真阴易复则大便通下，病遂愈。

（四）产后癥瘕，消补兼施

患者张某，女，年近40岁，5年前因产后恶露未净，积为硬块，其大如橘，积久渐大，初在脐下，至今则过脐已三四寸，其后积而渐大，按之犹软，其初积之块，则硬如铁石。且觉其处甚凉，初犹不疼，自今年来渐觉疼痛，之前服药若干，分毫无效，转致饮食减少，身体软弱。月经始则按月通行，今虽些许通行，已不按月，且经量见少，至今2个月未见。其脉涩而无力，两尺尤弱，方用：生黄芪12g，党参、白术、当归、生山药、三棱、莪术、生鸡内金各9g，桃仁、红花、生水蛭各6g，䗪虫5个，小茴香4.5g，煎汤1大盅温服，连服4剂，腹已不疼，病处已不觉凉，饮食加多，脉亦略有起色。遂即原方去小茴香，又服5剂，病虽未消而周遭已渐软，唯上焦觉微热，因于方中加玄参9g，樗鸡8枚，又连服10余剂，其癥瘕全消。

“女子癥瘕，多因产后恶露未净凝结于冲任之中，而流走之新血又日凝滞其上以附益之，遂渐积而为癥瘕”。张锡纯治疗年久成积之病，惯用理冲汤加减。患者脉涩因瘀血日久，两尺弱则因癥瘕积久而致身体虚弱。其自觉甚凉，故去掉原方中知母、天花粉，而用小茴香温肾散寒。他还认为三棱、莪术、水蛭皆为消癥瘕专药，鸡内金多用以消食，殊不知其消癥瘕亦甚有力。更佐以党参、黄芪、白术诸补益之品，则防消癥瘕诸药猛烈伤人。“用三棱、莪术以消冲中瘀血，而即用参、芪诸药，以保护气血，则瘀血去而气血不至伤损。且参、芪能补气，得三棱、莪术以流通之，则补而不滞，而元气愈旺。元气既旺，愈能鼓舞三棱、莪术之力以消癥瘕，此其所以效也”；“水蛭最善食人之血，而性又迟缓善入。迟缓则生血不伤，善入则坚积易破，借其力以消既久之滞，自有利而无害也”。加用桃仁、红花、䗪虫、樗鸡等活血之品破积逐瘀，后觉上焦微热，则加玄参滋阴，因其性凉而不寒，“故产后血虚生热及产后寒温诸证，热入阳明者，用之最宜”。全方寒温并用，消补兼施，故能消癥瘕于无形。

八、辨治儿科，灵活圆通

张锡纯《医学衷中参西录》中载有儿科医案30余则，其学验颇丰，对疾病的论治灵活圆通，处方用药颇多化裁。兹选几则有代表性的医案分析如下。

（一）小儿温疹，滋阴宣解

天津杨姓幼子，4岁，于季春发生温疹，周身出疹甚密，且灼热异常，闭目昏昏，时作谵语，气息迫促。其唇干裂紫黑，上多凝血，脉象数而有力，大便不实，每日溏泻两三次。方用：生怀山药30g、滑石30g、生石膏30g（捣细）、生白芍18g、甘草9g、连翘9g、蝉蜕4.5g（去土），共煎1大盅，分七八次徐徐温饮下。翌日视之其热大减，诸病皆见愈，唯不能稳睡，心中似骚扰不安，其脉象仍似有力，遂将方中滑石、石膏皆减半，煎汤送安宫牛黄丸半丸，至煎渣再服时，又送服半丸，病遂痊愈。

张锡纯认为春暖时气流行，各家各户多有发生此病者，因受传染。儿童患温热之证，多同时感受痧疹，凡上焦热证，最忌下焦滑泻，治以清热之法，则恐其溏泻益甚。由于发疹，更虑邪毒内陷，而致痧疹之毒内伏不能外出。因此治疗此证，当上清其热、下止其泻，兼托疹毒外出，张氏则创滋阴宣解汤。小儿易生疹证，因其脏腑间原多有热，复感时令之毒气而发，则表里俱热，热毒弥漫。“故治此证，始则发表，继则清解，其有实热者，皆宜用石膏”；他还指出滑泻不一定是凉证，也可因燥渴饮水过多、脾胃不能运化而见滑泻，故加用滑石以利小便、甘草以和脾胃，利小便以实大便，以缓泄泻之势。张锡纯临证数十年，治愈温热兼痧疹不计其数，每每于治温热药中，少加以清解痧疹之品，如薄荷、连翘、蝉蜕、僵蚕之类，使火消毒净，以防痧疹之毒内蕴而不能透出，疹愈之后断无他患。在具体用法上亦别出心裁，让患者分多次徐徐温饮下，则药力长在上焦，及行至下焦，其寒凉之性已为内热所化，寒热平调，则无泄泻之虞。之后诸证减轻，唯见心中不安者，继服安宫牛黄丸清心安神，余邪尽去则病愈。

张锡纯治疗小儿出疹经验颇富，另有自拟清疹汤、青盂汤等，均效如桴鼓。

（二）温热泄泻，滋阴清燥

天津钱姓幼男，4岁，孟秋得温热兼泄泻，病久不愈，形状瘦弱已极，周身灼热，饮食少许则恶心欲呕吐，小便不利，大便一昼夜十余次，多系稀水；卧不能动，哭泣无声，脉数十至且无力（4岁时，当以七至为正脉），指纹现淡红色，已透气关。方用：生怀山药45g、滑石30g、生白芍18g、甘草9g，煎汤1大盅，分数次徐徐温服下，连服2剂，热退泻止，小便亦利，可进饮食，唯身体羸瘦不能遽复。继用生怀山药细末20g左右，煮做粥，调以白糖，作点心服之，且每次送西药百布圣（胃蛋白酶）1g，如此将养月余始胖壮。

张锡纯认为患者季夏感受暑温，热留阳明之腑，久则灼耗胃阴，延至孟秋，气化伤损，上热未清，而下焦又添泄泻，治宜滋阴、清热、利小便兼固大便之剂。方用自拟滋阴清燥汤，原方生山药30g，此用45g，恐幼童瘦弱至极，气化太虚，山药“能滋阴又能利湿，能滑润又能收涩，是以能补肺补肾兼补脾胃，且其含蛋白质最多，在滋补药中诚为无上之品，特性甚和平，宜多服常服耳”。方中山药与滑石并用，一固大便，一利小便，而山药多液，滑石性凉，能清上焦之燥热，更辅以甘草、芍药以复其阴，则燥热自消；白芍与甘草同用，甘苦化合，味近人参，能补气益虚。张锡纯常将山药与白布圣（胃蛋白酶）并用，因“凡补益之药，皆兼有壅滞之性，山药之壅滞，较参、术、芪有差，而脾胃弱者多服、久服亦或有觉壅滞之时，佐以白布圣以运化之，则毫无壅滞，其补益之力乃愈大”。山药煮为粥，则稠黏之力大增，能够留恋肠胃，“且大便溏泻者，多因小便不利，山药能滋补肾经，使肾阴足，而小便自利，大便自无溏泻之患”。

（三）慢惊呕吐，逐寒补虚

族侄荫棻，6岁，患慢惊风，饮食下咽，胸膈格拒，须臾吐出，如此数日，昏睡露睛，身渐发热，投以逐寒荡惊汤原方。药用胡椒、炮姜、肉桂各 3g，丁香 10 粒，共捣成细渣，以灶心土 90g 煮汤，澄清，煎药大半茶杯（药皆捣碎，不可久煎，肉桂又忌久煎，三四沸即可），频频灌之，尽剂未吐。欲接服加味理中地黄汤，其吐又作，恍悟此药取之乡间小药坊，其胡椒必陈，且只用 3g，其力亦小，遂于食料铺中，买胡椒 6g，炮姜、肉桂、丁香仍按原方煎服 1 剂，而寒痰开豁，可以受食。继服加味理中地黄汤，方用熟地 15g，焦白术 9g，当归、党参、炙黄芪、补骨脂（炒捣）、酸枣仁（炒捣）、枸杞子各 6g，炮姜、山萸肉（去净核）、炙甘草、肉桂各 3g，生姜 3 片，大枣 3 枚（掰开），胡桃 2 个（用仁）打碎为引，仍用灶心土（代以灶圹土）60g 煮水煎药，取浓汁 1 茶杯，加附子 1.5g 煎水掺入，1 剂而愈。

张锡纯认为慢惊皆因于寒所致，与急惊由热所发，有冰炭之殊。“小儿虽为少阳之体，而少阳实为稚阳，如草木之萌芽，娇嫩畏寒，是以小儿或饮食起居多失于凉，或因有病过服凉药，或久疟、久痢，即不服凉药亦可因虚生凉”。慢惊起于脾胃虚寒，寒饮凝滞于胃口，阻塞饮食不能运化，则吐出；寒饮积于胃中溢于膈上，排挤心肺之阳外出，是以周身灼热，此为阴盛格阳；“其昏睡露睛者，因眼胞属脾胃，其脾胃如此虚寒，眼胞必然紧缩，是以虽睡时而眼犹微睁也”；当以温暖之剂健补脾胃以消其寒饮，诸病则自愈。张氏指出庄在田《福幼编》论此证最详，所拟逐寒荡惊汤及加味理中地黄汤用之最善。其先用逐寒荡惊汤，以大辛大热之剂，冲开胸中寒痰，可以受药不吐，继以加味理中地黄汤，补造化阴阳之不足，则诸证自愈。他特别提出方中所用灶心土须做更改，“凡草木之质，多含碱味，草木烧化，其碱味皆归灶心土中。若取其土煎汤，碱味浓厚，甚是难服，且与脾胃不宜，以灶圹内周遭火燎红色之土代之，则无碱味，其功效远胜于灶心土”。

综上所述，张锡纯《医学衷中参西录》中记载的儿科验案，篇篇因证制宜，方方配伍精当，组方新颖，用药井然，对儿科疾病的论治颇具特色，至今仍对临证治疗有实用价值。

九、精通药性，善用连翘

本文系在建立“张锡纯临床经验数据库及其管理系统”的基础上，对其医案进行分析，发现张锡纯应用连翘极具特色。张锡纯曰：“连翘味淡微苦，性凉，具升浮宣散之力，流通气血。治十二经血凝气聚，为疮家要药。能透表解肌，清热逐风，又为治风热要药。且性能托毒外出，又为发表疹瘾要药。为其性凉而升浮，故又善治头目之疾，凡头疼、目疼、齿疼、鼻渊或流浊涕成脑漏证，皆能主之。为其味淡能利小便，故又善治淋证，溺管生炎。”

张锡纯应用连翘的医案共 83 则，包括温病、瘟疹、伤寒、鼻渊、肢体疼痛、腹痛、癥瘕、痈疡、下痢、痉证等，所用剂量因证而异，一般为 6g 至 12g，最大量为 30g。

（一）表里同热，发汗透表

1. 外寒内热，清热发汗

患者某，女，30 余岁。胸疼连胁，心中发热。服开胸、理气、清火之药无效。张锡纯诊其脉浮洪而长，治以犹龙汤加味，药用连翘 30g、生石膏（捣细）18g、蝉蜕（去足土）6g、牛蒡子（炒捣）6g、没药 12g、川楝子 12g，1 剂得汗而愈。

张锡纯认为此证是上焦郁热、风寒外束。热郁胸中则心中发热；风寒与郁热相搏，不得宣发，气血壅滞不通，故胸疼连胁。治宜清热解表，佐以行气活血，方用犹龙汤加味。张锡纯谓：“此方所主之证，即《伤寒论》大青龙汤所主之证也。然大青龙汤宜于伤寒，此则宜于温病。至伤寒之病，其胸中烦躁过甚者，亦可用之以代大青龙，故曰犹龙也。”犹龙汤重用连翘 30g 清解郁热，其“性凉，具升浮宣散之力”，石膏“凉而能散，有透表解肌之力”，二药相合既可清热，又能散郁；“蝉蜕性微凉味淡……乃发汗中之妙药”，配连翘透表发汗，解外束之风寒，使郁热从汗而解；佐没药、川楝子行气活血止痛；牛蒡子外透内泻。诸药并用清郁热、解风寒，气血通畅则病愈。

张锡纯重用连翘30g以清热发汗，一则宣散在外之邪，二则清解在里之热。“连翘原非发汗之药，即诸家本草亦未有谓其能发汗者。唯其人蕴有内热，用至一两必然出汗。且其发汗之力缓而长……晚睡时服之，可使通夜微觉解肌”，“用连翘发汗，必色青者方有力……凡物之嫩者，多具生发之气”。

2. 表里俱热，引邪透表

患者某，30岁左右，得温证，延医治不效，迁延10余日。张锡纯诊其脉洪而有力，兼浮象。头疼，时渴饮凉水，但不燥渴。投以寒解汤，药用生石膏（捣细）30g、知母24g、连翘4.5g、蝉蜕（去足土）4.5g，须臾汗出而愈。

患者为热入阳明兼太阳表邪未尽。阳明有热耗伤津液则口渴，时渴饮凉水以复胃中津液；“阳明之热犹未甚实”，故不燥渴；头疼脉浮，“外表犹似拘束，是犹有一份太阳流连未去”。治宜清热解表，方用寒解汤。重用石膏、知母清阳明胃腑之热以复胃津；少佐连翘、蝉蜕以达表，“引胃中化而欲散之热，仍还太阳作汗而解。斯乃调剂阴阳，听其自汗，非强发其汗也”。

张锡纯微用连翘“欲其轻清之性，善走经络，以解阳明在经之热也”。连翘、蝉蜕并用则引邪达表从汗而解。

（二）热毒内留，清散托毒

1. 喉痧误治，透疹解毒

患者宋某，天津人，1928年5月，患烂喉痧。医者皆忌重用凉药，服前医药数剂病证加重。张锡纯诊其脉洪长有力，其疹似陷未陷，视其咽喉两旁红、微烂，心中自觉热甚，小便短赤，大便3日未行。遂为开大剂白虎汤，用生石膏120g，加连翘12g、薄荷4.5g。将药煎汤3盅，分3次温饮服下，病见大愈，脉仍有力，咽喉食物犹疼。继又用原方，先取鲜白茅根60g煮水以煎药，分3次服下，大便通下，尽剂而愈。

张锡纯指出瘟疫喉痧宜“清其温热，解其疹毒，其咽喉之证亦易愈”。烂喉痧为毒热侵犯肺胃，窜入气营，血热熏蒸而成。热毒上攻咽喉则咽红微烂，入营透表则皮疹密布，内陷不达则其疹似陷未陷；阳明腑实则脉洪长有力，大便 3 日未行；胃热下传小肠，则小便短赤。治宜清热透疹解毒，方用白虎汤加味。重用生石膏 120g 以清阳明胃热；连翘“性能托毒外出，又为发表疹瘾要药”，配薄荷辛凉宣通、透疹托毒，以防疹毒内陷。张锡纯云：“愚临证数十年，治愈温热兼痧疹者不胜计，莫不于治温热药中，时时少加以清表痧疹之品，以防痧疹之毒内蕴而不能透出。”患者服药后病大愈，唯余咽痛。再用白茅根煮水煎药以凉血利尿，引热从小便而解。诸药并用，清热透疹解毒则病愈。

2. 产后温病，宣透凉润

患者安某，女，40 岁左右，家住沈阳大东关安家靴铺。临产双生，异常劳顿。恶心呕吐，数日不能饮食，精神昏聩，形势垂危。群医辞不治，张锡纯诊其脉洪实，面有火色，舌苔厚而微黄，谓：“此产后温也。”投以生代赭石、玄参各 30g，1 剂而呕吐止，可进饮食。继用玄参同白芍、连翘以清其余热，遂痊愈。

张锡纯诊断此证为产后温病。阳明有热、胃气上逆，故恶心呕吐，治宜清热降逆养阴。药用代赭石、玄参，玄参“宁火而略带微补”，适于产后温病，配代赭石清热降逆。1 剂则呕吐止。其大热虽除，但余热未清、阴津已伤，治当养阴生津。药用玄参、白芍养阴清热，配连翘轻清宣散使滋而不腻。

3. 伏热伤寒，清泻心肝

患者马某，51 岁，辽宁大西关人，从商。家本小康，因买卖俄国银币票赔钱数万元，家计顿窘，懊悔不已，致生内热。孟冬时因受风，咳嗽有痰，微喘，小便不利，周身漫肿，张锡纯治愈其病。数十日后复感，表里大热，烦躁不安，脑中胀疼，大便干燥数日 1 行，舌苔白厚，中心微黄，脉左右皆洪实。处方：生石膏（捣细）120g、知母 30g、甘草 12g、粳米 18g、连翘 9g。共作汤煎至米熟，取汤 3 盅，分 3 次温服下，病愈勿尽剂。将药 3 次服完，其热稍退，翌日病复还原，连服 5 剂，将石膏加至 240g，病仍如故，大便亦不滑泻。张锡纯仍守方，将药煎服后，又用生石膏细末 60g 蘸梨片徐徐嚼服，石膏服至 45g，其热全消，遂停服，从此病愈不再反复。

患者为伏热伤寒证。张锡纯谓：“凡阳明腑实之脉，多偏见于右手，此脉左右皆洪实者，因其时常懊悔，心肝积有内热也。”伤寒传变，入阳明化热与心肝伏热相合，则发热、烦躁、大便干燥；心肝之热挟阳明之热上攻，则脑中胀疼。治以白虎汤加连翘，《汤液本草》言连翘入手足少阳、阳明经，故可清阳明及心肝之热。“白虎汤为伤寒病阳明腑热之正药”，配连翘引白虎汤之力达于心肝以清热。患者服药5剂，热稍退而次日复发。张锡纯谨守病机，观其大便不滑泻，将石膏用至240g，药后病仍如故。张锡纯仍用原方，嘱患者药后用生石膏细末60g蘸梨片徐徐嚼服，服石膏至45g热消亦无复发。

4. 郁热黄疸，疏肝利胆

患者苏某，女，66岁，家住天津北大关下首，于仲春得黄疸证。事有拂意，怒动肝火，又薄受外感，遂遍身发黄成疸证。周身黄色如橘，目睛黄尤甚，小便黄可染衣，大便色白而干，心中发热而渴，不思饮食。张锡纯诊其脉左部弦长有力且甚硬，右部脉有力而微浮，舌苔薄白无津液。处方：硝石（研细）30g、皂矾（捣碎）30g、大麦（焙熟、如无可代以小麦）60g。水和为丸，桐子大，每服6g，日2次。汤药：生怀山药30g、生白芍24g、连翘9g、滑石9g、栀子6g、茵陈6g、甘草6g。共煎汤1大盅，送服丸药1次，至第2次服丸药时，仍煎此汤药之渣送服。此证舌苔犹白，右脉犹浮，当于初次服药后1小时，再服西药阿司匹林。连服4剂，阿司匹林服1次周身得汗，其心中已不若从前之渴热，能进饮食，大便已变黑色，小便黄色稍淡，周身之黄亦见退，脉象亦较前和缓。复诊每日仍服丸药2次，每服4.5g，所送服之汤药方则稍为加减。汤药：生怀山药30g、生白芍18g、生麦芽9g、鲜白茅根9g（茅根无鲜者可代以鲜芦根）、茵陈6g、龙胆草6g、甘草4.5g。将药连服5剂，周身之黄已减三分之二，小便之黄亦日见轻减，脉象已和平如常。遂停药勿服，日用生怀山药、生薏苡仁等分轧细，煮作茶汤，调入鲜梨、鲜荸荠自然汁，当点心服之，20天病遂痊愈。

《诸病源候论》指出，黄疸本为“脾胃有热，谷气郁蒸，因为热毒所加”。张锡纯则谓：“黄疸之证，中法谓病发于脾，西法谓病发于胆。今此案全从病发于胆论治。”其认为患者“肝中先有蕴热，又为外感所束，其热益甚，致胆管肿胀，不能输其胆汁于小肠，而溢于血中随血运遍周身，是以周身无处不黄。迨至随血运行之余，又随水饮渗出于膀胱，是以小便亦黄。至于大便色白者，因胆汁不入小肠以化食，大便中既无胆汁之色也。"故治以清泻肝胆、利湿退黄，以泻肝胆之药煎汤送服硝石矾石散。张锡纯用《金匮要略方论》治女劳疸之专方治疗黄疸皆效。汤药中山药健脾利湿以固本；连翘、白芍清肝热；连翘"味淡能利小便"，与滑石同用引湿热从小便而去；连翘、茵陈清肝胆热以利窍，连翘"应秋金之令……能清肝家留滞之邪毒也"，茵陈"禀少阳最初之气……最善入少阳之腑以清热舒郁、消肿透窍，原为少阳之主药"，二药并用清泻肝热、消肿利胆。药后黄疸渐退，复诊再用清利肝胆之汤药送服丸药。药后黄疸轻减，脉象平和。最后张锡纯用食疗法，健脾利湿、扶助正气，诸证得愈。

（三）热结肿胀，消肿散结

1. 时毒发颐，清热散结

患者董某，30 多岁，沧州人，初则感冒发颐，数日颔下颈项皆肿，延至膺胸渐肿而下。其牙关紧闭，唯自齿缝可进稀汤，而咽喉肿疼又艰于下咽。延医调治，服清火解毒之药数剂，肿势转增。时当中秋节后，淋雨不止，因病势危急，冒雨驱车迎张锡纯诊视。其颔下连项壅肿异常，状类时毒，抚之硬而且热，色甚红，纯是一团火毒之气，下肿已至心口，自牙缝中进水半口，必以手掩口，十分努力始能下咽，且痰涎壅滞胸中，上至咽喉，并无容水之处，进水少许必换出痰涎一口，且觉有气自下上冲，常作呃逆，连连不止。张锡纯诊其脉洪滑而长，重按有力，兼有数象，并谓："此世俗所称虾蟆瘟也。"遂用生石膏 120g，清半夏 12g，蚤休 9g，连翘、蝉蜕各 3g。煎服后，觉药停胸间不下，其热与肿似有益增之势。复急取生石膏、代赭石，又煎汤徐徐温饮下，仍觉停于胸间。又急取代赭石 90g、瓜蒌仁 60g、芒硝 24g，煎汤饮下，胸间仍不开通，咽喉益肿，再饮水亦不能下。时当晚十点钟，至夜半觉药力下行，黎明下燥粪数枚，上焦肿热觉轻，水浆可进，早饭时牙关亦微开，服茶汤 1 碗。午后肿热又渐增，抚其胸热犹烙手，脉仍洪实，遂投以大黄 12g、芒硝 15g，又下燥粪兼有溏粪，病遂大愈，而肿处之硬者仍不甚消，胸间抚之犹热，脉象亦仍有余热，又用生石膏 90g，金银花、连翘、蚤休各数克，煎汁 1 大碗，分数次温饮下，日服

1 剂，3 日痊愈。

张锡纯曰："颔下连项，壅肿异常，状类时毒（疮中有时毒证），抚之硬而且热，色甚红，纯是一团火毒之气。"热毒凝结不散则咽喉肿痛，痰涎壅滞、气机上逆则呃逆连连。前医虽用生石膏 30g，毫无功效。张锡纯认为此"毒热炽盛，盘踞阳明之腑，若火之燎原"，必用大剂生石膏"清之乃可缓其毒热之势"。并配以蚤休清热解毒，半夏降逆化痰，连翘、蝉蜕宣透热毒。患者煎服后觉药停上焦不下，张锡纯诊其证兼结胸，火热无下行之路，遂以生石膏、代赭石清热降逆、引药下行，瓜蒌仁、芒硝化痰开胸散结。病大愈后，肿硬不消、余热未解，当清热散结。药用石膏、蚤休清解余毒；连翘"治十二经血凝气聚，为疮家要药"，李杲谓其："泻诸经之客热，散诸肿之疮疡"，配金银花清热解毒、散结消肿。张锡纯妙用连翘宣透解毒、清热散结，配伍诸药以善后收功。

2. 舌根肿胀，消肿除胀

患者曲某，沈阳鼓楼南人，温病后犹觉心中发热，舌根肿胀，言语不利。遂用生石膏 30g，丹参、乳香、没药、连翘各 9g，2 剂而愈。

舌根肿胀乃温之余邪未散而凝结阻碍气血运行所致，治宜清热活血散结。石膏、连翘清散凝结之热邪；《神农本草经读》言连翘善治"鼠瘘，瘰疬，痈肿，恶疮，瘿瘤，结热，蛊毒"，配伍丹参、乳香、没药，清热凉血、活血消肿。

3. 手臂肿痛，止痛疏肝

患者某，女，70 多岁，其手连臂肿疼，数年不愈。张锡纯诊其脉弦而有力，遂于清热消肿药中，每剂加连翘 12g，旬日肿消疼愈。其家人谓其从前最易发怒，自服此药后不但病愈，而愤怒全无。

张锡纯临证重脉，患者脉象弦而有力，证属火热凝结、肝气郁滞、气血不通，治宜清热行气活血，故于清热消肿药中巧加连翘而达其效。他在活络效灵丹方后注中明确指出"臂疼加连翘"，《日华子本草》谓连翘能"通小肠，排脓，治疮疖，止痛，通月经"，因其流通气血，又具升浮之力，故擅通上肢气血以止痛。连翘亦善理肝气，既舒肝气之郁，又平肝气之盛，患者平素喜怒之证并除。

张锡纯论药极重药性，他祖述《神农本草经》，兼采诸家之说，结合自己的临床经验，于药理药性多有发挥。张锡纯运用连翘治疗多种病证，本文虽未一一尽述，但择数例即可窥其一斑。

注：本文所选内容依据：河北科学技术出版社 2002 年出版张锡纯著《医学衷中参西录》。

刀圭回春的张树药

张树药，一名树华，字相臣，号遁世山人，生于清同治五年（1866年），卒于1955年，祖籍河北省青县，为当地望族，其幼聪敏，读书过目不忘，因习举业不成，转而学医，先在祖父慎五公于本邑开设育仁堂药号，从姻伯苏自和学习医药知识，其后在天津大沽自家所设春和堂药肆与族侄裕昆研讨医学，再后于小站春和堂分号拜谒河间冯芾林而专攻医学，“凡古今方书无不潜心研究，而又识解高超，融会贯通，法古不泥于古，由是脉理精细，临证皆有把握”。光绪年间始以春和堂为基地，治疗各种病证，往往顿起沉疴。自光绪十四年（1888年）起20年间天津至塘沽一带屡被水灾，加之军营中多新征之兵，当夏秋之际内伤饮食生冷、夜感寒湿之气、水土不服、衣褥多空，以致流行吐泻转筋之霍乱证，时下医者常常束手无策，或者杂药乱投毫无准的，张树药历考古圣时贤之书并结合数年临证经验而撰《时证简要》，以备临证者参考，不致误投。

张树药经20年历练，读书破万卷，岐黄之术日益精熟，曾被时任民国总统冯国璋延至公府，任命为医官，裘庆元谓：“先生公余之暇，更出而疗治民病，刀圭所至，无不回春。”此外，先生还勤于著述，《蘡薁轩医学丛书》为其代表作，计划出版7册，已出版的有《丸散真方汇录》《原本亟斋达生编》《白喉忌表诀微驳议及白喉问答合刊》《经验良方》，尚未观览者有《丸散真方续录》《民国新本草拾遗》《医药卫生格言汇选》。

张树药先生与津门名医丁国瑞、陈泽东、张锡纯等皆有学术交往，与绍兴名医裘庆元神交久矣。

一、辨析时证，指导治疗

张树药所论时证系指夏秋之际流行的以上吐下泻为主要症状的胃肠疾病，古称霍乱，实为寒湿霍乱。由于当时医者面对此证常无办法而乱投方药，而贻害患者，因此深入研究张仲景、陈念祖及吴瑭之说，同时参以数年临证所得，俾临证者仓促而无所失，垂危者亦可以回生。

（一）泄痢霍乱，临证当辨

巢元方云："霍乱者，由人温凉不调，阴阳清浊二气，有相干乱之时，其乱在于肠胃之间者，因遇饮食而变发，则心腹绞痛。其有先心痛者，则先吐；先腹痛者，则先利；心腹并痛者，则吐利俱发……其病挥霍之间，便致缭乱也。"可见古代所谓霍乱实指泄痢之证。张树药指出寒湿霍乱可见吐泻转筋脉伏之症，绝非吐泻抽筋的痧证。所谓痧证亦指干霍乱，常见欲吐泻而不得之症，两者必须明辨。张树药认为干霍乱"古名中恶，俗称痧气，是证卒中寒湿，内挟秽浊，眩闷欲绝，腹中绞痛，脉沉紧而迟，甚则伏，欲吐不得吐，欲利不得利，甚则转筋，四肢欲厥，俗名发沙……此证夏日湿蒸之时最多，中阳本虚，内停寒湿，又为蒸腾秽浊之气所干，由口鼻而直行中道，以致腹中阳气受逼，所以相争而为绞痛，胃阳不转，虽欲吐而不得，脾阳困闭，虽欲利而不能，其或经络亦受寒湿，则筋如转索，而后者向前矣，中阳虚而肝木来乘，则厥，俗名发沙者，盖以此证病来最迅速，或不及延医，或医亦不识"。

张树药论湿霍乱则引《张氏医通》谓："经云：清气在阴，浊气在阳，营气顺行，卫气逆行，清浊相干，乱于肠胃，则为霍乱，多由寒邪传入下焦、中焦（热邪尤多，当分治），饮食因之不和，是时形寒饮冷者，三焦伤也。"其好发于夏秋之际，内伤饮食生冷、夜受寒湿之气，以致吐泻转筋脉伏之病，即泄痢证。

张树药援引吴瑭之说，认为"《内经》有五疫之称，五行偏胜之极皆可致疫，虽疠气之至，多见火证，然燥金寒湿之疫，亦复时有。盖风火暑三者为阳邪，与秽浊异气相参则为温疠；湿燥寒三者为阴邪，与秽浊异气相参则为寒瘴。现在见证，多有肢麻转筋、手足厥逆、吐泻腹痛并胁肋痛，甚至反恶热而大渴思凉者，经谓雾伤于上，湿伤于下，此证乃燥金寒湿之气，经谓阳明之上中见太阴，又谓阳明从中治也。直犯筋经，由大络别络，内伤三阴脏真，所以转筋入腹即死也。夫既吐且泻者，阴阳逆乱也；诸痛者，燥金湿土之气所搏也；其渴思凉饮者，少阴篇谓自利而渴者，属少阴虚，故饮水求救也；其头面赤者，阴邪上逼阳不能降也；所谓戴阳也，其周身恶热喜凉者，阴邪盘踞于内，阳气无附欲散也；阴病反现阳象，所为水极似火，其受阴邪尤重也。虽诸阳证毕现，然必当脐痛甚拒按者，方为阳中纯阴，乃真阴之证，此处断不可误。”此证乃为时疫霍乱，即西医所指具烈性传染的霍乱病。

张树药根据陈修园的观点还提出药霍乱一证，其谓：“我数年所著之书，尚未完备，即霍乱吐泻二条，亦须重补。前三年患此病而死者，十有八九，其实皆死于药霍乱一证。今有无知辈，以绞肠痧食谷则死之实证，以伤寒霍乱方治之，以伤寒湿之霍乱吐泻，以吐泻不得之绞肠干霍乱方药治之，其药互相通用，贻害岂止一二人乎？命录仲景理中汤、孙真人治中汤，一以正群言之失，亦以见古人立法之纯也。”

（二）泄痢之治，宜分寒热

陈修园认为泄痢（霍乱）有干湿之分，性质有寒热之异，“凡大吐大泻，一阵紧一阵者，其人必汗出如雨，身冷如冰，目眶塌陷，声音低小，鼻唇指甲青黑，手足挛急，甚至一身肌肉为大汗大下消脱不留，或但吐而不泻，或但泻而不吐，六脉沉伏，或六脉全无者，救之之法，生死缓急，止争顷刻”。因此必须辨识准确，方能挽狂澜于既倒。张树药系统地总结了张仲景、陈修园及吴瑭等人的诊治经验，并结合自己的理解加以介绍。

张仲景治疗泄痢（寒霍乱）主以理中汤，亦可用四逆汤、通脉四逆汤、通脉四逆加猪胆汁汤以补理中汤之未逮。若吐泻初起，唯用理中汤治之。若吐泻甚而烦躁者则用吴茱萸汤。若吐泻汗出、发热恶寒、四肢厥冷而拘急者，宜用四逆汤以救阴；若吐泻而小便复利、内寒外热脉微欲绝者，宜四逆汤以救阳；然又恐力量不及，必以通脉四逆汤为主，并宜多服之。“凡亡阳宜以生附、干姜，直追使还，不可加入人参之微苦多液，反缓姜、附之力……通脉四逆加猪胆汁汤，起手必不可骤加胆汁，半日间接连服之四五剂，厥冷稍瘥，唯手足之挛急尚甚，始加胆汁，以救其津液，又加人尿以助之，堪云神剂，否则人参与胆尿加之太早，而阳反不能回……又有服理中、白通、四逆辈，干姜加至一两，附子加至二两，厥回利止，唯微汗续续未止者，是阳已回，而无阴以维之，恐阳不久而复脱，盖阳以阴为家……宜于前方倍加人参、甘草，或人尿、猪胆汁之类，救阴以固其阳”。若下利既止，其气反逆于上，呕哕复作，呃逆不止，则宜橘皮竹茹汤加麦门冬、旋覆花代赭石汤之类，以高者抑之；若火格于上，汤水入口即吐，则宜干姜黄连黄芩人参汤，以大辛大苦开之降之。若身热口渴思水，宜竹叶石膏汤以滋补之，“此方能治虚羸少气多呕，为大病后清补第一方”。凡此等等，皆病势向愈，善后收功之法。若利止而手足渐温，人渐安静，不药可愈。

若利止而见大烦大渴，欲饮冷水，为太阴转出于阳明，治宜白虎汤、竹叶石膏汤之类。若初见太阳头项强痛证，而未用桂枝汤解肌，医者鲁莽而反下之；或未经服药而遽然下利不止者，为邪不外出而内攻，则为喘，喘则皮毛开发而为汗，可见邪虽内陷，其气仍欲外出，当以葛根黄连黄芩汤，“乘机而施升发，使内者外之，陷者举之，此为协热下利凉解之一法也”。若太阳头项强痛，而未用桂枝汤以解肌，医者鲁莽而数下之；或未经服药而自利，利甚则胃虚而生寒，中气无权，既不能清热以解肌，遂协热而下利，下利不止则胃愈虚，而阴气愈逆于上，或为心下痞硬，宜以桂枝人参汤解其表里，此为太阳协热下利温托之一法也。若利止而忽见寒热往来，口苦胁痛多呕，此邪气欲从少阳外出，宜用小柴胡汤，乘机以利导；或用四逆散以顺接阴阳。一服则手足即温，此为少阳枢转之一法也。若吐利不止，四肢冰冷不回，宜用理中汤、四逆汤、吴茱萸汤之类，随服随即泄去，俗名直肠洞泄，此脾胃俱败，两土同崩，为太阴内陷之死证也。

若吐止利断，而咽痛声哑，两足挛急，为邪从太阴而转及少阴。《伤寒论》曰：“少阴之为病，脉微细，但欲寐。”凡此为少阴寒化、热化俱有之证，宜细辨而用大剂，可救十中之一二。少阴寒化之证，非白通汤、通脉四逆汤不能救之，干姜、附子必用至一二两水浸冷饮，或间加人尿、猪胆汁，日夜服五六剂。少阴热化之证，轻者吐利后，虚烦（烦重于躁）不得眠，反复颠倒，心中懊侬者，为少阴水火不交，宜以栀子豉汤治之。若心烦（躁重于烦）而不得卧，手足躁动不安者，为少阴热化最重之证，宜以黄连阿胶汤治之。或见“热一阵则利止，厥一阵则又利，即厥阴厥热相间之证，不以日计，而以时计，得其意而变通可也，大抵热多厥少为顺，厥多热少为逆”。《伤寒论》曰：“脉微，手足厥冷，烦躁，灸厥阴，厥不还者，死。”若欲于死证求生，舍通脉四逆汤，兼以灸法，万无生理。“伤寒脉滑而厥者，里有热也，白虎汤主之”。“下利，脉沉弦者，下重也”，喻嘉言借用小柴胡汤。“热利下重者，白头翁汤主之”，“下利欲饮水者，以有热故也，白头翁汤主之”。“下利谵语者，有燥屎也，宜小承气汤”。“下利后更烦，按之心下濡者，为虚烦也，宜栀子豉汤”。综合分析论中之旨，厥阴为阴之极，若不得中见之化，其死倍速于他经，故以吴茱萸汤治之。《伤寒论》本篇只治干呕、吐涎沫、头痛之病。若见大吐大利不止，吐蛔而厥者，恐乌梅丸力所不逮，当以本方加乌梅9枚，往往获效。此所谓仲景法外之法、方外之方也。

陈修园及吴瑭治泄痢（湿霍乱）则宗张仲景之方法而用之，至今仍有临床实用价值，张树筠系遵其法，变通以用之，积累了丰富的临床经验。其对于时疫霍乱虽然亦提出了系列方法，但是因属烈性传染病，系国家重点管制监测疾病，非为中医所能疗，故略而不录。

二、手录医方，救世慈航

清末民初中医大夫参差不齐，且苦于无法提高医术。张树筠为当时津门名医，著述颇丰，多行于世，他为了提高同道的医学水平及临证应急之需，将自己数十年手录灵验医方，汇集整理成册，足见其救世活人之心。

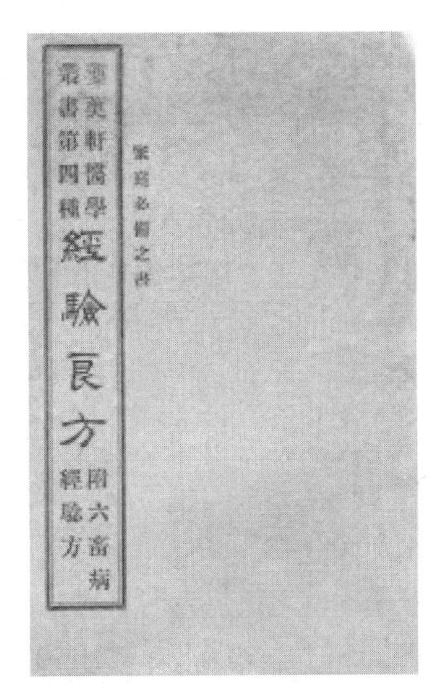

图12 《经验良方》

（一）掇拾验方，类编成册

张树药作《经验良方》，因“酷嗜医药，每见良方，必手录之，故所辑简便单方甚夥。又尝处乡僻，或客游远省，偶遇急证、杂病，皆以单简之方应之，往往获效。今老矣，不忍将久存应验之方，淹而不章，是以分门别类，编辑成册，并加按语，名曰《经验良方》，经常也，验效也，以明方之屡用常效也”。

张树药将其毕生所集屡用常效之方按温病、瘟毒、鼠疫、咳嗽、哮吼、疟疾、痢疾、霍乱转筋、呃逆、水肿、黄疸、补益、淋证、二便、遗精、眩晕、狂证、胃气痛、腹痛、腰痛、中风、痛风、脚气、疝痛、痔漏、肾囊风、脱肛、体气（又名胡气）、虫积、旋耳疮、牙痛、眼目、咽喉、瘤瘊、妇人带下、胎产应戒、产后鸡爪风、痈疖、乳痈、瘰疬、下疳、臁疮、破伤风、冻疮、漆疮、汤火伤、金疮、中毒、骨鲠、避臭虫、五绝（附电伤）、戒烟、卫生、养生等54类（全书最后附六畜病经验方）。每类所收方数不等，每方按方名、来源（出处）、功效主治、药物组成、煎服法及按语相续介绍。以下举几个例子。

补益类·固精起痿方，绍兴史久镛传。男女交媾，云未兴而雨即泻，此俗谓之雄鸡性，系禀赋元气未充、真阳不固所致。患此者少子息，宜补元益阳法，用潞党参15g，砂仁末1.5g拌蒸熟地黄12g，仙灵脾12g，锁阳3g，炙龟板30g，菟丝子9g，上6味，清水煎送青囊斑龙丸9g，多服数剂，可固精耐战。[药按]“方内潞党补气，熟地益血，仙灵脾即淫羊藿、助命门相火，龟板锁阳菟丝斑龙，皆滋阴固精之品，若阳痿不举，举而不坚，不能耐久，或精稀而冷、交而即泻者，服之辄效。”

咽喉类·青龙白虎汤，王孟英饮食谱。治冬令春季，一切瘟毒流行，煤炭之毒，人常饮之，皆能预解其毒，免有白喉、喉痈各证，用橄榄（即青果）10个拍烂，生芦菔（即生莱菔，不拘青白）480g切片，上2味，用清水煎汤分服。[药按]“孟英先生自注云：此予自制方也。橄榄色青，清足厥阴内寄之火风，而靖其上腾之焰。芦菔色白，化手太阴外来之燥热，而肃其下行之气。合而为剂，消经络留滞之痰，解膏粱鱼面之毒，用以代茶，则龙驯虎伏，脏腑清和，岂但喉病之可免也。且二味处处皆有，人人可服，物易功优，久任无弊，实能弥未形之患，勿以平淡而忽诸。”

张树筠谆谆告诫后人：“读是书者，倘遇危急之证，按证检方试验，即知言非虚谬。唯病有万端，方难备载，苟无对证之方，仍希检之验方全书可也。”

（二）厘清丸散，以备施用

张树筠著《丸散真方汇录》，并指出：“各大都会商埠，诸药肆之丸散，其方单概不统一，配方不无伪讹，历相授受，秘不示人，贻误病家，不知凡几……因之凡遇医书无不披读，遇经方中有应验常用之丸散真方，则录而储之。或闻某家售某良药，必设法而得其方，虽重价不惜。或闻方出某书，必辗转求之，借资考证，或照制而试用之。如此积四十年之久，录方盈帙，久拟刊成专册，借广流传。”

张树筠将生平所能看到的天津、北京、河北、山东、江苏、湖北等省市药房常售丸散膏丹药目，按照古今原书进行校对，并详加考核，同时标明所采某人方书或某药号，以昭信用。如此打破了过往守一家之秘而不传的积习，得以汇录成编，出版发行。他首先将所收 1009（丸散膏丹）方，按内科：真中风、预防中风、伤寒、感冒、中寒、瘟疫、寒疫、避温、温病、中暑、转筋霍乱、寒湿霍乱、湿热霍乱、绞肠霍乱、火证、内伤、伤食、醒酒、郁证、诸气、咳嗽、痰饮、喘急、疟疾、泄泻、痢疾、噎隔、翻胃、臌胀、水肿、积聚、黄疸、诸虫、补益、暖精种子、痨瘵、吐血、大便血、眩晕、心悸、健忘、癫狂、痫证、厥证、肝胃气痛、腰痛、痛风、消渴、疝气、遗精、痿躄、脚气、淋浊、遗尿、大便秘、须头痛、雀斑粉刺、耳病、鼻病、乌发；眼科：外障服药、外障洗药（附碧云散、嗅药）、外障点药、内障服药（附干眼药点方）；口腔科：口疳、咽喉牙齿、戒烟、通治、杂病补遗；妇科：调经平剂、调经温剂、经闭、血枯经闭、带证、虚劳、求嗣、妊娠、产育、产后、通乳、淋证、生发、阴挺；儿科：脐风、急热惊风、慢脾风、诸疳、积癖、感冒、热证、咳嗽、喘急、吐泻、瘟疫、痘疹、胎毒疮、通治；疡科：痈疡、阴疽、疔疮、生肌药、围药、瘰疬、瘿瘤、大麻风、鱼口、便毒、下疳、杨梅结毒、汤烫火伤、黄水疮、痤痱疮、疥疮、癣疮、臁疮、痔漏、跌仆损伤、制药等分门别类，以便学者择用。而对所收各方则按主治、功效、用法、忌服、应戒、说明、药品、制法、按语（皆为个人有征验的见解）等相续介绍。例如:《卷三·寒湿霍乱·藿香正气丸》。

藿香正气丸　敬信录

[主治] 外受四时不正之气，内停饮食，头痛，身寒热，腹胀痛，霍乱吐泻，不服水土，寒疟白痢等症。

[用法] 每服叁钱，开水送下，其效如神。

[应戒] 服后，忌食生冷厚味等物。

[药品] 广藿香伍两，紫苏叶、香白芷、新会皮、苦桔梗、冬白术（土炒）、云茯苓各叁两，制厚朴、制半夏、陈香薷各贰两，粉甘草、宣木瓜各壹两，白扁豆（炒）陆两。

[制法] 上药拾叁味，共为细末，用大腹皮叁两，洗净煎浓汁泛为丸，如桐子大，晒干。

[药按] 此方，出太平惠民和剂局方，本为散剂，后贤制水丸，以便病人，而今又变为蜜丸。散者散也，丸者缓也，水丸尚易化，蜜丸化迟，原治感寒伤食病，取易消散，似不宜迟化之蜜丸，况蜜丸重叁钱，除半蜜而剩药无几，药力小而不能为重病也。蜜丸者吊蜡皮能久藏不坏，宜姜汤化服。

张树药对书中所收丸散膏丹之方、药等的分两，悉照原书，且分两数字，必用大写（如一用壹、二用贰等），免有错误。如此眉目清楚，极便于学习者正确选用。他还特别希望药肆照刻仿单，俾归划一。“若普通医药界各置一编，俾医家知普通药肆之丸散，系何药配制，临证时直告以服某药最宜，服某药最不宜，斯得之矣，丸散系医家之助。药坊丸散照制真确，且详细说明，则丸散畅销，生意必能发达，药界亦得利济之实，庶几我国药肆丸散，统归化一，免致外人之讥评，是亦挽回利源之一道也。方今医会医校，逐日增多，研究此道者，不可不手执此书，以备参考”。

张树药编辑出版《丸散真方汇录》本为医者提供正确使用中成药的相关知识，以施惠于患者，其仁心仁术处处可见。如其强调：“中风门，丸散膏酒，必说明某药治真中风证、类中风者忌用等字，以免牵强误人。盖真中风，乃气虚人风感中寒者；类中证，乃肝风内动上冲脑筋、痰火上逆证也，两证最关重要，不可混用。但治疗类中风，肝风上逆之方法，尚未选出为歉。”这种对医者与患者认真负责的态度及实事求是的精神实在是难能可贵。

注： 本节引文除具名者外，皆引自张树筠著《经验良方》《丸散真方汇录》民国二十二年天津摩登印务公司印刷。

德艺双馨的毛景义

毛景义，字退之，天津静海县西翟庄人，清末至民国时期名医，生卒年代不详。《中西医话·序》讲道：“时戊午年七月二十七日，毛景义书于天津养静医寓”，戊午年即 1918 年。《喉科选粹·序》署名：“中华民国十七年端阳前三日，静海毛景义谨自序于津门养静医寓”，此时正当 1928 年。其著作《中西医话·卷十·会川中西医话》曾引张锡纯《医学衷中参西录》，张锡纯也是在天津行医的一位中医名家，生活于清末至民国时期。由此可见，毛景义大约生活在清朝末年至民国时期。

毛景义的有关生平记述资料很少。《喉科选粹·序》提到他自幼读儒家之书，行医 40 年，兢兢业业，“济世恒恐不足，临证务期十全，一方一药未尝潦草塞责”。据《天津市卫生行业高级专业人物志略》记载，清末天津善士李某在老城厢的东南城角草厂庵（后改为“佛教居士林”）设“慈善医院”，聘请毛景义应诊。慈善医院停办后，毛景义便在草厂庵“养静医寓”行医，医名大振。其子毛幼之继承家学，弟子有王松延、华佩文等。中华人民共和国成立后，王松延参加天津总医院中医科组建工作，华佩文擅针灸亦为广西派针灸术传人。透过毛景义的传世著作，我们可以看到他治学勤勉，饱读医书，兼通内、外、妇、儿、针灸各科，不仅临床经验丰富，而且医德高尚。他痛恨不学无术的庸医误人，面对社会上医学界的种种不良风气，大胆针砭弊病，崇尚务实求真的学风，注重医学理论的研习，致力于医学文献的整理，阐扬医话，弘扬正气，真可谓德艺双馨。

毛景义著有《中西医话》10 卷，《喉科选粹》2 卷，《本草分经解》4 卷，均已刊行，尚有《素问注解》待刊。

《中西医话》是毛景义仿照陆以湉的《冷庐医话》编著。卷一讲述行医准则、道德规范、纠正医学界的弊病，其中既有前人医论，也有本人医话，无不切合当时医学界的各种社会现象。卷二介绍养生、防病的医学理论与方法，列举前人辨证用药和疑难病症的治验，考证历代医事制度及医书名目，并有多篇关于中西医学的医论、医话。卷三讨论医学考试、中西医学异同、评议前贤的医学观点。卷四阐述形体、脏腑的相关医学理论以及经典著作的经文意义。卷五、卷六考证历代名医的学术成就与特点。卷七论内科杂病。卷八论妇科、儿科、外科疾病，又讲药物、验方。卷七介绍切脉、望色的诊法，历代医家治病用药经验，人体骨骼、筋脉的解剖特点。卷十收录作者平常记录的各类医论，并无标题，篇幅长短不一，短则仅一句。

《喉科选粹》源于毛景义感慨天津地区喉痧盛行，死伤者众，于是广集历代医家论治喉科病症的诊治理论与经验。首先介绍咽喉总论、咽喉看法、咽喉治法；其次根据病证各立专篇，总结白喉、喉痹、紧喉风、慢喉风、锁喉风、缠喉风、哑瘴喉风、弄舌喉风、喉瘤、喉闭、喉癣、喉菌、喉疳、喉疔、乳蛾、上颚痈、重舌、走马牙疳、烂喉痧等诊治规律与验方；最后介绍咽喉主治方药及金保三、叶桂、丁甘仁论治喉痧的经验。该书注重实用，以选粹为特点，反映出当时天津地区喉科疾病的发病特点。

一、医话醒世，垂示后人

清末至民国时期的中华大地充斥着内忧外患，毛景义深感时风日下，他看到医学界鱼龙混杂，“折肱明理者，固不乏人，愚而自用、强作解人者，正复不少”。《左传·定公十三年》曰：“三折肱知为良医。”折肱明理者是久病成医的明达之人，强作解人者则是胡乱解释的糊涂之人。民国时期中医学界混杂着不少道德低劣、不学无术的江湖医生，为了警醒世俗民众、纠正社会风气，毛景义慨然著书立说，倡言医话，拯救医德。

毛景义提倡：“施药不如施方……余闻人言，《海上单方》有不必费财得之易而有奇效者，余每试之果验，如好义君子，能各出所闻，遍贴于人烟凑集之所，则济人阴德，比施药加十倍矣。”富者布施钱财药品，值得赞叹，但所能救治的人终有限度，医生若能发挥自己的专长，弘传验方，不仅可以救治一方百姓，还能利益后世之人。孙思邈在《备急千金要方·大医精诚》中也讲过：“人行阳德，人自报之，人行阴德，鬼神报之。”阳德是显示于外的，大家有目共睹，知道某人德行高尚，会加以赞赏。阴德是隐含于内的，做好事不留名，人们可能并不知道是布施验方的人是谁，或者无法当面报答，虽然不像施舍的药材那样显而易见，但是这样自利利他的品行却有更加积极的社会效益。中国传统文化中道家所讲“道德”，并不是我们今天所说的道德规范行为，道是自然规律，德是道的自然显现。医者，心合养生之道，有志于仁心济世，仁心即道心，自然彰显护佑一方百姓安康的仁慈德相。若非仁心至诚，毛景义先生难得有施方济世的主张。

毛景义特别提出“医者四要说”，指明行医治病有 4 个方面尤为重要。“一贵认证。病者，生死之所系也，认之不真，误治必至杀人。故曰治病容易认证难。且病有真假，认真尚易，认假最难”。中医学讲究辨证论治，辨证是论治的前提，辨证不准，治疗有误，失之毫厘，谬以千里。“一贵明药……运用得宜，无不见效”。“一贵小心。古云胆欲大而心欲小”。心小指细心诊察，谨慎思考。“一贵立品。行医之人，必品行端方，然后德高望重，人咸敬服，故不可任性，不可图财。尤其要者，凡诊妇女之病，必平心静气，如对己之姊妹，当时不可起妄念，退后不可有戏言，如是可不愧屋漏，无添鬼神。积德即以积福”。这就是儒家讲的“慎独”，人前人后都要始终保持品行端正，这样修德也是在积累财富。对于那些品德低劣的庸医，毛景义先生痛斥道：“丧德败行，必上干天怒，近报则在己身，远报则在子孙”。他从释家主张的因果角度惊醒世人，民国时期的印光大师也积极倡导拯救时世先要让人们明白因果。毛景义谆谆告诫：“伊可畏也，伊可怀也，世之业医者，慎勿以余言为妄焉”。在当时医事法规制度不完善的情况下，毛景义提出的“医者四要说”可以看作有志行医者心中一条不能逾越的红色底线。

毛景义反对只讲临床而不注重读书治学的做法，着力“辨读书不如临证之非”。他说：“俗云‘熟读王叔和，不如临证多’。予为不然，何也？如高棋对着，负者必反复前局，知某子失着，牢记于心，以后不致再蹈前辙，下一局复一局，久久成熟，此所为临证多也。至于低棋者，不究心于得失，自少至老，虽日在争长角胜中，仍然低棋而已。临阵虽多，有何益哉。老于医而不肯多读书、多悟理者，亦惑之甚矣”。毛景义用棋艺比喻医术，真可谓通俗易晓。从另一个角度看，他也在提醒人们不要从医生行医时间长短、面前患者多少来判断医术是否高明。他说：“予谓学医必先读书，而复临证，此亦理想而后实验，必由之一径也。世有创读书不如临证之说，此不学无术者，欺人语也。”他认为：“学理经验，二者并重。然精于学理，一旦加之以经验，百发百中。苟学理未精，专尚经验，未有不草菅人命者。”对于初学医者，诚可谓至理名言。

毛景义还引述了众多前贤名家的医论、医话，他的不少主张今天看来仍有极其重要的现实意义。

二、中西医学，相济相成

清末民初，西学东渐，中医日衰。随着西方列强的军事、经济、政治、文化多方面的侵略与渗透，西方医学加速传入中国。中医学界不乏仁人志士，勇于接受新知识，毛景义能公允地看待中西医学异同，认为两者可以各自发挥特长，不能偏废，的确是一位难得的开明人士。

毛景义赞赏西方医学的教育制度，他说：“泰西诸国之于医理，极其郑重，朝廷设有专官，所收学生，自幼入塾，学有专门，必历十年之久，又必先经考试，屡列优等，然后给以文凭，始可出而行其术。”同时他也叹惜道：“目前中国之医，皆以射利糊口为务，而不能于古时医书，精益求精，致使西医日盛，而中国医学不能日新月异，为可憾也。”他曾专门考证历代医事制度及医生考核的办法，倡导通过考试选拔医生、振兴医药。

毛景义客观分析中西医学的特点，他说：“就目前之医而言，西固有优于中者，中亦有优于西者，其间相济相成，皆不能偏废。”中医优于西医，一在治脏腑，二在于经络，三在于针割。西医优于中医，一在诊法，二在治法，三在辨药。他认为：“西医之理，何尝非中医之一助哉。更愿泰西之以医著者，亦探索乎五行生克之本真，六气流行之要目，则岐黄妙理，不难遍及乎地球。炎帝精心，亦可通行之海澨，而后知中圣西圣，其理固出于一贯也。”他对待中西医学均不排斥，主张“去彼之短，用彼之长，以我之长，益彼之短”。他认为中西医学是可以相互资助，相互学习的，这种学术思想与现代中西医结合临床医学的发展趋势不谋而合。

毛景义介绍人体骨骼、筋脉特点时，吸收借鉴了西医解剖学的成果。而他在临床辨治疾病时，则以中医经典著作和历代医家的理论经验为指归。

三、中医为本，融汇古今

毛景义以中医为本，总结历代名医的内、外、妇、儿各科辨治经验，极为切合实用。我们以头痛为例，略示其成就。

毛景义指出：“血虚头痛，自鱼尾上攻，多在日晚，宜四物汤加辛芷，以润风燥。经所谓头痛耳鸣，九窍不利，肠胃之所生也。”中医学认为血属阴，傍晚时自然界阳气潜降，人体阴气顺应自然变化，应当升达。若血虚则不能荣养头目，从眼外角旁的鱼尾至头部会出现疼痛。脾胃是气血生化之源，在五行属土，土虚容易受到风木之气的影响，中医称为木乘土，表现为头痛间断阵发。金元四大家之一李杲也主张脾胃虚则九窍不通，这正是《内经》所讲肠胃之所生的头痛。当头痛属于土虚木乘、血虚生燥时，应当采取补养阴血、荣润经脉的方法，以润风燥。四物汤用当归、地黄、白芍、川芎养阴血，细辛、白芷既能引药上行，又能引阴气上行，还可通经络止疼痛。四物汤得细辛、白芷而不滋腻，不会有呆补的弊病。细辛、白芷得四物汤而不温燥，无伤阴的问题。

“气虚头痛，多在清晨，宜芎藁倍参芪，以升清阳。经所谓上气不足，脑为之不满，头为之苦倾是也”。气属阳，清晨自然界阳气升发，人体阳气也顺应自然应当升达。若气虚则清阳不升，这正是《内经》所讲的上气不足，应当采用补气升阳的治法。人参、黄芪能补脾益气温阳，川芎、藁本善于上行头部而止痛。

“气血俱虚头痛者，于调中益气汤加川芎、蔓荆子、细辛，其效如神”。对于气血俱虚者，把前面两首方合起来用不就解决了，为什么还要用调中益气汤呢？关键在于气血俱虚的原因是脾胃功能出现了问题。中医学认为脾胃是气血生化之源。擅长论治脾胃病的金元名医李杲主张脾胃是元气之本，是人体气机升降的枢纽，针对脾胃受损导致元气不足、升降失常，继而引起的一系列病变，确立了补脾胃、升清阳的治法，专门创制了许多名方，其中调中益气汤是颇具代表性的一首方。方中黄芪、人参、甘草培补元气，升麻、柴胡助脾胃阳气升发，苍术、橘皮、木香调理中焦气机，酌情加入川芎、蔓荆子、细辛专主头痛，并且能引药上行，令清阳之气直达头部。为什么没有见到补血药呢？难道血虚不需要治疗吗？明代医家李中梓讲过："气血俱虚，补气在补血之先"。他还认为气药有生血之功，而血药无益气之理。这便是中医学治病求本、执简驭繁的奥妙。此方比治疗一般气虚头痛的用药明显增强了升补脾胃之阳的力量。

上述均是虚证为主的头痛，我们再看属于实证或虚实夹杂证怎么办？

"怒气伤肝及肝气不顺，上冲于脑，令人头痛，宜沉香降气散，并苏子降气汤下养正丹"。肝喜条达，恶抑郁，以气机条畅为顺，气机阻滞为逆，若因情志不调或饮食不适等原因造成肝气不舒、气机逆乱，上冲头部则头痛，应当用顺气止痛的治法。沉香降气散用沉香、砂仁、香附、延胡索、川楝子降气行气，炙甘草和中，姜汤送下以助辛散行气。伴有痰多咳喘气逆，配合苏子降气汤降气化痰平喘；严重者虚风头眩、痰涎不止，可服养正丹，升降阴阳、补接真气。毛景义先生还介绍了偏头痛、痰厥头痛、六经头痛，在此不一一赘述。

书中还附有验案可供参考。如程文彬治一女人，患头风。这种头痛发作时如风去来无定，疼痛难忍。盛夏季节仍然必须用头巾手帕蒙住头面，若稍见风寒，痛不可忍，百药无效。程文彬诊为脑受风寒，气血两虚，气不能升。他令患者口含凉水仰卧，以生姜汁少许灌入鼻孔内，头痛立即止住了。再用防风、羌活、藁本、川芎、甘草等药物调理，数剂后痊愈。

毛景义引用《锦囊》一书加以解释。"久病头痛，略感风寒便发，而至寒月重绵厚帕包裹者，此属郁热，本热而标寒，世人不识，率用辛温解散之药，暂时得效，误认为寒"。久病头痛具有寒热错杂的复杂病理机制，单纯用辛温解表或温里散寒的药物，比如麻黄汤、葛根汤、理中汤等，只能暂时温通经络，不能清除郁热。"殊不知因其本有郁热，毛窍常疏，故风寒易入，外寒束其内热，闭逆而为痛"。通常我们都知道，冬天在屋子不应该穿得太厚，如果身上太热有汗，外出时格外容易着凉受寒，原因就是人体发热，腠理疏松，风寒容易侵犯。寒邪郁闭阳气，会出现头痛、身痛、发热。当患者内有郁热时，并不像身热有汗这样明显，却也容易感寒。此时“辛热之药虽能开通闭逆，散其标之寒邪，然以热济热，病本益深，恶寒愈甚矣”。因此，治疗时不能一味用温散。“唯当泻火凉血为主，佐以辛温解表之剂，以从治法治之，则病可愈，而根可除也”。看来只有寒温并用，才能内清郁热、外散寒邪，但是寒热温凉的尺度很难把握。本案没有用苦寒泻火或清热凉血药，而是采取口含凉水配以姜汁滴鼻，也可以起到寒温并施的作用。姜汁善于通行经络，凉水可以制其温性，正合《内经》所讲“火郁发之”的原则。中医治病必求于本，郁热清除了，祛风止痛的药物清除余邪自然容易起效。

毛景义根据天津地区当时的临床常见病、多发病，汇集历代名医的论治经验，至今仍然极具临床研究价值。

四、关注喉症，选粹施治

民国时期的天津地区是南北交通要道，人口稠密，流动性强，曾经一度流行各种温病，引起了当时天津中医界许多人士的关注。

1928年天津地区流行喉痧，死伤者众。毛景义亲眼看到了这次疫病的流行情况，他说：“今夏之日，喉痧盛行，夭札满目。”夭，音同腰，未成年而死为夭。札，音同闸，遭遇瘟疫而死为札。语出《左传·昭公四年》所言：“疠疾不降，民不夭札。”毛景义极其关注病情发展，“询其得病之由，用药之法，非病难医，草木鲜效其灵，用药乖方，南辕而北其辙。得其道则生，失其道则死，理固然也。病者何辜？良深悲叹！”原来民众的夭亡，不只是疾病本身，也不是缺少药材，还有不少医生不懂这类疾病的诊治规律啊！

于是，毛景义“具一生之经验，采百家之精华，备悉病源，并辑治方，遇有此证，按方施治，无不奏效，或阴阳异宜，亦凭脉增减，应手而愈，名曰《喉科选粹》……聊以尽区区活人之微忱云尔”。他根据自己毕生的临床经验和历代医家论治喉症的精粹，剖析病因，搜集验方，专门编著成《喉科选粹》这本书，为救治患者提供了重要的参考资料。

白喉、喉痹等喉科急性传染病在古代直到中华人民共和国成立后的一段时间里，都是一种非常危急的病症，多见于小儿。由于以前没有抗生素和气管切开技术，一旦咽喉肿胀阻塞不能呼吸，只能束手待毙。现在这类急性传染病虽然很少见了，但是有的喉科疾病仍然在临床常见。比如中医讲的乳蛾，西医称为扁桃体炎，毛景义谓："乳蛾，此症由肺经积热，受风凝结而成。"它生长在舌根往里、悬雍垂后面、咽喉部两旁，形状如蚕蛾，所以称为乳蛾。它也有点像枣栗的样子，红肿疼痛，有时在单侧，有时在双侧。毛景义观察，一般双侧的轻，单侧的重，"生于关前者，形色易见，吹药易得手，法易施，故易治"；若生在靠里靠下的咽喉后部、难见的较为难治。可以服用清咽利膈汤、吹冰硼散。易见并且已成脓的，可以针刺放出脓液；难见的，用鸡翎或其他用具探吐脓血。若兼痰壅气急，发音微小，探吐不能出，极其危险，急用三棱针刺少商穴，出紫黑血，仍吹前药，缓缓取效。少商穴在大拇指桡侧的指甲根部，指甲与皮肤结合的拐角处，靠手掌外侧 0.1 寸。消毒后刺络放血，可用于治疗咽喉肿痛、鼻衄、高热等。

毛景义还记载了一首名为"罗青散"的药方可以治疗乳蛾。用蒲黄、大青叶、芒硝、甘草研成细末，用冷蜜水调，细细咽下。吞咽不下时，用鸡翎蘸药涂抹在咽喉内。这些方法对于我们今天治疗咽喉部疾病仍具有较高的实用参考价值。

毛景义用医话、医论倡言医德，垂范后世，德艺并重，虽然他介绍的西医知识今天看来早已陈旧，但是他在中医理论与临床方面的造诣高深，为后世留下了不朽的财富。

注：本节引文除具名者外，皆引自天津中医药大学图书馆藏毛景义著《新编中西医话》民国十一年上海江东茂记书局印行，《喉科选粹》民国十七年鸿记印务工厂铅印本。

改进国医的蔡涵清

蔡涵清，生卒年月不详，曾任河北省国医分馆代理馆长、天津市进化国医馆主任，著有《研医笔记按》一部，该书乃蔡涵清数十年来研读医学著作的感悟，集中代表了他对中医学的毕生研究成果。

一、开发国医，参证西医

蔡涵清因感慨于民国时期中医发展日趋衰落，曾于民国十九年（1930年）在天津创立“进化国医馆”，并呈请政府核准备案。3年后为“开发国医真理”，于民国二十二年（1933年）10月1日，创办了《进化国医馆星期医报》，在研究中医理论与临床的实践中融入西医实验的方法，期望改进中国医学的研究现状，并更好地维护民族健康。蔡涵清在《进化国医馆星期医报》的出版宣言中明确指出这份报刊的出版意义，即：“自晚近以来社会各界之竞争，日甚一日。凡得胜利者，无不由于有组织的力量得来者。查我国医自炎黄传统至今以来，已达四千余年的历史，论学术不为无价值。直至如今，未能节节进步，而仍守呆滞旧制，而无

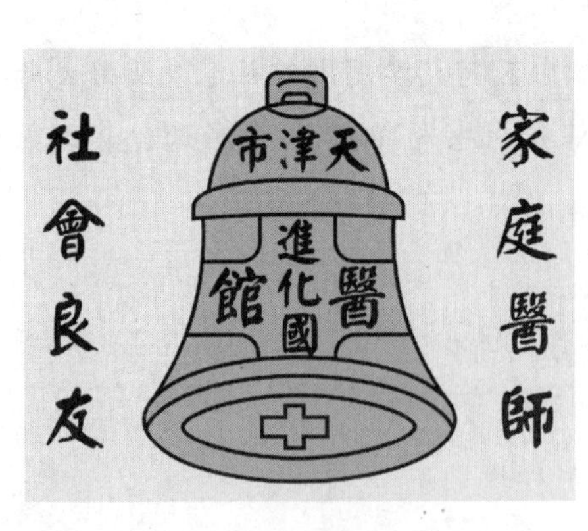

图13 《进化国医馆星期医报》标识

生发之气者，即各守门罗主义。不公开、无组织、无团结能力。势如散沙等各流弊，足能致学术于止境。且精良学术将归埋没。可惜得很！”蔡涵清在“进化国医馆”创办期间，集合天津中医学界的广大同仁，定期研究中医理论、讨论中药应用，每星期举办2~3次的学术活动，以一种完全公开的方式推进中医药的学习和研究。这在当时是具有积极意义的。随后创办的《进化国医馆星期医报》也成为津门中医学界畅所欲言，交流学术思想的一个平台。

二、中气之动，循常达变

《研医笔记按》开篇收引清代王燕昌编撰的《王氏医存·中气约言三条》，将中医理论的阴阳学说、五行学说作为核心内容向初学中医者进行介绍。原文的主要内容包括以下3个方面。

其一，从中焦之气与阴阳之间的关系来讲。人体中焦之气为一身元气之本，是化生一切生命活动的根本，此气未动之时称为“无极”，若动则为“太极”。其中，太极之动化生为人体的阳气，太极之静化生为人体的阴气。表现在人体上，“阳即为气、为热，阴即为血、为寒；热发为火，寒凝为水；阴足配阳则气平，阳足配阴则血平”。这种状态就是中医学中所说的“阴平阳秘”的健康状态。从中焦元气变动言及人体阴阳之常，从而将人体阴阳、气血、水火与中焦元气变动紧密相连。强调在生理状态下中焦元气须动静合宜，才能达到人体“阴足配阳则气平，阳足配阴则血平”的状态。

其二，从中焦之气自身的运动规律来讲。人体中焦阳气的运动有“动”和“静”两种不同的形式，无论出于肌表还是潜入脏腑都必须遵循一定的路径和时间特点。比如，中焦水谷精微化生的清阳之气有一分上升，相反地，无法随阳气上升的浊阴之气就会随之下降。这种上升的清阳和下降的浊阴，是相互依存、互为条件的。“阴降于肾，凝而为精；阳升于心，发而为神”。至此，指明中焦元气升降为沟通上下的枢纽，进而推及“心愈用而愈灵，极则神虚；肾愈泄而愈流，极则精竭。神虚则头重，精竭则足痿。耄老至矣”。

其三，从中焦元气的生理功能来讲。元气化生的阳气可以使人体温暖，化生的阴气可以使人体清凉。通过人体温暖和清凉的多少，探知中焦元气的盛衰。如果中焦元气强盛，则人体各种生理功能都会盛壮，神气也会壮健；相反，如果中焦元气虚衰，则人体各种生理功能都会衰退，神气也会不足。因此，中焦元气一旦被引动，人体会出现由温转暖，神气也会逐渐变得充盛，可以使得身体中原本空虚之处得到充养，但是并未达到燥热的程度，在充盛过程中会出现动极欲静的表现；中焦元气一旦被抑制，人体会出现由清转凉，元气可以逐渐变化为津液、血液，充盈至身体中的各个脏腑，但是并未达到寒凉的程度，在充养过程中会出现静极欲动的表现。其根本的变化特点是“动不可遏，静不可挠”。元气的各种生理功能可以通过不同脏腑的生理功能表现出来，具体而言：“温属木，肝司之；暖属火，心司之；清属金，肺司之；凉属水，肾司之。联系五行生克的规律，可以推衍出：属土，脾司之。故温不足则木郁，温太过则木摇；暖不足则火灭，暖太过则火炽；清不足则金燥，清太过则金顽；凉不足则水涸，凉太过则水凝。四者有一失职，而土即不足为率。故四者强，土皆受其损；四者弱，土皆随之虚。唯土能自强，四者皆受生而和顺。苟土自弱，四者之病百出矣。”最终将各脏腑的病理归结为“中焦元气的动静失衡”，即“动胜静，则真阴不足，其病皆阴虚火盛；静胜动，则真阳不足，其病皆阳虚火弱；动静俱衰，则真元亏损；动静俱盛，则诸病不生。若有动无静，则孤阳猖獗；有静无动，则纯阴用事。皆立死矣”。

以上内容为《王氏医存·中气约言》的主要内容，蔡涵清对此尤为推崇，指出：“先后二天、阴阳水火、五行生克、生理、病理，种种气化无不道及。无论养生医病，若能熟深思读，于斯两途，不无小补。”这些理论虽然属于中医理论中最精深、古奥的部分，初学中医的人往往不能马上理解和体会出其中的道理，然而“又不可畏其难而弃焉”。其理论核心在于人体中焦元气的状态，抓住中焦元气运动的规律性，即可以了解中医学理论的精髓。

三、圆机活法，验于临证

蔡涵清在《研医笔记按》中引用明代医家周慎斋《慎斋遗书·卷三》中

的《二十六字元机》，将中医临证特色概括为：理、固、润、涩、通、塞、清、扬、逆、从、求、责、缓、峻、探、兼、候、夺、寒、热、补、泻、提、越、应、验。其中大部分内容与治法相关，并兼论诊断方法。在该书中，蔡涵清首列《慎斋遗书》中原文，随后附列曹炳章、王胥山两位名家对原文的理解，文末仅以数言阐述个人观点，阅读时使人于名家论述中多有豁然开朗的感觉，很多观点有画龙点睛之妙。书中所言虽为蔡涵清“屡次笔记之精华”，但“凡有宜于古，不宜于今者；或字句古奥，今人所不能领略者；或有义欠完备，及文理不透彻者。凡此之类，必在原文之末，加以按语，以期明了”。同时，“书中注解，多有先生润色之笔，且每条后必加以按语，明了透彻无逾于此者。按《二十六字元机》，系医家之特效诊疗法也，较七方、十二剂及张氏八阵，尤为佳妙。妙在解后之按语，将原文形容尽致，不使一毫费解。即病家见之，亦能一目了然。不致误于医药，有碍性命。真可谓病家之慈航，医家之秘笈也”。诚如蔡涵清自言，此书“但求于世有济而已。册内《二十六字元机》，大体较七方、十二剂为尤妙。不但能领导后学上轨道，而于用工辈，亦得暗室增光，或少误些生命。”

（一）巧辨诸法，通和为要

补虚泻实。蔡涵清强调“补法”与“泻法”的区别，临证谨遵《内经》中“虚则补之，实则泻之”之意，认为多数精神气血过于亏虚的患者，治疗必须顾及体虚阳气暴脱；倘若患者是患重病及处于生产之后，或者年幼、高龄等身患重病，作为医生需更为留意，时时顾念体虚的情况。然而，对于确属邪气盛、正气不虚的情况，则应该首先考虑使用攻邪的方法。遇到那些病情危急的患者，在顷刻间难以确定虚实者，如果治法的选择上出现不合病证的情况，就会触犯“虚虚实实”之弊，患者的性命就堪忧了。譬如张子和汗吐下三法，当下即下，如果不当泻下而妄用泻下，病情必定会变得难以控制，临证判断时必须根据“病之新久，人之强弱，病新人强不妨行霸道……所有古法，急攻猛战者，不得不防其虚脱暴亡耳”。诚如其所论：攻下类汤剂的使用不应仅仅根据脉象有力即断为实证，“必兼有下证为据，方可与之，如口渴、苔黄无液、胸腹拒按、大便结、小便赤等，为确实无疑之实热证者。若口不渴、舌苔白滑、大便自利、小便清长，不可与也”。此外，蔡涵清论及升提法时，曾言及温补真阳的重要意义，即“用提之道，须先行通和，兼以升提，如或不效，即宜温补真阳，如桂附八味丸之类，其气自然通达矣”。由此可见蔡涵清灵活应用温补阳气的临证特色。

此外，蔡涵清于涩法谆谆告诫后学：“滑泄等证，有虚寒、虚热之分，亦有六淫病夹于其中，凡用温补固涩之法，务宜审慎，而留邪为患耳。”于通法强调：“通字不专限于泻痢二证，凡伤寒、瘟疫等病皆有下证。”于轻扬法主张：“以桑菊、香苏之类投之，若以麻黄、羌活之类大举发散，不但病不能解，必致变证百出，难以善后。”虽寥寥数语，提示临证遣方制药的原则，读古籍不囿于原著，实为后学治学之典范。

（二）重视脏腑，合证为安

清润肺气。蔡涵清评周慎斋《二十六字元机·润》“润燥化痰”的治法，指出文中大论内伤咳嗽，至于肺热炽盛、累及心阴，在治疗上必须润燥兼以养心；若因于外邪入里而化燥热，却不可以盲目使用滋养肺阴药物，以免药味滋腻有“闭门留寇”之嫌，不宜祛邪外出，反而使得邪气流连肺中，久成肺痨。清肺法中，除外寒热之因，“若果传染病所致之失血，寒热皆无用”，当于温病法中求之。

护守中阳。蔡涵清重视脾胃中焦阳气，以“胃为阳土，宜润；脾为阴土，宜燥”。警示后学须时时顾念脾胃的异同，才可正确使用调和脾胃诸法。言明：“凉药多含肃杀之气，非中和之性也，土为后天之本，无论何病，久而中伤，必难起也。”

谨守元真。《二十六字元机·固》载：“一点真阳寄坎中，固根须要药灵通，甘温有益寒无补，我笑丹溪错认功。”曹炳章辨此证为：“水中之火，乃先天真一之气，藏于坎中，其气自下而上，与后天胃气相接而生，乃人身之至宝。劳伤过度，损竭其阴，以致精不能生气，气不能安神，使相火妄动飞腾，而现有余之证。非真有余，是因下元不足之故也。”此时若遵丹溪四物汤加黄柏、知母，滋阴降火，诚如王胥山所言：“亦是一法……若见此证，宜温补于下，而火自归原，病即愈矣。如元气骤脱，相火亦衰，脉微足冷厥逆，名脱阳证，更宜大剂温补，缓则不能救矣。”而慎斋断丹溪治法“大非所宜”则有失偏颇。故蔡涵清言：“王氏批语甚为的当。”更云：“周王曹三家之解按皆有高见，若以‘固’字再加补充，亦可以‘固’字作‘固根’之解。若根阳将脱，可以桂附八味丸益火之原；若根中之水亏，可以知柏地黄丸壮水之主以制阳光。‘根’者指肾阴之真水、命门之真火而言。”将慎斋“固根”之法拓展为温补肾阳与滋阴降火两法，可谓从临证角度，融各家之所长，且有纠偏正误之意。与此相仿，蔡涵清在评价从治法时，以“龙火阴火也，真火若明，阴火自退”一句，言明“甚者从之”的治法原则。

（三）承袭古法，参合新意

蔡涵清指出，诊病时不应以发病时间长短作为依据，必须根据临床表现进行判断，只有这样才能确定正确的治法。如：呕吐“食入反出”与“食入良久反出”，“食入反出者，乃食入良久反出者，非食毕即吐之意；若食毕即吐者，多系胃火为患或气逆肝冲，亦即西医所谓神经性者也；无火之吐，必须食后经过相当时刻而吐者”。更参以西医，对于“呕逆等证，宜详审是否胃炎及胃溃疡”，“吐泻腹痛等证，若系炎症关系，误服温补药剂多致危笃”。诸如此等案例，体现出其参合现代医学的观念发扬古义的觉悟，虽未曾系统见于著作之中，但仍可代表中医学与时俱进的发展趋势。

综上所述，蔡涵清在临证治法与诊断中颇多用心之处，诚如其自言，医者“不可一时无虚心，临证若虚实莫辨，万不可妄自治，所谓差之毫厘，谬之千里，生命之关，务宜审慎。”然而，对于医生治病的诸多治疗方法，蔡涵清也明确指出，人体原本具有天然治愈疾病的能力，可以自我保持住健康的状态，比如说饿了就会有想吃东西的欲望，渴了就会有想喝水的欲望，感觉到寒冷的时候就会身体打颤，天气炎热的时候就会大汗淋漓，其他的还包括二便这些人体内的各种生理反应。倘若饮食生活失于调理，生理状态即会受到影响，人体就会进入病理阶段，发生各种疾病。这时必须使用药物代替原有身体的机能，如果能够引动各部位的作用，或许身体能够逐渐痊愈。但是，如果通过药物的帮助，身体也完全没有反应的话，这不是因为药物没有效果，也不是因为医生的医术不精，实际上是患者身体内各脏腑器官的作用已经失去了，这种情况就是医书中经常说到的“死证”。在这种情况下包括“汗”“温”“吐”“下”等的一切治疗方法都不会获得良好的疗效。

注：本节引文除具名者外，皆引自天津中医药大学图书馆藏蔡涵清著《研医笔记按》民国二十三年天津市进化国医馆石印本。

热心公益的丁国瑞

丁国瑞，字子良，号竹园，以号行于世，因此世人常称其为丁竹园，回族，北京人，后常居天津。其生于清同治十一年（1872年），另一说生于清同治八年（1869年）或清同治九年（1870年），卒于民国十一年（1932年）。丁国瑞是清末至民国时期著名的回族爱国知识分子、社会活动家、评论家、爱国报人、医生。

清朝同治年间，大清王朝逐步走向衰败，内忧外患，社会动荡，举国上下，人心惶惶。北京德胜门外西村，丁氏家族世居此地，从事牛羊行业生意。大约在清同治十一年（1872年），这户较为富裕的家庭新生了一位男孩，平添不少喜悦，谁也不会想到这个孩子将来会成为名贯津沽的一位良医才子，他便是丁国瑞。

当时整个社会的教育制度十分落后，丁国瑞却从小受到了良好的家庭教育。我们通过丁国瑞《竹园丛话》的文稿不难看出，其文笔流畅、言辞朴实、充满爱国救民之情，诚如张绍山先生所言："其体有文（指文言文）有语（指白话），有庄有谐，而危言诡论，殊途同归，要不外乎监督政府，指导社会为天职。"此番功夫绝非一朝一夕能成就，必然是自幼培养下了扎实的文学功底和良好的道德修养。

一、自幼习儒，学以致用

丁国瑞幼年便开始学习儒家经论，孔孟之学对他成年后的思想影响至深。请看《竹园丛话》第1集第1篇，丁国瑞在民国十一年（1921年）3月19日第340号《社会教育星期报》上演说《爱国治国救国》一文中的肺腑之言（该报标题为壬戌春丁讲经录）：“我们国家的病原，就是孟子所说的‘上下交征利’，然而不能实行王道仁政，不从小学教育时培养民德，又是上下交征利的病原。推求中西文化与强弱原因的，每说中国崇王道，西国尚霸术；中国讲精神道德，西国讲物质文明。据鄙人看，若在纸上比较，王道实优于霸术。王道，即今日所说的人道公理；霸术，即今日所说的贪残暴虐武力强权……可惜我们的王道仁政，十之八九都在纸上，直可说是无道无政……硬要归咎于孔孟，孔孟实不任其咎也”。

《孟子·梁惠王上》说：“上下交征利，而国危矣。”意思是举国上下人人互相争夺私利，国家就危在旦夕了。丁国瑞有感于国势衰微，叹惜世人不明孔孟之教的精义，又进一步讲：“大学上没说过吗，‘古之欲明明德于天下者，必先治其国，欲治其国者，先齐其家，欲齐其家者，先修其身’，又说‘意诚而后心正，心正而后身修，身修而后家齐，家齐而后国治，国治而后天下平’。诸君试想，明明德于天下，是何等阔大的眼光……所以国治而后天下平，必须先由正心诚意作起……在明明德在新民，又说在止于至善，可见万事万物皆有个至善，当止不止，可又流弊百出了。盖人类之幸福在安宁，然非世界和平，人类断不能安宁。各国皆治，天下自平，人类自然安宁，各国皆强，必致互争不已。欧战的惨剧，即其明证也。欧战的导火线，只是一个有己无人权利竞争的争字”。

丁国瑞所言“止于至善”“正心诚意”，是儒家圣贤教导人们做人的基础，也是告诫君主修身治国的基础。此文刊登于1921年，正值第一次世界大战（1914—1918年）结束不久，他用儒家思想和大量经论原文剖析古今中外的种种社会现象，还提出了一个大胆的设想：“中国治，则全球皆安。中国亡，则世界必乱。百年来的欧风东渐，输入于中国的科学物质文明，我们受益匪浅，但是西洋的物质文明，若早知道以利用厚生为至善的止境，专为世界人类造幸福，不造那潜艇毒炮以残人道，又何至有今日的悲惨忧愁、困苦颠连呢。我们既受人家的益处于前，亦当补报于后，把我们固有的孔孟文化，精神道德，推行于全国后，再竭力的输入欧洲，以济西国之论困穷。我这个迂腐的梦话，在欧战前，固然是不值一笑。若论从今以后，可是非用东方文化，洗去西方人的强权思想，世界终不能太平……大同、人道、公理、平等，可希望而不可倚靠。门户开放，机会均等，这又是反客为主的先声。但盼望，全地球上的人，不侵不伐、不诈不欺，实行我们孔子的恕道。世界上永存者，唯有真理，千百年后，或者必有实现的那一天哪。”

这番演说不幸言中了中国后来的命运。国内军阀割据争战，新文化运动兴起，外国列强依然不断竞争，不久升级成人类历史上最大规模的战争——第二次世界大战（1939—1945 年），中国也陷入其中，成为主要战场之一。

此后，儒家文化逐渐引起西方学者的关注，如英国著名历史学家汤恩比（1889—1975 年）也非常重视中国历史文化的作用，他认为 21 世纪是中国人的世纪，中国的文化尤其是儒家思想和大乘佛教思想将引领人类走出迷途和苦难。丁国瑞演说此文至今接近百年之际，世界上仍然战火不断，中国已经发生了翻天覆地的变化，改革开放，和平崛起，孔子学院开始在全世界许多国家相继成立，以儒家文化为主体的中华文明成了全人类共同的精神财富，这番劝慰特别值得回味啊！

丁国瑞若不是自幼受儒家文化熏陶，恐怕不会有此高远的见识。其业医济世，赐诊施治，创办白话报纸以开启民智，提倡仁义礼智信，鼓励发展民族实业，为工农兵学商等各个行业献计献策，无不体现着儒家学以致用、修身济世的爱国情怀。刘趾云先生不仅为丁国瑞的著作《竹园丛话》题名，还赞扬丁先生“本忧世忧民之苦心，以阐发公理，持论正大，规谏政府，易文词而为语体，朴实说理，开导人心，冀挽回风气于万一”，“洵不愧为才全识远之儒医”。

二、行医立业，享誉津门

丁国瑞酷爱医道，热衷于钻研传统中国医学，不仅治学努力，而且悟性很高，颇有真才实学。他年仅 21 岁，就在北京德胜门外关厢一带悬壶行医。清光绪二十一年（1895 年）春天，丁先生举家迁居天津，曾一度就任正兴德茶庄司账，后来在法租界开设诊所，行医济世，终成天津一带的名医。

（一）敬业慎行，勤苦施治

丁国瑞创办的诊所名为“敬慎医室”，有敬业、慎行之义，王伯辰赠送题词“敬业原为斯民病，慎行自是此公心”。那时丁国瑞家住天津法租界 31 号路泰安里 3 号，“敬慎医室丁子良诊所”位于法租界梨栈大安里内 55 号。丁国瑞次子丁叔度应诊的“敬慎医室丁叔度诊疗所”位于当时天津西北城角文昌宫西大马路南口路东。

丁国瑞主治内科、妇科、儿科。门诊时间从每星期一至星期六，早晨 9 点至中午 12 点，星期日停门诊。门诊脉金大银圆一元，相当于今天的挂号费和诊查费，无力支付者只收五角六角，再贫困的仍会酌减。外出看诊时间安排在每天下午和周日，上午 12 点以前挂号，病家需提前写明详细地址及联系人，或托介绍人办理，午后不挂号，夜间不出诊。出诊脉金根据远近不同分二元二角、四元四角、六元六角，车费包括在内，没有其他费用。对于亲友邻里和常年诊治的患者，所有诊金另有优惠。由此可见丁国瑞每天奔波劳碌诊治疾病的情形，每个星期都没有安排节假日，除了门诊就是外出看诊，如此行医三十余年。好友刘趾云这样赞叹丁国瑞：“吾三十年来之老友丁君国子良，学识兼全人也，赋性和蔼，立志高尚，不为良相，乃为良医，施治于颠连困苦，赐诊于亲戚知交，疏财好义，令人钦佩深之。”

（二）留心饮食，阐释药性

老百姓的日常生活离不开饮食，丁国瑞讲述了许多与饮食有关的医药知识，使人们留心饮食卫生。他说：“饮与食，人人赖以养生，而且日不可离。某物食之有益，某物食之有损，或某物少食有益、多食有损。若是概不讲究考察，闭眼吞下，有益的自然是无事了。若是无益之物，轻者必然生病，重者必致戕生。一过咽喉，就不能再取出来，岂不是一件可怕的事情吗。众位既知道此种学问乃人生最要紧的，吾们每日所饮所食的，就不可习而不察了。”

丁国瑞讲到食物分动物类、植物类，益处不同，人们应根据个人体质、当地气候环境适当选择。不论哪一类，都要留意变质的绝对不能吃。“秽饭馁臭肉鱼，食之皆伤人。故此有病的动物、霉坏的饭、已臭的蛋、色恶变味的肉、已烂或太生的果子，皆有毒，皆不可食。大概买肉的时候，见其色淡，或色黄，或深红，就知道是有病的了，万不可食”。

丁国瑞认为烹调方法也很重要。他说：“烹调法，万不可不研究……我们终日劳碌，必赖饮食滋养，身体方能结实。然有好米面、好蔬菜，造厨的做的不得法，使我们的食量日见缩减，最不是养生之道。”烹调技术好，饭菜色香味俱佳，人们吃起来才有食欲。烹调得法能保存食物的营养，反过来，烹调不得法就容易引起各种疾病。丁国瑞讲：“煎炒厚味，最难消化。热毒入胃入血，日久发为痈疽肠痔等症。故食物总以清润容易消化的为最好。就是调和之味，亦不可过于咸酸辛烈，煎炒的受病更甚。其余如花椒、辣椒、生姜、芥末等类，少用调和五味则可。若是多食久食，必生胃热诸病。”天津人吃饭历来很注重饮食的口味，煎炒放油盐都比较重。传统的津门三绝——狗不理包子、十八街麻花、耳朵眼儿炸糕，其中两样是用油煎炸的，对于当时社会上饮食缺乏油水的人们来说很受欢迎。相对而言，蒸煮的食物更易消化。俗话说“祸从口出，病从口入”，丁国瑞针对北方人的饮食习惯讲烹调，切合人们的日常生活。

丁国瑞经常介绍常见饮食的药性与功效，对于百姓生活颇为实用。例如：“西瓜瓤，味甘淡，性寒无毒。消烦止渴，解暑热，疗喉痹，宽中下气，利小水，解酒毒，含汁治口疮……同油饼食多能损脾胃，胃弱人食之易至吐泻”。西瓜再常见不过了，人们一般都不知道它竟是一味解酒的良药。“西瓜皮，甘凉无毒。凡舌唇生疮者，将干西瓜皮略烧焦，噙之自愈……食西瓜过多者，熬西瓜皮汤解之即效。诸瓜皆同”。西瓜真是一身宝。

又如葡萄还有安胎的作用，“孕妇胎上冲者，熬葡萄水饮之，胎即安”。

此外还有茄子、冬瓜、黄瓜、胡萝卜等各种蔬菜，小麦、大米等各种主食谷物，鸡、鸭、鹅、鱼等各种副食，都是市场上随处可见的食物，丁国瑞都讲解了它们的药理。

（三）调摄起居，谨防疾病

起居从字面上说，起是起床，居是睡觉，起居就是作息，调摄起居是保证正常的作息规律，引申为注意保持良好生活的习惯，包括个人清洁卫生、居住环境、饮食习惯等，可以说涉及了日常生活中的衣食住行各个方面。丁国瑞关注人们的生活细节，主张废止鸦片烟，提倡调摄起居，有利于预防疾病发生。

1. 夏令防暑

中医经典著作中的《素问·四气调神大论篇》专讲根据四季气候变化调整起居的养生原则。天津临近渤海湾，可是真没有一点儿温润的海洋气候现象，春秋短，冬夏长，四季温差很大，因此防寒避暑的具体措施十分必要。北方人们防寒都有经验，可是避暑的办法不见得都明白，丁国瑞讲："现当炎夏，天气早晚冷热不均，人最容易生病的，明白卫生学的人，自然懂得选择躲避。"他看到上等富贵人家，住房宽敞，冰桶风扇，饮食新鲜，受暑热的极少；外国人能往外地避暑，乡下庄稼人住草泥房（这种房用泥土和草制成土坯垒房，厚实保温，冬暖夏凉，20世纪80年代北方农村常见，缺点是怕雨水），槐柳成荫，饮食清淡，自然有避暑的办法；最苦的是城市里的中等社会人，住处人稠地窄，全家老小都住在一个屋子，不透风，每天还要忙着挣钱糊口，夏天最容易得病。丁国瑞专门为此提出一些可行的办法。

比如他说："每到夏天，家里的男子们，总以不在家里睡为妙，或是公所庙宇、铺户等类，借地睡一夏天，家里显着宽绰些，男女全少受病。再不然乡庄子上若有至亲，也可把妇女小孩们送到庄村住些日子，乡下树木是多的，最得空气，比在人烟稠密的地方糟酱强得多"，"窗户总宜多开气孔，无论夏天冬天，总要把屋门一天多敞几回，把屋里的炭气换出去"。减少屋内人口密度，保证通风换气，这对于中等人家总是还能做到的。他还建议政府"以后工程局可以预先立一个规矩，凡垫地盖房或是翻新房屋，间量不准过小过矮，不准院子太小，不准胡同太窄"，设立宽大的公厕，批准摆设茶摊，避免行人饮凉水、生水。他倡议邻近铺户住户集体公立施舍凉开水的水桶，并献出一首简便的祛暑方（极细生石膏半斤，滑石细面六两，甘草一两，乌梅50枚，明白矾细面一两），用净水缸一口，开水四桶，浸泡药物一上午，午后可供饮用，每天药材开水，"若是四五十家合办一份，每家每日，仅出二三枚铜圆，天津各大街小巷，足可设几十处舍水的处所”，比巡警局提倡防范火灾的太平水缸更有实效。这些办法对于改善社会卫生环境大有益处。

2. 胖人防病

中国有句俗话：“胖得痰火瘦得痨”。讲的是胖人体质偏有余，容易生痰上火，瘦人体质偏不足，容易得虚劳、痨瘵（结核病）。丁国瑞生先生用通俗的语言阐述了胖人易病的机理，他讲：“大概胖人腠理致密，气欠流通，饮食所化之精微，其流质常濡滞于周身内外之气血管及脏腑相通之脉管。身体越胖，其体之细管，必越挤越紧，越紧越不流通，脉管既欠流通，其体内之阳气，亦必郁而不畅……胖人脏腑与经络，既欠流通，则阳气内郁成火，津液因不通之故，又被火蒸，悉变为痰。于是胃中之汁，肺中之津，肠中之液，周身细脉中之津液与血，无一处不是与痰相混相居，久而久之，非一二汤药，专攻肠胃者所能治矣。”此言指明了肥胖人气滞痰郁、阳气郁结、郁而化火的病变过程，也告诫人们调治肥胖不能急功近利。时至今日，减肥在社会上已成为一种时尚之风，市场上有些成分不明的减肥药利用人们急功近利的心理，混杂了一些迅速导致腹泻的药，表面上很快大便通畅了、排便量多了、体重也减了，实际是快速减肥的假象，损伤脾胃，甚至有的造成厌食症、肾功能损害。丁先生告诫“非一二汤药，专攻肠胃者所能治”，诚可谓警世的至理名言！

丁国瑞为人们讲明了医学道理，再谈胖人怎样预防痰火症，他说：“胖人欲免于痰火症，唯在饮食宜清淡，忌浓厚肥甘；服药宜疏通，忌滋腻呆补；起居宜活动，忌呆坐久卧。”他从饮食、药物、运动三方面提出了预防原则。若用今天的话解释，即胖人一般饭量都大，少吃就会饿得难受，怎样做到吃得饱又不长胖呢？饮食要选择低热量、低脂肪、低糖的。例如花生，天津叫果仁，“果仁张”是天津著名的特色小吃，在炒香的果仁外面裹一层不同口味的糖或香料，烘干后香脆可口。而胖人吃花生就不宜选择带糖多的，不宜多吃油炸的，水煮花生相对热量更低。胖人稍作运动就容易气喘、出汗，好像很虚弱。中国人历来喜补畏攻，一见这些表现，首先想到的就是补一补，殊不知滋腻呆补对于胖人更容易积湿生痰。古人也有用补剂治痰的高明医家，但绝不是丁先生讲的这类胖人痰火症所适用的。中医治痰有不少绝招，疏通一词包含着健脾化痰、利水渗湿、燥湿化痰、行气化痰等多种治法的先后配合，一法之下有多种药方，一个药方又有多种因人而异的药味加减，变化无穷，必须由医生来处理。胖人往往身体重，行动慢，活动起来比身轻如燕的人要多一份困难，稍作懈怠便呆坐久卧，这样不利于饮食消化，更容易停湿生痰。饮食中的热量要供应正常体能消耗，此外多余的热量无处消耗就会积攒下来，转化成脂肪或其他组织成分保存在体内，久而久之就形成了“肥胖→少动→肥胖”的恶性循环。人不可能保证每天不多吃一口饭，更不可能每天用药物去消耗多余的饮食热量，只有采取消耗热量的适当运动才是最灵活、最实用的。“常常的照此保养，我们中国的胖人，每年就少出些痰厥暴脱的危症，较之补救于病后，岂不是事半而功倍吗？”

3. 温水沐浴

经常洗澡是保持日常生活卫生所必需的，那么洗澡用凉水好还是用热水好？当时有人效仿西方人洗冷水澡，认为热水沐浴会减弱胃的消化力。现在也有人夏天喜欢用冷水冲凉，甚至有人冬天喜欢冬泳，在接近零度的水里游泳锻炼。那么洗凉水澡可行吗？洗澡可不是锻炼身体。丁国瑞认为不能照搬洋人的习惯，要结合每个人的体质对待。他讲：“不论中国人外国人，凡身体极壮实的，凉水可，热水亦可……身体壮实，阳气充足，用凉水能激其精神，用热水亦能助其血脉的流通。”中医学有句话叫“勇者气行则已”，意思是阳气充沛、体质强盛的人，其气血流通顺畅，即使感受了邪气，邪气也能够随着气血运行而消除。“若是身体软弱，热力不足，凉水不可，热水亦不可，总以温和水为最宜。皆因水过凉，则气馁的阳气内陷，周身粟起，水寒之气从毛孔袭入，郁于皮肤则血脉凝涩而发热，传入肺经则咳嗽”。凉水洗澡容易造成寒邪侵犯人体，郁闭阳气，会出现发热、咳嗽；体质弱者阳气不足，更不宜用凉水。“水过热，则血脉加行过速，气因热易散，皆不相宜”。热水洗澡容易使人汗出过多，耗散阳气，流失水分；体质弱者也不宜用过热的水。“用温水则有利无害，且不论身体强弱、年纪老少，皆无危险”。一般来说，按今天准确的温度表述，水温在35~40摄氏度之间比较适宜，要以个人感觉温热但不过烫为限度。

4. 简易养生

丁国瑞还常选录转载其他报刊中的养生之法。如他引《社会教育星期报》录《天津益世报》署名“伯敬”所做的《养生简易法》，包括：“早眠早起，有一定之时刻；三餐之后，必刷牙一次，且不食杂物；终日劳动，使气血流通；绝无嗜好；无思虑，无忿怒，无疾言（讲话和缓），无遽色（不匆忙）。”如此简便易行的养生方法，既不花钱，又能延年益寿。“伯敬”先生的祖母以此摄养之法，年已75岁，“神气矍铄，发不苍而牙不脱，望之如耳顺之年（指60岁）”。

此外，丁国瑞极力主张反对吸食鸦片。他介绍的生活起居卫生常识和医学知识，有利于提高人们的养生防病意识，通俗易懂，颇具实用价值。

（四）良方成药，广济世人

病者求医问药，能请医生亲自诊察病情即时处方最好，可是看病熬药总有许多不方便的时候。丁国瑞在诊病之余，搜集发布济世良方，制备丸散膏丹等中成药，以便广泛救济世人疾苦。

1. 公布秘方

丁国瑞著有《敬慎医室集效方》公之于众，“凡古方及口传，确有效验，能流传济世者，集成一类，故名曰集效”。

冻疮是冬天的多发病，见于手足或脸或耳，轻则冻得红肿，重则皴裂或流水，痛痒难忍，第二年又容易复发。丁先生说：“我有个百试百效的方子，今登在报上，你们诸位传传，使那受苦的人，少受些痛苦……凡冻伤未破的，用辣椒熬水烫洗，再用生牛脂烤热搓之，随烤随搓（烤油勿烤冻处），慢慢地就好了。若是破烂流水，此法就不中用了。急用生姜不拘多少，切成片，捣如泥，加水少许，用砂吊（即砂锅，能吊起来熬药）熬片刻。水不可多，要与姜泥合成粥式。待熬开了，急将姜泥摊敷冻疮破烂处，再盖上一层布，扎好，一夜即大见功效。极重者，不过治三次，万无不愈的。我用此法，救好了多少人了。”

月经不调是常见的妇科病，中医调治月经病有特长，丁国瑞专门介绍了治疗闭经的“竹园调经饮”和“竹园调经第二饮”，对于煎服方法、加减用药均有详细说明。

痔疮是一种常见病，任何年龄、性别都可以发病，形成痔瘘，缠绵难愈，一般要采取手术治疗，当时技术高超的医生并不容易找。丁国瑞把一首家传的效验秘方“痔疮退管丸方”登在报上，以便患者选用。方用象牙、羌活、木香、没药、乳香、血竭、槐花、蝉蜕、僵蚕各9克，轧细面，黄蜡60克，熔化为丸，每服9克，黄酒送下。半月痊愈，忌房事一百天。

2. 选录古方

春季流行痘疹风温喉风等症，丁国瑞列举了古代医家创制的名方，以防治此类疾病。他讲：“吴鞠通先生《温病条辨》上，还有银翘散、桑菊饮两个方子，亦可通治风热小感冒。阴虚火炎的咽干喉痛（无外感者），最好是养阴清肺汤了。”

银翘散方：辛凉平剂。连翘6g，银花6g，苦桔梗3.6g，薄荷3.6g，淡竹叶2.4g，生甘草3g，荆芥穗2.4g，淡豆豉3g，牛蒡子3.6g。用鲜芦根9g，熬汤，去芦根，略煎前药，勿令香气走散，乘热饮之。

桑菊饮方：辛凉轻剂。杏仁6g，连翘4.5g，薄荷2.4g，桑叶7.5g，甘菊花3g，苦桔梗6g，甘草2.4g，芦根6g。略煎开，即服。

这两首方药量很小，看似平平，用之如法，效果极佳。风热初起，偏于咳嗽的，用桑菊饮；偏于咽干身热的，用银翘散。两方煎煮方法非常重要，丁国瑞引述得很清楚，都是“略煎”，煮开5分钟左右即可，最多别超过10分钟。煎煮过了，药性就会发生变化，失去原来的作用。

3. 转载验方

其他报刊登载的验方，确实有便捷实用者，丁国瑞也转载介绍给大众。

如“柿饼能治痔疮”，原刊于《天津益世晚报》。杨某患痔疮，饭后吃柿饼一二个，每日吃3次，共吃了二三斤，便不疼痛、不出血。身体过弱者，每次只可食1个，每日4次，饭后二三小时吃，柿饼性凉，多食能致腹疼泻泄。丁国瑞按：“柿饼性和平，并不大凉，煮熟食之亦佳，每日早晚再用热白水洗肛门两次，忌烟酒厚味房劳忿怒。内服柿解，行之一年，无不愈者。”柿饼味甘涩，入脾肺经血分，能涩肠止血。《本草纲目》也记载柿饼能治痔漏下血。因其性偏寒，兼能收涩，若是脾胃虚寒、痰湿内盛者不宜用，更不宜空腹时吃。柿饼是用柿子晾干制成，质地较硬，煮熟则软，年老牙坏的人便也能吃，丁先生考虑得真可谓周全。

又如治疗外伤的“效验洗方”，原刊于《天津益世晚报》，天津么向瀛送。“此方系秘传，善能消肿止痛、舒筋活血，举凡未伤皮肤，内伤筋骨症，皆能治之。余已屡试不爽，卓著奇效。现已邀其同意，情愿不欲自秘，以供诸世，用特付印，以广流传”。方中当归6g，甘草3g，麻黄3g，白芍6g，透骨草9g，牛膝3g，桂枝3g，红花6g，木瓜3g，独活6g，川芎6g，葱须为引，水煎熏洗。其中当归、川芎、牛膝、红花活血化瘀，可入血分，麻黄、桂枝、独活、透骨草、葱须通经止痛，可入气分，木瓜祛湿舒筋，白芍酸甘缓急，一散一收，辅以甘草调和诸药。此方用药皆属药店常用品，组方符合中医理法，又有实用效验，没有一味峻猛毒药，外用极为稳妥。若将麻黄先煎去沫，调配得当，还可内服，至今仍不失为一首居家必备的良方。

4. 制备成方

丁国瑞率次子丁叔度配制了治疗各科病证的多种中成药，在诊所、商店、工厂、图书馆等处销售。如治疗脾胃不和的“理脾化滞丸”、益肾填精的“九转地黄丸”、润肺生津的“清肺化痰露”、行气止痛的“舒肝平安丸”、治大便结燥的“滋液润肠丸”、小儿健脾养胃的“肥儿粉”、妇女调经和血的“丁制坤顺丹”、治疗痈疽的“加料如意金黄散”。售价有大洋一角九丸、三角十丸、五角一瓶、六角五十丸等不同，物美价廉。

丁国瑞针对常见病、多发病为人们提供良方成药，不苟且私藏，心怀公益，济世救人，真可谓“仁人独具回天手，志士常存造世心”。

（五）防治时疫，以救民命

丁国瑞所处时代正值天津地区流行病、传染病多发，如清末东北鼠疫病蔓延、霍乱病多发、各种时行温病流行。当时天津地区人口稠密，南来北往的人又极多，城市卫生环境建设落后，缺乏防疫部门和及时应对措施，一旦出现流行病、传染病，哪怕是一句谣言，百姓们的身心都会承受着巨大的痛苦和恐慌，民间的良医们是社会上防治时疫的一道重要防线。

鼠疫、霍乱现在已列为我们国家的甲类传染病，是最严重的一类传染病，一旦发现首先要及时上报，强制执行隔离、治疗等处理，因此我们只将丁国瑞防治时疫至今有益的经验讲述给大家。

1. 防治霍乱

霍乱最初是中医的一个病名。霍，是挥霍的意思，焦竑的《字学》讲：

“摇手曰挥，反手曰霍，极言其动作轻捷也”，挥霍就是形容迅速、快捷得像挥手一样，这种病的特点是发病急速突然。乱，是缭乱的意思，患者剧烈的呕吐、腹泻，整个身体状况完全混乱了。突然剧烈的吐泻会使体内水液大量流失，电解质紊乱，更严重的会导致肾衰竭，有生命危险。中医讲的霍乱病是由发病突然、吐泻无度的症状命名的。出现这样症状的疾病，不一定都是现在的甲类传染病霍乱。中医古籍讲的霍乱病在先，现代传染病学讲的霍乱病在后。现在人们谈虎色变的霍乱也有上述症状，此处指的是甲类传染病霍乱，实际是选用了中医的病名，防治措施并不等同于中医讲的霍乱。接下来，我们专谈中医讲的霍乱。清代温病学家王士雄将霍乱分热霍乱、寒霍乱，热霍乱相当于现在的甲类传染病霍乱，寒霍乱没有传染性，相当于现在的急性胃肠炎。

我们来看丁国瑞的防治经验。他讲：“中医称之为霍乱病，俗名搅肠痧……由于暑热淫秽食积等，壅滞于肠胃间，再加以过食生瓜凉果，或霉烂腐坏之食物，或夜间露宿，或纳凉太过，以致凉热相激，清浊混淆，挥霍缭乱，故名之曰霍乱，此病多发于夏天秋间，病起于肠胃，侵入血脉，多由饮食起居不慎所致。”通过丁国瑞的讲述和治验，我们认为这类霍乱多属于寒霍乱，由于饮食季节等因素，呈现出流行性，没有的明显传染性，但是因为当时没有检验微生物的条件，尚无法定论。

这天，一位祖籍南方的妇女突然上吐下泻，都是清水，腹痛难忍，肢体开始出现抽筋，面色青灰如同死人一样。她的丈夫急忙用烧酒在患者肘窝、腿窝等处拍打，拍出不少紫泡。家属急匆匆地请来丁国瑞出诊。丁先生见患者仰卧在床上，面色青灰晦暗，中医称之为面垢，两眼恍惚无神，目眶深陷，脱水非常严重了。这个患者一句话也说不出来，口唇干得厉害，周身凉汗。丁先生用手一摸患者四肢特别凉，便知道这种情况十分危急了，必须诊断明确，不能有一丝差错，患者究竟是寒还是热呢？中医古训明言：“失之毫厘，谬以千里。”他顾不得坐下，急忙伸手轻按腹部诊察，只见患者表情痛苦不堪，勉强要抬手来推开。丈夫在一旁心急如焚，说道：“我用烧酒给她拍了很长时间，在胳膊弯儿和大腿弯儿出了老些个紫水疱，介会儿面色比之前好多了，您快给想点儿辙吧，她渴得厉害，能饮水，您看吃点儿嘛药呢？”丁先生沉住呼吸，搭手按脉，回答说：“莫慌，你先找筷子来把她嘴扳开。”家人回来时，丁先生告知：“脉沉伏不见啊，快看舌苔！”只见舌苔薄黄凉润。丁先生此时已经心中有数，原来这是一种复杂的真热假寒证。他先用凉开水给患者喂服了 15 粒痧药、半瓶八宝红灵丹，又用红灵丹吹到患者鼻内，才开始写处方：“鲜芦根一两五钱（45g），银花八钱（24g），天花粉四钱（12g），连翘四钱（12g），滑石三钱（9g），鲜广藿香叶二钱（6g）、无鲜用干，竹茹三钱（9g），姜川连一钱五（4.5g），枳实一钱五（4.5g），广皮一钱（3g），知母四钱（12g），甘草一钱五（4.5g），厚朴一钱五（4.5g），木瓜三钱（9g），水煎服。”丁先生起身递过处方，嘱咐道：“病轻的人这首方是可以减半服的，但是你们不要自作主张，必须由医生处方，先拿一付，明天我再来看她的情况。”患者家人感谢相送，赶紧取药。第二天，丁先生再次来诊，丈夫迎出门外，高兴地说：“您这方子倍儿神，昨天服药以后，再没有吐泻，身上也温和了，今天早晨解了一回大便，干的，不拉稀了。”丁先生跟着进门，看见患者已经清醒，面色转红，两眼出现少许红丝，正端得大碗喝水。患者见到丁国瑞，面露笑容，讲道：“真得谢谢您，我这迷糊了也不知多久，难受得就像去了一趟阎王殿，快请坐。”丁先生准备诊脉，问道：“现在还有哪儿难受？”患者讲：“没别的难受，就是特别想喝水，恨不得多加几块冰。”丁先生说：“绝对不能喝冰水啊，只能喝凉开水。你家先生，快去熬些鲜荷叶、鲜芦根、六一散，凉着喝……脉，洪大实数。”随即处方，用银翘散和竹叶石膏汤加减。第三天再诊又改一方，患者便完全治愈了。

丁国瑞认为这类病症初起，容易被误诊为少阴阴邪，即虚寒证，如果误用四逆汤类治疗，真的谬以千里。口大渴，喜饮水，表明病性属热，并非停饮或有形邪热，用五苓散或承气汤类都不适合。本病因为“其毒凝结于中焦，清浊相干，故致上吐而下利，中焦气乱，周身血脉因而暂时涩痹，故脉沉伏不见也”，即内闭的实证，非内陷外脱的虚证。治法要诀是“芳香排秽，活血解毒”。“先用痧药、红灵丹、御制避瘟丹等芳香以开之，外用拍刮助其血脉之流通……若结开之后，口不渴而仍下利腹痛，是其禀赋阳微，仍当从四逆法……确为脉沉细，口不渴，小便白，始可温之也。若口渴能饮，脉洪有力，目睛微红，心烦不安，仍当从清法，唯前后缓急之序，不可颠倒耳”。

2. 防治痧疹

痧疹是一种温病，以遍身出红色痧疹、伴发热咳嗽为特点，冬春季节多发，小孩居多，成人亦可见，具有流行性。

清光绪三十三年（1907 年）初，冬去春来，人们开始为新的一年忙碌。天津地区冬季的一批痧疹患者逐渐减少了，但春天又开始出现不少新的痧疹患者。丁国瑞记述了发病的情况：“其症初起憎寒、发热、咳嗽、身倦，服药迟一二日，遍身出麻疹，甚至攒簇如梅花，如鼠爪迹……其色红，其出涌，较往年常见之疹有颗粒而形大，似出未出之际，必见咳而痰稠，大便自利胶黏，甚至音哑。”

冬春季节历来是外感病流行的高发季节，此时为什么出现这样特殊的疾病呢？丁国瑞讲：“此症总由去冬雪少，天气过暖，热伏于内，当此春令，蕴热向外发泄，致见此症。”类似的痧疹曾经在去年冬天出现过，但是不同季节的温病，中医防治办法并不相同。中医并不是以病原微生物作为治疗对象，要以辨证论治为基础，分析病位、病性，采取治疗。丁国瑞指出：“去年多见白痦，邪在气分居多，今春所见者，血分病居多。”白痦的形态特点如小水疱，色白，湿邪居多；痧疹的形态特点如小米粒，色红，热邪居多。按照清代名医叶桂讲的“卫气营血”辨治体系，病位不同。

这种痧疹病怎样治疗呢？丁国瑞嘱咐：“初起辛凉解表，佐以甘寒清热。如芦根（须多用）、薄荷叶、浙贝母、银花、连翘、旋覆花、元参、桑叶、丹皮、桔梗、蝉蜕、葛粉、枳壳、甘草之类。”其中芦根甘寒生津，又不伤胃，清热极佳，薄荷叶、桑叶等能辛凉解表，元参（玄参）、丹皮能入血分清热，再加银花、连翘等清热解毒，浙贝、旋覆花、桔梗等升降气机，治法全面稳妥。

中医治病贵在因人制宜，每个人患病后的反应不同，用药也要调整。丁国瑞特别强调：“此症始终总以轻解疏通为妙，消息于表里寒热……圆机活法，不可执滞。”例如“目赤舌苔黄口渴，加麦冬、知母、生石膏、赤芍、生地”，增强清热生津止渴的力量。“胸满腹胀，可加消导（不宜多，防内陷）”，这样有助在里的气机得以通畅，比如炒莱菔子很合适，但消导药不能过用造成脾胃损伤，像槟榔、枳实、大黄这类药最好先别用。“热泻甚，加芩连苦燥，不可用白术、木香等涩肠”，温病要慎用温燥药。“大便泻甚，不宜用瓜蒌、牛蒡、生地等润肠药”，以免滑泻伤津。“舌苔滑白，里热不盛，不可恣用苦寒”，这是湿重热轻的表现，当用芳香温化药。

对这类痧疹丁国瑞还提出预防办法，他说：“未病预防之药，贯众芦根最宜”。贯众入血分，芦根入气分，共同清热生津，正是针对这类热病的黄金搭档。还须注意，“忌睡热炕，忌食发物，屋内常通空气”，以免滋生内热。

3. 编著《增补瘟疫论》

明末医家吴有性著有《瘟疫论》，这是我国第一部论治瘟疫病的专书，后人对此推崇备至。丁国瑞先生当时见到 2 种《瘟疫论》版本：一是熊圣臣先生评注本，刊刻于乾隆丙申年，但民间已很少见到；二是洪吉人生生补注本，刊刻于咸丰甲寅年，但内容有删改或矛盾之处，不如熊氏本明晰。丁国瑞先生兼取两家之长，合而为一，又加以增补、释字、按语等，编著成《增补瘟疫论》，以供学者临证参考。同时，丁国瑞先生建议还要将张仲景的《伤寒论》和吴鞠通的《温病条辨》一起参考互证，争取融会贯通，博采各家之长，对于治疗外感病大有益处。

4. 编著《治痢捷要新书》

痢疾是一种临床常见病。若由于湿热食积郁结而成，往往散发，《内经》称为滞下。若感时行异气而发病，往往具有流行性，丁国瑞先生在《治痢捷要新书・序》说：“触时行异气而发，甚至延门阖境，共相传染，亦如瘟疫之最危最险者”。他有感于《伤寒杂病论》也缺少治疗痢疾的有效方药，于是搜罗群书，综合前贤名医所论和个人见解，编辑成《治痢捷要新书》。他主张痢疾与阳气郁于脾胃之间有关，夏末秋初，自然界阳气敛降，人体内阳气也随之收敛，通行水液的功能减弱，无论感受风寒，还是内伤积饮食，往往会导致腹痛、食减、下痢。他主张治疗痢疾宜舒展阳气，辨虚实寒热。丁国瑞先生在《治痢捷要新书・治痢要诀》中说：“凡治痢疾，最当察虚实、辨寒热，此泻痢中最大关系。若四者不明，则杀人甚易。”他通过专篇论文阐述了虚实寒热之辨，总结痢疾初起治则以及实证、热证、虚证、寒证治则，并进一步分析常见病症表现，总结验方。

丁国瑞以医立业，究心民瘼，诚如王寰如所言：“先生又是著名儒医，故于医药卫生等，论之有益人生，故所言乃非一般会几段汤头歌，即欲问世的俗医们所可梦见。”

三、振兴医药，创研究会

清朝末年，西学东渐，中医药行业与其他传统行业一样，受到前所未有的冲击。由于当时政府没有保障中医药发展的政策法规，受到中医药教育机构匮乏、医药人员素质不高等多方面复杂因素的影响，传承千年的中医药学正在逐渐衰微。举一人之力，不如举众人之力，不少仁人志士欲挽救中医药于危亡，一时间涌现出许多贤才名医兴办中医教育、组织学社研究、刊印古籍流通，丁国瑞便是这一时期中国中医学界极具代表性的一位。丁国瑞“悯夭札之日众，负愧滋深，悲圣道之将亡，挽救乏术，爰约同志，设会研究”，希望“不但岐黄之道统继续绵长，而此后之亿万病人，将必沾实惠而同登寿域矣”，光绪三十一年（1905 年）秋，丁国瑞开始筹备“天津医药研究会”。

（一）叹惜时弊，力振颓靡

日本学者户部健通过研究总结了丁国瑞对天津中医药界状况的担忧[①]。例如医与药缺乏联系沟通，医界存在没有仁心、不劝学、没有高尚志气、诊脉时闲聊、开药方不仔细等恶习，药界有不拣选地道药材、不认真炮制、开名不符实的药方、不识字伙计多等问题，患者往往不尊重医士，不及时就医。中医药界的混乱时弊，促使热心公益的丁国瑞产生改革中医药界的想法。

丁国瑞准备筹备医药研究会，并非一时兴致，他曾讲：“咱们中国医药二事，早已就该整顿，无奈大家装睡，总是没人倡头儿，在下不知自量，位卑言高，自辛丑年至今，不断地在报上提醒儿，不料泛言空论，仍是没人注意，在同道中，还落个多事。这二年来，药业的权利，一天比一天见夺，医道中亦是照旧的腐败。此刻不打主意，十年后可就不定弄个什么样子……故此才挤出个研究会的议论来，也不过是振振颓靡的意思，其实亦

① 户部健．北洋新政时期天津中医界的改革活动与地域社会［J］．中国社会历史评论，2007.8：149-162.

是空谈呀。然而按现在腐败的情形，以及医界中人的程度，能把空谈办到了，还算不错，今日的空谈，安知不是三五年以后的先声呢？”

丁国瑞创办医药研究会的想法真得到了医药界和商业界不少热心人的响应和支持，捐款赠书者大有人在。创办医药研究会并不是由当时的政府部门倡议的，完全由民间发起，能在社会上引起较大的反响，实为不易。

（二）拟定章程，热心组织

光绪三十二年（1906年）六月二十四日，丁国瑞在《天津商报》发表《创议中医研究会启》及《创议中医研究会章程》，阐明研究会的宗旨包括6个方面：①以研究医学为宗旨，学问以外概不涉及；②中西医学，各取所长，以讲明医术，有益患者为归宿，不存门户之见；③以联络医、药二家为宗旨，使医士练习认药制药，药店执事稍知医学；④删润古籍，另编新书，以利于开展教育培养国民素质、改良社会、扫除旧习；⑤改良医药界不妥善之事，普及医药知识；⑥互换智识，德业相勉，过失相规。会友资格不论业医不业医均可参加，“凡学界中人，文理优长，器识远大，关心此道，愿为我中国医学放大光明担大责任者……虽于医学一窍不通，亦受本会最优之欢迎”。有意入会者，可通过信函联系天津小伙巷内路西丁国瑞的敬慎医室注册。丁国瑞还拟订了研究会的职位职责、集资用款、集会日程、禁忌规定、发展规划等章程具体内容，为天津医药研究会的创立奠定了基础。

同年九月十六日，丁国瑞在《天津商报》撰文《医药研究总会未开会前第一次演说》，积极鼓动大家热心参与。他说：“众位既知道此会是件公益的事情，这公益的性质，不可不说清了。公益，是与公众大家全有益处，全有好处，绝不是一个人的私利。既是与大众有益，就得用大众的心思财力办这件事才对。一个人的力量总是单薄，众人合起力来，是好事全都办得到了。这就叫搭帮办好事。”研究会定期开展活动，能使大家多认识热心朋友，互相学习增长见识，研究疑难病证。丁国瑞特别强调大家要秉着“公、恕、和”的原则团结合作。

（三）集思广益，推进发展

光绪三十二年（1906年）八月初一，据《天津商报》报道，天津医药研究会终于在丁国瑞的热心筹备和各界大力支持下成立了，总部设在天津北门西路北附近的西阅报社楼上。研究会通常在每星期某天晚上在这里或到西宣讲所举行集会，从此天津医药研究会各项研究活动积极开展起来了。

研究会开展的活动主要包括：①由会员发表演说；②实地研究会诊患者；③探讨治病方法与验方；④认识药材；⑤分科研究；⑥设置图书馆；⑦研究相关医药事业发展问题。

光绪三十二年（1906年）九月十二日，《天津商报》刊登《三志医药研究总会（天津）》报道的第三次研究会集会活动全过程。参会者有医、药各界数十人。首先由丁国瑞演讲办事不可畏难、须坚忍耐烦、奋志前进，次由纪管涔先生演讲商战之利害、医药分合之关系，次由程子篪先生演讲医家药铺彼此不相谋之弊害，还带来川黄连、洋黄连、真川芎、洋川芎四种小样，讲论地道，区别形色，挨座传观，听众都眉飞色舞，次由刘小波先生演说，最后丁国瑞总结，并订请下次数位演讲人员，直到晚上十点半才欢欣闭会。由此可见，集会气氛相当活跃。我们今天也十分赞叹，在那段被人们认为封建落后的时代，还有这样一群学者为中医药事业发展共同努力。

研究会的集会者本着务实的态度踊跃演说，有时也会出现不同见解。比如某次研究喉症吹药方，黑承禹先生认为吹喉药不如噙化丸及异功散外提法方便，张宜闲先生则指出吹喉药是探出顽痰的妙法，李某先生又讲了吹药的手法。丁国瑞予以折中，认为两种方法均不可偏废，用之得宜，可相助为理，拟将会友所交各方全行登报，听大众研究，某方可用，某方不可用，下期集会时决定，并转交各药铺配制出售或施舍。这样的办法，会友们都能赞同，大家参与热情更高。为了组织好集会秩序，丁国瑞专门拟订了《医药研究会现行集会章程》。

研究会每星期集会时研究诊治3位疑难病症的患者，会员共同研究诊断治法。每次一位患者由多位会员研究，最后由一位会员处方，他人参议注册备考。当着患者在同行面前发表意见，书写处方，最能见医家的真功夫，如同今天各科专家会诊的场面。

研究会还采取了分科研究的办法，把会员分成内科、外科、考药三科分别研究，不定期在集会时发表研究成果。有学者总结了研究会分科研究的课题，兹列表如下。

表 5 丁国瑞医药研究会分科研究的课题

分科名		研究课题
内科	内科	伤寒、寒病、温病、内科杂症
	稽古科	中医古籍
	求新科	西洋医学的长处及制药法等
	妇女科	生育、护理、乳腺癌等
	幼科	儿童病、牛痘
	咽喉口齿科	咽喉病及牙病
	眼科	眼病
	救急杂症科	处治救急患者、鸦片中毒者及突发性疫病的方法
外科	外科	痈疽、疮疡等
	针灸科	针灸
	正骨科	跌扑、损伤等
考药		药材、开发新药

研究会图书馆所藏书包括经脉类 12 种、针灸及经书类 16 种、瘟疫类 7 种、丛书类 49 种、方书类 21 种、本草类 12 种、医案类 4 种、妇科类 10 种、外科类 5 种、幼科类 6 种、补遗 9 种、西医类 43 种、西药类 3 种。如此多的藏书，个人家里很难保存，公共图书馆为医药人员参阅图书和提高学术极为有益。

研究会还商讨过组织医生考评、防治疫病等问题，并将措施通过报刊公之于众，参加天津中医药研究会的会员发展到百余人。这一系列成果离不开丁国瑞的组织筹划和医药各界人士的集思广益，真可谓众人拾柴火焰高。

（四）急流勇退，谢职归隐

清光绪三十三年（1907 年）秋，丁国瑞因办《竹园报》无暇兼顾，辞去研究会的任职。清宣统三年（1911 年），因东北鼠疫影响到天津，丁国瑞应邀重返研究会主持管理，后又辞职。丁国瑞不是为了个人名誉创办医药研究会的，他是一位功成而不居的人。

天津医药研究会活动一直维持到民国元年（1912 年），受金融危机影响，研究会失去了天津实业界人士的支持。三月二十一日这天发生的事更是雪上加霜，总会楼下店铺发生火灾，研究会的全部书籍资料付之一炬，令人叹息，天津医药研究会的活动终止了。

四、关心时事，立言劝世

丁国瑞生活在中国进入半封建半殖民地社会的特殊历史时期，整个国家内忧外患加剧，社会的各个层面正发生着巨大的变革。京津地区是当时全国的政治、经济、文化中心，丁国瑞亲身经历着世纪之交中国社会的一系列动荡变化，诸如：

19 世纪 60~90 年代，洋务运动。

1883—1885 年，中法战争。

1894—1895 年，甲午中日战争。

1895 年，中日《马关条约》签订。

19 世纪 90 年代，帝国主义国家加速瓜分中国。

1898 年，戊戌变法。

1900 年，义和团运动高潮。

1900 年，八国联军侵华战争，史称庚子之变。

1901 年，《辛丑条约》签订。

1905 年，中国同盟会成立。

1911 年 10 月 10 日，武昌起义。

1912 年（民国元年），中华民国成立。

1915 年，新文化运动开始。

1916 年，袁世凯恢复帝制失败，国内开始军阀混战。

丁国瑞目睹了这段时期清朝的腐朽统治，帝国主义列强对中国的蛮横瓜分，民众生活的艰难困苦，新生事物的不断涌现。他在定居天津后，以行医为主业之外，特别关注社会时局，积极撰写文章，亲自创办报刊，期望唤醒民众，促进国家社会的稳定和发展。

（一）挥毫撰稿，改良社会

从清光绪二十三年（1897 年）开始，丁国瑞开始在京津各大报刊发表文章，其影响范围很广，颇受广大读者喜爱。据相关研究[①]，丁先生曾在 20 多种刊物发表过演说。清光绪二十三年（1897 年）起，文章散见于《天津直报》《中外实报》，清光绪二十八年（1899 年）以后，多见于《大公报》《商报》《北京正宗爱国报》，清光绪三十三年（1907 年）见于《竹园白话报》，后改名《天津竹园报》，停刊后，多投稿于《社会教育星期报》等。清光绪三十三年（1907 年），《正宗爱国报》曾辟专栏选录“竹园白话”，甚至被“呈御览”，受到思想趋向开明的光绪皇帝赞许。

丁国瑞撰稿数量之多令人称奇，其自述：“投登各报之稿，不下千数百篇，多散佚无存。”他还非常注重撰稿质量，他曾说：“竹园演说，文固不佳，但确保无抄袭之陋习。常见有某小报杂志等，将竹园演说改头换面，据为己作，请阅者细看出稿时之年月日，互相核对，自知孰真孰伪。”对于今天的读者与新闻媒体也值得借鉴。

丁国瑞向来关心社会公益，畅言改良建议，不乏针砭时弊之论，涉及政治、经济、交通、水利、文化、工业等诸多领域。例如《立宪梦》《强中国策》《官清民自安》《印花税万不可办》《工商宜知变通》《忠告津浦铁路北段诸公》《维持治安思患预防》《畿南宜兴水利》《报纸立言之难》《说实业》《悲女学》《为贫民请命》《对于龙泉孤儿院亟待维持》。他还认为：“各稿立言之时代不同，时局不同，著者当年下笔时，皆为救世而发，阅者须体会发言时之局势。”

据学者统计[①]，丁国瑞曾用过 60 多个笔名，如竹园、默民、公仆、顽固、共和国民、乐天、乐观、李醒村、冷眼、慈航、穆思霖、悲时、铁园、杞忧生、顽民、关化政、白丁、顽固生、医稳、热心冷眼人、麦来、率真、病夫、书痴、未能免俗人、倰、小学生、讨厌、怨府、铁竹、善治庵、侠佛、庞观卿、痘泣、穆纳民、冷顽民、贫民、报奴、顽石、穷乐、痴民、

---

① 张琴，王晶．近代回族报人丁竹园的职业观及其社会实践研究［J］．咸阳师范学院学报．2012.2：79-82.

弱民、铁血、候补亡国奴、喻园、后村亡国奴、愤民、默民、莫敏、奇聋、盛世顽民、愤民、清真一份子、烧犀、无补生等。由此可见其对民族和国家命运前途的担忧、对民生疾苦的关注、对世道的控诉和鞭打等多种复杂情感，充分体现了这位优秀知识分子关心社会改良的一片苦心。

（二）办白话报，开通民智

清光绪三十三年（1907 年），丁国瑞辞退医药研究会职务，不再限于撰文投稿其他报刊，受弟弟丁宝臣创办《正宗爱国报》的影响，开始创办《竹园白话报》，倡导使用白话文演说，以开启民智。《竹园白话报》的内容保留在敬慎医室出版的《竹园丛话》中。

1. 白话文言，各有相宜

白话是当地老百姓所讲通俗易懂的口语，具有简单、方便的特点，往往带有方言，随着时代或地域不同，这种语言的变化也比较大。相对而言，文话，也就是文言文、古文，每个字词都有深奥的含义，体现了古人的智慧，从古至今变化比较小，古时候各地都用作官方的正式书面语，因此文言文对于传承中国文化有不可替代的作用。同一句话，白话讲“你该吃饭了”，文言文就要讲“汝当食”。如果该吃饭时用文言文叫人吃饭，那就闹笑话了。反过来，如果写文章讲“民以食为天”，非要说成“民以吃饭为天”，听着就别扭。现在我们国家通行的普通话，不论在官方，还是民间，都已经属于白话了，只是书面语与口语的形式略有区别。白话什么时候开始逐渐取代文言文的呢？就在丁国瑞生活的那个时代。

1919 年五四运动前后，新文化运动正在兴起，这是由胡适、陈独秀、鲁迅等受过西方教育的学者发起的一次“反传统、反孔教、反文言”文学革命运动，提倡民主与科学，当时称德先生与赛先生。民主一词英文写作 democracy，读作 [di'mɔkrəsi]，便音译成德先生。科学一词英文写作 science，读作 ['saiəns]，就音译成赛先生。这场运动并不是只为了反对所有的传统文化，主要目的是借此启发了人们的民主觉悟。

丁国瑞并不反对文言文，更不反对孔孟之教，1907 年那时白话文还没有在社会上通行，多数报刊都用文言文，他为什么要办白话报呢？其实他也是为了教化民众，开通民智，明白国内外的时事大局，提高人们的文化水平和关心国家社会的觉悟，这正是丁国瑞的开明之处。他曾说："报纸的好处，真是说不尽。文话有文话的好处，白话有白话的好处。文话深奥点儿，可以论些个深奥的学理。凡是大题目，文话最相宜。皆因看这路大题目的，必通文理。不通文理的，不懂得大题，你就是念给他听，他也不懂。要说训俗之类，总是白话相宜，对社会风俗的病症下药，教妇女小孩，不论粗细人一听就懂……我们中国人识字的太少，现在正打算办理地方自治，又什么预备立宪，又什么教会，以及教诲子女，仍以白话为合宜。慢慢地教他明白了，知道中外的大局是怎么一回事，他就不跟着七言八语瞎里乱了。"

丁国瑞认为："开导下等社会，非用白话报纸不可。"他办白话报可不是只为了赚钱，当时天津白话报少，读报的人也少，丁先生熟悉京津两地社会风土人情，作过一番比较："北京讲报的风气大开。中人以下的人，全都讲究看一份报，小买卖人、卖力气的苦人，也讲究看报，所看的就是白话报居多，故此北京白话报馆，足有六七家，每家每日全都出二三千份至四五千份，足见北京的风气开通了。天津地面虽比北京热闹，人民的程度资格可不如北京。粗人太多，舍得钱吃嘴，舍不得钱看报……听戏下馆胡逛可舍得钱，一阵迷瞪就迷出一两块钱去，够看三四个月报的，他也不心疼钱了……你别大处不算小处算，舍不得那一壶醋钱了。是报就当看，别净看我们这白话报。"

丁国瑞的白话文不仅语言表述直白，说理方式更让文化程度不高的人容易明白，字里行间透着诙谐幽默，如果您用北京话或天津话读一读他的白话报，那才有趣儿呢！换成今天，丁先生保准也是广播电视上的名嘴儿。王寰如先生称赞曰："竹园先生（即丁国瑞），为时下白话名家……先生的著作，真是不少。先生的文字，真可谓家喻户晓、妇孺皆知，于国家应兴应革、矫正社会风俗诸问题，言之尤为綦详，我是倾心拜倒。"

2. 浅言劝世，宗旨正派

这年八月初三，《竹园白话报》第一号出版了！报社地址在天津的针市街小伙巷。可是万事开头难，《竹园白话报》出到十几号，每天不过销出四五百张。好友杨锦波、黑幼臣描述："子良兄累得白昼不得吃喝，夜间不眠睡，还要赔出一大堆钱去，比《大公报》苟延残喘的时候还难受。我们两个人看着他焦心。他反倒谈笑自若”。当时天津人看报多爱看消遣娱乐为主的花丛和戏报，竹园报的宗旨正派，刊登的内容大多是时事评论、寓言故事、卫生常识等。不少人劝丁国瑞改变宗旨，登花丛的，或者认赔停版。丁先生却“拘定了宗旨往前傻进步”，后来“福建上海东三省，正定顺德张家口，也居然有专函订报的了，天津北京的销路，也是日见加增”。11月14日，《竹园白话报》出版了第100号！销量比出版时增加了好几倍。

清光绪三十四年（1908年）四月初八，刘峻堂、谭鹤侪先生称赞道：“听说此报行销甚广，颇受海内欢迎，皆由于内容搜罗宏富、记载精辟、宗旨正大之所致。至于讥劝处，尤觉兴味浓深，雅趣横生。大约看此报的人全都知道，绝非鄙人一己之私言。鄙人于此一年之间，受此报的益处，实非浅鲜……谨献祝词曰：社会监督，政府诤友，浅言劝世，婆心苦口，天职己任，功不暇究，祝竹园报，与天地朽。”

同年十月《竹园白话报》改名为《天津竹园报》，清宣统二年（1910年）本报停刊，合订28册。《竹园白话报》积极推进了中国近代京津地区的文化事业发展，在近代中国报刊史上有重要的地位，因此，丁国瑞与丁宝臣、刘孟扬、张子山、张子歧，并称为后世传颂的回族“五大报人”。

（三）重刊丛话，荫泽后人

1924年，丁国瑞在朋友建议下，将30年来的演说稿汇集成册，由敬慎医室出版，名为《竹园丛话》，共24集，收录丁国瑞的626篇文章，达百万余字。

《竹园丛话》收录了《竹园白话报》的全稿，这要归功于天津河东郭家庄的王家魁先生（字文元）。丁国瑞的《竹园白话报》全部底稿于当年水灾时都被淹没了，只好登报征寻。幸亏王家魁先生喜好收藏各种报纸，皆装订成册，《竹园白话报》完整无缺，一直保存了十余年，并把其他刊载丁先生文章的报纸一起送来，以供抄录。王家魁先生是东成居酱园的铺东，为人真诚朴直、磊落豪爽，曾经沿街贴报，任人阅览，真是一位热心人。没有这位王家魁先生，我们今天恐怕看不到这么多丁国瑞的文章了。

《竹园丛话》收录文章包括两类：一是撰著，全部是丁国瑞亲笔撰写的文章。下分演说、寓言、谐谈、卫生、杂俎5部分。演说类的文章居多，以评论时事、讨论社会公益为主。寓言类用讲述故事的方式劝诫世人、说明道理。谐谈类是以风趣诙谐的语言谈论社会现象。卫生类主要介绍养生常识、饮食宜忌、常见病防治等实用的医药卫生知识。杂俎类收录各种主题的杂文。二是选录，转载各书报其他作者有关时局、有益世道的文章，没有分类。

《竹园丛话》的内容包括政治、经济、军事、文化、艺术、教育、卫生、历史、民族、宗教、天文、地理、水利、交通、体育、伦理道德、社会风俗等，几乎涉及工农兵学商等各个行业。此书为后人研究清末与民国时期的中国历史和近代回族史留下了重要的原始资料。

丁国瑞不仅仅是一位医者，他的人生是那段岁月最深刻的印证，他的职业是志在拯救黎民的病苦，他的业绩是推进中医药事业发展的力量，他的话语是警醒世人的良药。他为后人留下太多宝贵的遗产，百年荏苒，我们不应该忘记这位曾经名重津沽的国医圣手。

注：本节引文除具名者外，皆引自国家图书馆出版社2009年出版丁国瑞著《竹园丛话》。

护法岐黄的陈曾源

陈曾源，字泽东，道号达元子，以字行于世，世人常称陈泽东。1873年生于天津，卒于1939年，近代天津著名中医学家、中医教育家。据《中国天津通鉴》《中医年鉴 -1987》和《中国卫生行政史略》记载，陈泽东为河北省青县人，其自著《国医伤寒课义 · 自序》署名亦为“河北省青县陈曾源”。

陈泽东自幼读书乡里，18岁时考取贡生，20余岁时因堂叔被庸医误治而死，矢志弃儒学医，潜心研医40余年，博读医书300余部，自20世纪20年代悬壶天津，以医为业，与此同时热心于中医团体、中医教育等社会公益事务，并为中医救亡图存上下奔走呼号，倾其毕生精力于中医事业。

陈泽东曾任中央国医馆学术整理委员会名誉委员、北平市国医公会名誉委员、天津市中医学会执行委员长、天津中医公会主席、中国医学传习所所长兼教务主任、《国医正言》杂志主编等职务。

表6　陈泽东主要事迹年表

时间	地点	事迹概要
1920年	天津北门里小仪门口	设立私塾收生徒授教兼行医
1926年	天津	组织成立天津中医同业公会任会长一职
1927年	天津北门里小仪门口	创办天津市私立中国医学传习所
1929年	上海	以天津中医公会名义联合全国中医界为救亡中医抗议请愿，迫使南京政府撤销“废止中医案”

续表

时间	地点	事迹概要
1931 年	天津市东门内文学东箭道	将中医同业公会改组为国医研究会，再次被选为会长
1933 年	天津	陈氏上书中央立法院，呈请挽留中央国医馆焦易堂，使其照常供职
1934 年	天津市东门内文学东箭道	创办《国医正言》月刊，在华北地区极具影响力
1936 年	天津	陈氏联合天津中医界将中医学教具“针灸脉铜人”留于北平故宫博物院
1936 年	天津	致电行政立法两院与军委会，恳求维持通过《中医条例》

在创办天津市私立中国医学传系所期间，陈泽东谆谆教导学员努力研习中医经典，其本人倾其心血整理、加注并出版了一系列经典医籍。著有：《国医伤寒课义》《方脉讲义》《温病讲义》《伤寒拆经》《伤寒论注解》《疫病翼经》《瘟病拆义》《女病阐经》《咽喉心经》等。其中，《国医伤寒课义》及《温病讲义》注重从临证实际出发，吸收经方、时方之长，融合伤寒、温病学说，对伤寒和温病的阐释独具特色。

《国医伤寒课义》为陈泽东在中国医学传习所讲授《伤寒论》编写的讲义。书中提出，我国的文字及语法一涉及叙事问答类言词，皆随其内容的多寡、言辞的简繁和文章篇幅的体势所局限。因此前贤注解古圣之书，也多随其原文之体势，不敢断章易意，唯恐背离原文的宗旨与语义环境。因此，前贤所注《伤寒论》为教材之用，皆不符合教学的系统性与学理性。在编写过程中，陈泽东先生从教学的实际需要出发，重注《伤寒论》，仿教育部所定国文教科书的模型，定名《国医伤寒课义》，同时指明教材对西医之治法，均不采用。陈泽东认为西方国家的风土饮食起居习惯与我国不同，其人的禀赋性情也存在差异，且西医不懂气化情感，故治内科诸病，效果不显著，不妄加引用于该书。

《国医伤寒课义》重新编排全书大纲，将《素问》与《伤寒论》本文拆分重新汇集，有关六经脉证的正说，分列各经病之首为提纲，统论伤寒病之全局。以伤寒三阴三阳、表里轻重之证列于前，再将六经脉证治法，分别注解在后，为本病，定为上编。如两感、合病为兼病，如传经、误汗吐下及妇人经血有关等病，为变病，变象至极，为坏病，另定为下编。并将治法有序排列，使读者有目标可循。其中，每有一门之病，即先表明某门，并表明表里轻重证，不计其篇幅之长短，即定为一章。每章首所列各条项，有采集《素问》者，有《伤寒论》本文者，皆各标曰《素问》或曰本文等字，以明根基。

《国医伤寒课义》由浅入深、循序渐进，对在中医界普及《伤寒论》、提高中医理论水平及临床技能产生了积极影响。无论引经还是作注，“条目清晰，俾令读者易记易明，而适用也”。此书对当时中医界普及研究仲景学说贡献非凡，而且至今对中医专业人员学习研究中医经典仍具实用价值。

《温病讲义》的编撰因近代中国传染病流行猖獗，传染病种类繁多，临床症状亦相当复杂，如喉痧、痘、麻等等，陈泽东有感于“惜仲景《卒病论》遗失，致令后学无所遵依，而《伤寒论》虽有温病之说，亦略及一斑耳，是以后世名家各立门户，玄黄其言不得谓一无所长，但各有所偏”。因此，他以袪病为志，搜举前人之精粹，参以一己之经验，因病处方，剖释其义，将自己 20 余年的研究经验倾注而成《温病讲义》，于 1918 年农历九月下旬辑编完成。书中分“厉气”和“伏气”前后两编，每载一症必说明症之原因及调方用法，调方之义中含君臣佐使、化合攻守之理，全书治之大略按先解后清之法分述。

在论述“厉气”时，陈泽东承袭明清温病学说之旨，提出厉气乃天地之戾气，并将其分为清受与浊受两类。凡厉气入于鼻，乃为清受，其邪降于天；清受之邪伏于膜原，其发迟；治宜辛平解毒，使邪速溃。厉气入于口，乃为浊受，其邪发于地；浊受之邪直入胃腑，其发速；治宜辛凉寒下，使邪速消。论理之后，书中更分列治疗处方。值得一提的是，所载之方，凡未注明姓名的，多为陈泽东根据临床经验自创之方。综观“厉气编”共计收载其所创 32 方，将瘟疫分为温病常象及各种瘟病，属治疗之正法的处方 10 首，其余 22 首为治乖戾瘟疫之方。

在阐述“伏气”时，陈泽东指出，伏气乃天地之常气，其分风、热、暑、湿、燥、寒六类。伤寒于冬，病不即发，其病于春者则为风病，病于夏者则为热病，病于长夏者则为暑温，病而湿盛者则为湿温，病于秋者则为秋燥，病于冬者则为冬温。《温病讲义·伏气编》收载陈泽东所创 33 方，伏气温病具体包括风温、热病、湿温、暑温、秋温、冬温 6 类。

一、创办期刊，正言笃行

陈泽东于 1934 年 6 月在天津创办《国医正言》，此为天津最早公开发行的中医学期刊，陈泽东任编辑主任，周伟、孙名山、沈肖卿、赵瑞升、齐志学、张兰亭等任编辑，由天津市国医研究会发行，天津益世报馆印刷。该刊为月刊，从 1934 年 6 月起，每月 1 号出版，1937 年因“七七事变”被迫停刊，总计出版了 38 期。此外，还发行了《汇订册》2 集，分别收录了 1~12 期和 13~24 期的内容。

《国医正言》名为刊物，实际也道明了该刊的办刊精神。陈泽东先生在开篇的《宣言》中指出：“当此人情浮虚、利心太盛之世，中医自扰于内，西医侵攻于外，则岐黄之正道，看着沦亡，必须有坚忍不拔之志，努力保护之，方能永久以活人。鄙虽医学浅陋，而愿为岐黄护法之人，必令杂派医者，不得侵略与摧残。”寥寥数语，彰显了他誓作岐黄护法人之决心。随后，他积极行动，以该刊为护法之器械，极力宣传中医正道，以造福民众，振奋民族精神，这也是《国医正言》刊名的由来与含义。

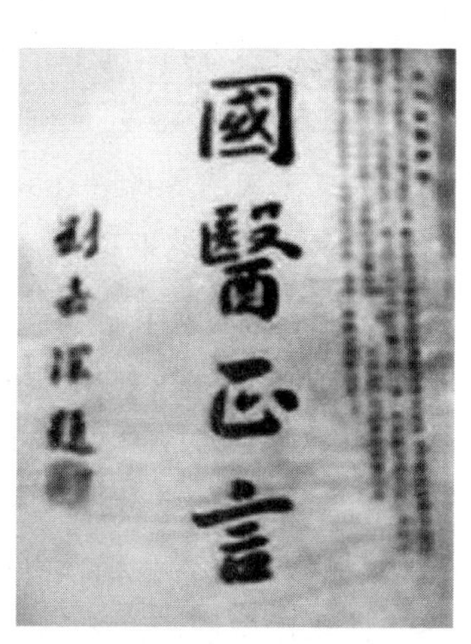

图 14 《国医正言》

该刊栏目设置常有更新，内容涉及中医各个方面，如“文件”“论坛”“专著”“杂志”“实验”“时症急救专栏”“琐闻”“大症质疑”“辩驳栏”“社会义务栏”和“食物本草”等。此外，刊中同时刊登种类丰富的广告，诸如推荐中医书籍、期刊、药品者，介绍地方中医药学术团体和医生门诊状况等。

二、普及医育，刊授教学

陈泽东是《国医正言》杂志的创刊人兼主编，同时也是医学传习所所长，兼二任于一身，因此将办刊与办学相结合，通过连载传习所讲习教材《国医伤寒课义》，创造了“刊授”这一教学模式，并刊载学校招生消息，宣传学校教育。

《国医伤寒课义》于“专著”栏目连载，共计连载38期内容。每期连载内容约占6个篇幅，合计5万余字，连载未曾间断，直至《国医正言》停刊。通过期刊连载《国医伤寒课义》，对未能入学听授的社会业医者提供了自学的途径，得到了业医者的认可。如山西阳泉的樊书田来信指出“《伤寒课义》，统以熟娴，并亲誊录一本，以资遇症简捷考查”，同时询问陈氏其他所著医书可否赠阅，达到了充分利用期刊来推广中医教育，普及《伤寒论》知识的良好效果。

同时，天津中医公会会员，如吴香圃、戚松年、张静斋等也是《国医正言》杂志的编辑助理，其自身学术特点鲜明，各有所长；会员亦均有分科，如纪良臣为针灸实验科，张静斋和戚松年属咽喉科，吴香圃属女科等等，分属不同实验会。纪良臣著有《针灸论》《灸刺规则》《针灸脏腑经络论》，他认为医者欲精读针灸，成为上工，必先明周身之穴，内通脏腑经络，外达皮肉筋骨，才能临证立见奇功。《针灸脏腑经络论》生动形象地对脏腑经络加以描述；张静斋的《咽喉论》从喉病初起之症状及诸证之危险，言简意赅地加以论述，以助学者研究之兴趣；戚松年所著《喉证阴阳论》从虚实寒热、内热时毒入手，将喉证分为喉病与喉疫探讨证因法治。凡此等等，诸位学者的论著均在《国医正言》分期刊载，交流后整理出版，推动了相关学科的发展，也集中反映了当时天津地区中医各科的学术成果。

三、祖述仲景，条分缕析

《国医伤寒课义》是陈泽东为普及推广仲景学说，在《国医正言》期刊

“专著”栏目中连载 38 期，对未能入学听授的社会业医者提供了自学的途径，得到了业医者的认可。经系统研读该部分内容颇受启发，其由浅入深、循序渐进的论说，对在中医界普及《伤寒论》、提高中医理论水平及临床技能产生了积极影响。兹以其所论“太阳病”及“阳明病”为例，说明如次（以下凡引述《国医伤寒课义》之文径注第 × 章）。

（一）太阳提纲，表里轻重

陈泽东论“太阳病”重视表里轻重之病，以求“条目清晰，俾令读者易记易明，而适用也”。

1. 太阳在表之病分轻重

《伤寒论》曰：“太阳之为病，脉浮，头项强痛而恶寒。”（1 条）

陈泽东在《第一章》中谓此为太阳病之总提，系论寒邪直中太阳经营卫之脉证。张仲景首论太阳病脉证于前，分列伤寒、伤风、风温三证于后。“邪在太阳之经，皮毛之津液，不得自由开放，行其冲灌之力，正被邪激，故脉浮。经脉行过头项，故头痛项强。表气为寒邪所伤，故恶寒。但伤风伤寒温病三证，皆有以上之现象。唯脉浮缓汗出者，为伤风。脉浮紧无汗者，为伤寒。至发热恶寒之象，伤风伤寒皆有之，不可借为分辨之据也。若温病之象亦发热，唯口渴不恶寒两项，与伤风伤寒为不同也。以愚所经验者论之，温病初起之时亦恶寒，但恶寒轻而为时短，发热重而为时长耳”。

（1）太阳表病中风之轻重

《伤寒论》曰：“太阳病，发热，汗出，恶风，脉缓者，名为中风。”（2 条）

陈泽东谓此乃伤风在表之轻证，为邪伤卫气而在肌肉。他认为风邪伤卫气而不能闭汗，则见发热汗出，其热较轻故为潮热。所谓恶风，属恶寒之轻者。邪在肌肉则脉浮而缓。“中风即伤风，言其邪来速且深也。治当温营解肌，取守中抗外之法，故以桂枝汤为之”。

《伤寒论》曰：“太阳中风，阳浮而阴弱，阳浮者，热自发，阴弱者，汗自出，啬啬恶寒，淅淅恶风，翕翕发热，鼻鸣干呕者，桂枝汤主之。”（12 条）

陈泽东在《第二章》中谓此乃伤风在表之重证，系邪近营分而干及肺胃。他指出：第 2 条只言脉缓，而此条则谓阳浮阴弱；第 2 条只言恶风，而此条则谓啬啬恶寒、淅淅恶风。“脉象阴弱者，营血虚也。啬啬者，肌肤微慄（凛）也；淅淅者，如身被凉水也；翕翕者，如鸟翼卵也；虽非极热，而不潮汗也；此种情形，虽云汗自出，则时有时无也，有汗之时，则如前项之证象，至无汗之时，与伤寒之形状相近，即有啬啬淅淅翕翕之象也。鼻鸣干呕者，寒邪伤肺胃之气也，故曰重也。桂枝汤非发汗之正方，而温营解肌，暖胃温肺，风邪轻重之病，自能化除”。

（2）太阳表病伤寒之轻重

《伤寒论》曰：“太阳病，或已发热，或未发热，必恶寒，体痛，呕逆，脉阴阳俱紧者，名为伤寒。”（3 条）

陈泽东谓此伤寒在表之轻证，初感寒邪在腠理而伤于营液。寒邪凝闭毛孔，则见无汗干热而恶寒；其较伤风之热稍重，而恶寒之状较恶风亦甚。寒结阴液，毛孔闭塞，邪在腠理，则见恶寒无汗。脉阴阳俱紧谓脉浮紧，为寒邪在表之象。治当麻黄汤开腠解表，以开门逐盗。

《伤寒论》曰：“太阳病，头痛发热，身疼腰痛，骨节疼痛，恶风无汗而喘者，麻黄汤主之。”（35 条）

陈泽东谓此伤寒在表之重证，乃邪伤营中之血而干及关节肺膜。他认为第 3 条只“言发热，其意尚缓，以其邪尚浅，故未必即发热，而此条即直言发热。前项言恶寒，此条言恶风，以寒与风较，是寒气力急，风气力缓，缓者尚恶，而急者必尤恶也。前项之言体痛与此条之言身痛，则无分别。前项虽未言汗，敢断其必无汗，以脉阴阳俱紧故也。此条虽未言脉，而敢断其阴阳俱紧也。此条之腰痛骨节疼痛者，是寒邪由经脉而干及关节之经筋也。前项言呕逆，是邪干胃气，而此条言喘，是寒闭肺膜、邪抑胃气、闭塞肺膜、伤在有形，较前项邪干胃气，伤在无形由甚，故曰重也。麻黄汤为散寒发热之正方，能开肺闭、活经脉、透筋肉，寒邪轻重之病皆能破解，故以此汤主之，经方包括神妙，绝非西法所能及”。

（3）太阳在表温病之轻重

《伤寒论》曰：“太阳病，发热而渴，不恶寒者，为温病。”（6 条）

陈泽东在《第一章》中谓此为温病由里出表之轻证，他认为张仲景将温病列入太阳病条中有至理，因温病初受之时，本为伤寒不能即发，伏郁蕴酿而成。“其邪亦由毛孔入肌肉，再进而伏在膜原，膜原之部在肾前胃后，与太阳之腑络通连，其病之道路，不外太阳之标本，其病之发，仍从太阳之路越溢而出。故治温病初起之法，即以治伤寒之方，令人酌其现象，择而用之也，此中隐意，不可忽也”。

陈泽东还为《伤寒论》所论温病补充了治法与方药，如温病初起，无汗，微恶寒，口不渴，脉浮缓而尺部微数，当汗解；若口渴，不恶寒而头痛无汗，脉浮大，尤当汗解；均宜麻黄羌活汤汗之、一朴汤消利之。若里热不退，大便不秘者，则以白虎汤清之；大便秘，待 7 日后，则以调胃承气汤缓下必愈。

《伤寒论》曰：“若发汗已，身灼热者，名风温。风温为病，脉阴阳俱浮，自汗出，身重，多眠睡，鼻息必鼾，语言难出。”（6 条）

陈泽东在《第二章》中谓此为温病由里出表之重证，并进一步解释其病理机制，因邪深伏，虽汗不解，而见身灼热；表里俱热，则见脉阴阳俱浮；发汗后伏郁之邪未尽，则见自汗出、身重；伏邪未解，心包不清，则见多眠睡；伏邪上冲于肺，则见鼻息鼾；邪迫正气，则语言难出。他明确指出：“若发汗已，见身灼热等诸症，是邪重郁也。一次发汗伏邪暴张，不能脱然出表，在隔膜之部游窜，直如灶突不出，浓烟满室之象，必二三汗之，方能退热，故曰重也。”

陈泽东还根据自己的临床经验补充了治疗方法，先以麻黄羌活草果厚朴汤发其汗，待身热渐退、大便不结、脉见滑数，再以竹叶石膏汤清其余热。若见大便结、舌苔黄厚而有芒刺、脉见沉数，宜以大承气汤下之则愈。“此所谓以治伤寒之方，酌用治温病者是也，虽非尽是经方，而含化经方之义，经验屡效，幸莫鄙弃”。

2　太阳在里之病分轻重

太阳本腑为膀胱，太阳在里之病则系寒邪传入膀胱而见的膀胱蓄水证与膀胱蓄血证，轻则蓄水、重则蓄血。

（1）太阳在里之轻病

《伤寒论》曰：“太阳病，发汗后……若脉浮，小便不利，微热消渴者，五苓散主之。”（71 条）

“发汗已，脉浮数烦渴者，五苓散主之。”（72 条）

“伤寒汗出而渴者，五苓散主之，不渴者，茯苓甘草汤主之。”（73 条）

“伤寒厥而心下悸，宜先治水，当服茯苓甘草汤，却治其厥，不尔，水渍入胃，必作利也。”（356 条）

“若脉浮发热，渴欲饮水，小便不利者，猪苓汤主之。”（223 条）

陈泽东在《第三章》中认为上述皆属太阳在里之轻病，寒邪在表，汗出不彻，水停心下，则见脉浮；病在初起之时，表邪郁闭太甚，热向内行，将侵胃腑，则见小便不利、微热、消渴及脉浮数。总之，“皆气不宣化之故也，五苓散能宣助膀胱之化气，本腑化气通活，则水停心下之病自然顺路而下，则诸证悉除矣。如汗出口不渴，用茯苓甘草汤者，以里无邪热，只化其留水也；厥者，水邪逆阻其化气也，口不渴者，亦以此汤主之，经方之慎重固如此……脉浮发热者，是膀胱热邪上冲，非表邪也，口渴欲饮水者，是膀胱津液涸也，故用滑石以清热、阿胶以生液也”。

（2）太阳在里之重病

陈泽东在《第四章》中认为本节所引《伤寒论》原文 3 条，皆系太阳里证之重病。他同时指出，张仲景论伤寒三阳病，“在表之时期，常有表不解之言，玩其语气，皆已用解表之法，而表邪未透之意。”

《伤寒论》曰：“太阳病不解，热结膀胱，其人如狂，血自下，下者愈。其外不解者，尚未可攻，当先解外。外已解，但少腹急结者，乃可攻之，宜桃核承气汤。”（106 条）

陈泽东认为此表邪尚多，汗出未彻，当先解表，表解之后再攻其蓄血，所谓以解表为急、攻里为缓。“此时之脉，浮部浮弦，沉部沉涩。如表不解，小便不利或浊短，即使少腑急结，尚不可攻，误攻则变水肿而死，当以附子麻黄细辛厚朴车前汤与之，可愈。服此汤后汗出透，小便利，少腹仍急结者，再予桃核承气汤，乃为妥当”。

《伤寒论》曰：“太阳病六七日，表证仍在，脉微而沉，反不结胸，其人发狂者，以热在下焦，少腹当鞕满，小便自利者，下血乃愈。所以然者，以太阳随经，瘀热在里故也，抵当汤主之。”（124 条）

“太阳病身黄，脉沉结，少腹鞕，小便不利者，为无血也。小便自利，其人如狂者，血证谛也，抵当汤主之。”（125 条）

陈泽东认为，太阳经多血少气，汗为血之液，若太阳表邪汗出不彻，即见随经入里之证。太阳病六七日，表证仍在，脉微而沉，微为表邪少，沉为血结于里；小便自利为蓄血之确证。“然必现如狂，少腹急结，或鞕满，按之微痛，不按不痛，小便自利，大便秘结者，方可攻之。若以上诸证不具者，断不可攻，误攻必死”。

陈泽东指出，凡太阳在里当下之证，必见潮热有汗，表邪已解，方可攻之。若身无汗，表邪未解，慎不可攻，误攻则死。“即使下证已明，先须用轻剂，轻剂不下，再用重剂，方保无虞，如桃核承气、抵当等，皆攻血之品，尤当慎重，设非其证，则杀人尤速”。

（二）病传阳明，亦分表里

1. 阳明在表之病分轻重

陈泽东认为病邪传入阳明由于所伤深浅不同，则有表里之分；所伤程度不同，亦有轻重之别。临证尤当细分。

（1）阳明在表之轻病

《伤寒论》曰：“阳明中风，口苦，咽干，腹满，微喘，发热，恶寒，脉浮而紧。”（189 条）

陈泽东在《第五章》中认为此条所论为阳明在表之轻证，并依据《素问·热论篇》而解释，“阳明之气主阖，为卫外之第二层，其津液主润肌肉，其经脉起自鼻额，分行络目，环唇挟口，一支循喉咙缺盆，入下膈属胃络脾，故邪在阳明之经，阻其自由吸阖之机，本经多气多血，被邪触动，故脉长，长者浮长也，其液主肌肉，邪在肌肉，故身热目痛鼻干口苦咽干，胃气被寒所阻，不能外越，故腹满不得卧，微喘发热恶寒，而脉浮紧也，面为阳明之表，初受邪则面垢，邪与表阳相搏，则面赤也。”他同时指出张仲景对此证未列专方，根据自己的临床经验提出当用解肌驱邪法，以葛根汤治之。

（2）阳明在表之重病

《伤寒论》曰：“阳明病，反无汗而小便利，二三日呕而咳，手足厥者，必苦头痛。”（197 条）

“伤寒三日，阳明脉大。”（186 条）

“伤寒，脉浮滑，此以表有热，里有寒，白虎汤主之。”（176条）

陈泽东认为上述前两条所论为阳明在表之重病，同时根据自己研究心得及临床经验指出本条所论并不全面，当阳明病得之二三日之时，除见无汗而小便利、呕而咳、手足厥、头痛外，还兼身热、嗜卧、胸腹满、脉浮弦或缓大等征象。诚如他说：“阳明之经，两阳合明，热之腑也。身热者，邪闭肌肉也；胸腹满者，胃气不升降也；嗜卧者，邪干募原，连及脾络，运化之力不灵活也；无汗者，寒邪深也；小便利者，胃气被邪所闭，不能上潮于肺作汗，而津液下行也；二三日者，正当阳明病发之期也；呕咳者，邪迫肺胃之气已甚也；手足厥者，寒邪闭胃之经，干及脾气也；苦头痛者，邪不得外越，上卫脑络也。以上种种之征象，皆寒邪深入，将化热入里之象，故曰重也。”仲景虽未立方，陈泽东则以麻黄加葛根厚朴汤补之。

陈泽东指出176条所论为阳明表病之尤重者，原文“表有热，里有寒”中“寒”字当是“痰”字，其谓：“凡太阳伤寒，挟温之表病，汗出之后，多见脉浮滑、身热咳痰之证，此太阳之表证已解，转属阳明之表证，余邪未尽，干及肺胃故脉浮滑，身热咳痰也。盖里寒之病，无论其表病何状，皆不能用白虎汤，倘误用之，必死，或变生他病。凡见本条之病象者，皆在汗解以后，其脉浮滑而身热，或兼咳嗽。愚曾用本方治之皆获愈，故敢补正。况此脉象与此征象亦相符，可知本条有错简无疑也。后世治温病汗解后而气促痰咳，用蒌贝养荣汤者，颇近此意。厥阴篇有云，伤寒脉滑而厥者，里有热也，白虎汤主之，尤可证明，此条所言非寒字也。”

2. 阳明在里之病分轻重

《伤寒论》曰：“阳明之为病，胃家实也。”（180条）

“阳明病……身热，汗自出，不恶寒，反恶热也。”（182条）

陈泽东在《第七章》中认为胃家实系表邪尽解、热皆入里之意，诸如身热汗出、不恶寒反恶热、腹满、绕脐痛、屎燥等，均为热结在里之症。同时指出此系阳明病之总提，“无论里病之轻重，必然第一条之全象，始为可下之证”。

（1）阳明在里之轻病

《伤寒论》曰：“阳明病，不吐，不下，心烦者，可与调胃承气汤。”（207条）

陈泽东认为此条虽未言有汗无汗，但并未言有表邪，应当以有汗来判断。所言心烦为胃有微热，尚未形成大实满之证，因此用调胃承气汤清热和中之轻剂，其病即愈。

《伤寒论》曰："阳明病……若汗多，微发热恶寒者，外未解也。其热不潮，未可与承气汤。若腹大满不通者，可与小承气汤。"（208条）

"阳明病，其人多汗，以津液外出，胃中燥，大便必鞕，鞕则谵语，小承气汤主之。"（213条）

陈泽东认为前一条文言"微发热恶寒者，外未解也。其热不潮，未可与承气汤"系假设之句，"若汗多，微发热……腹大满不通者"乃表邪已无而热结上中二焦之症，当用小承气汤清热而通其结滞。后一条则谓汗多而津液少，导致胃燥、屎鞕、谵语等症，选用小承气汤而不用大承气汤，取其清热通结，而不使芒硝重伤津液，此系张仲景用药深妙慎重之处。陈泽东还补仲景未及之处，云："仲圣于阳明里证，多不言脉，即愚经验所及者，凡阳明里证之脉，皆无浮大紧之象，多现沉缓或沉滑而数之象。若浮大紧者，仍系表邪未解，不可下，误下则变坏证，虚者死。"

（2）阳明在里之重病

陈泽东尤为强调张仲景所论阳明在里之重病，绝不可一味攻下，当有可下可不下之别。

《伤寒论》曰："阳明病，脉迟，虽汗出不恶寒者，其身必重，短气，腹满而喘，有潮热者，此外欲解，可攻里也。手足濈然汗出者，此大便已鞕也，大承气汤主之。"（208条）

"阳明病，谵语，有潮热，反不能食者，胃中必有燥屎五六枚也，若能食者，但鞕耳，宜大承气汤下之。"（215条）

"病人不大便五六日，绕脐痛，烦躁，发作有时者，此有燥屎，故使不大便也。"（239条）

陈泽东在《第八章》中认为上述3条皆论阳明在里可下之重病，阳明病"脉迟"不可解释为里寒，此脉见迟缓证表邪已解。阳明之气内陷连及太阴，则身重。胃气沉郁失其清浊升降之机，则短气腹满而喘。脾主四肢、胃气沉郁，其中津液从手足泻出而胃液消，故汗出即为屎鞕之征。"此条之病，热郁在胃，上冲肺，下及大肠，当泻三焦之热，故以大承气汤主之"。

陈泽东还指出胃热盛则不能食，小肠热盛则屎燥为球，大肠热盛则屎鞕为条；肠热而胃不热则能食，燥屎在小肠而热近心包则谵语，鞕屎在大肠而热远心包则不谵语。此条所言之热在胃、小肠与大肠，故用大承气汤通泻三部之热。其谓最后一条绕脐而痛，系燥屎在回肠，亦当用大承气汤治之。

《伤寒论》曰："阳明证，其人喜忘者，必有蓄血。所以然者，本有久瘀血，故令喜忘，屎虽鞕，大便反易，其色必黑者，宜抵当汤下之。"（237条）

陈泽东认为此条为阳明在里尤重之病，其人胃虽有热而肠液未消，故屎虽鞕而大便反易，便色黑为血瘀之色，证见喜忘则可断定其热在血，故宜抵当汤猛攻之。

《伤寒论》曰："阳明病，自汗出，若发汗，小便自利者，此为津液内竭，虽鞕不可攻之，当须自欲大便，宜蜜煎导而通之。"（233条）

陈泽东认为其汗出而小便利，津液内外分消则竭，阴液内涸，屎虽鞕亦不可下，若下之则重伤其阴，预后不佳。唯当蜜煎导外治之，既不伤气又不伤阴，此乃妥善之法。

《伤寒论》曰："阳明病，下血、谵语者，此为热入血室。但头汗出者，刺期门，随其实而泻之，濈然汗出则愈。"（216条）

陈泽东认为阳明病下血与谵语两症俱见，是为热入血室所致，其虽属阳明里证尤重之病，决不可大攻其血，此乃表邪内陷之故。他指出"以只有头汗出，及刺期门后，方得濈然之汗，可知在未刺期门之前，尚有表邪内陷之病也，当以苏柴桃红汤主之"。

陈泽东研究《伤寒论》确有过人之处，其对太阳病及阳明病的介说，言简意赅，条理清晰，不仅对当时中医界普及研究仲景学说贡献非凡，而且对现今的中医专业人员学习研究中医经典仍具实用价值。

四、针对时症，贡献验方

20世纪30年代，喉痧、痘疹、鼠疫、脑膜炎等流行病猖獗，严重危害了人民大众的身体健康，陈泽东先生目击神伤，尽其所能将自己的学识及经验广为传授，以普惠民众。他特别关注四时气候变化及春夏秋冬时令变迁所引发的时令病及传染病对人体的伤害，紧密联系百姓需求，从《国医正言》第二期开始推出“时症急救专栏”。他认为此专栏的设立“一为有病出紧急，聘医不及之家，斟酌病状相同者，照方服用，以救一时之急；二为与医界同仁剖析、讨论时症的复杂情形与治法，益于社会同胞之健康”。

陈泽东本人先后在此专栏撰文 10 篇，介绍自己的临症心得并附方药，对当时疫病的诊治大有裨益。兹列述其应对常见中暑时疾的几个验方，以便参考。

时令中暑之病。陈泽东于《国医正言》1934 年第 3 期刊登了治疗暑病的几首内服与外洗简便药方。诸如：烈日之下奔走操作，忽然头晕心烦，立时摔倒，不省人事，为中暍为阳者，急用青萝卜切细，绞汁一大碗，加入童便一小碗，调匀（如无童便用大人小便亦可）。将患者置于凉爽之处，用二人扶起坐定，然后将萝卜汁、童便等徐徐灌下，再用一人将患者后背徐徐捶之，须臾即苏，苏后再用平安散以白水调服即可。若因于夜间纳凉太过，或贪食生冷、头晕心烦，或目肿痛、身酸口不渴，不能食腹胀，甚则吐泻，为暑闭为阴者，不善治者，则变为暑疫，急用后方可愈。白菊花 9g、双熏茶 9g、香薷 9g、枳实 3g、草果仁 2.1g、厚朴 4.5g、槟榔 4.5g、车前子 6g（包），上 9 味，置于净瓷壶内，闷透，乘热饮之，得周身凉汗出，然后再易方调理，如吐泻重者，须刺曲池、委中、足三里等穴，乃可无虞，药品仍服前方。

陈泽东精研医术，应对疾病谱的变化，结合百姓需求，创制简便、有效药方以治病救人。所治疾病涵盖了痢疾、痘疹、黑热病、白喉等传染病，为后人提供了中医防治疫病的理论及经验。其亦从侧面反映了天津地域疫病盛行的种类及程度，陈泽东的治疗实例肯定了中医在防治疫病上的成效，对西医所谓“中医不识治疫”给予了有力还击。

五、科普宣传，启迪民智

1935 年 1 月，《国医正言》创办社会义务栏，专门服务于百姓，以应社会上的需要，尽量贡献国医真正的效能，使其发扬光大，以尽医界之天职。“社会义务栏”所含项目包括向民众灌输医学常识、公开经验良方、担任民众的医药顾问、解答疑难问题、组织会员义务施诊、介绍特效药品等，以下选取几种为例。

1. 公开经验良方

《国医正言》对于常见疾病，编辑搜集验方或通过民众广泛推荐，择切实有效之方，逐期刊载。其先后推介治鼻衄方、治遗精方、外科痈疽方、治腋臭方、妇女病验方、治肺病验方等，均言简意赅说明病因，通俗易懂，方法切实可用。

例如治鼻衄方，其谓鼻衄系鼻孔中出血，患此者多系肝胃郁热、挟血上冲所致，或由肾虚火炎、血不归经。并附简便验方如下：①用葱捣汁，入酒少许，滴鼻中，即觉血从脑中散下，立止；②冷水调白及末，用纸花贴山根；③人中白研细末吹；④用湿布薄胸中；⑤山栀子炒黑为炭，吹鼻中效；⑥血余烧炭吹，胎发、少壮人发更好；⑦鼻血不止，用独头蒜切片，贴于脚心，左出血贴左，右出血贴右，即愈；⑧鼻衄不止，服药不效，用大蒜 1 枚，去皮细研如泥，摊一饼子如钱大，左鼻出血，贴左足心，右鼻出血，贴右足心，两鼻出血，贴两足心，血止温水洗去；⑨鼻衄过多，昏冒欲死，急用多年沉香墨，浓研滴入鼻中可救。依治“鼻衄方”可见，其推荐验方不但能结合疾病特点，因鼻衄来势汹涌，煎服汤药为时不及，以单方治之，取效甚捷；同时所荐验方极为适宜应急，仓促之际简、便、廉、验，最是民众所需。

2. 普及医学常识

《国医正言》刊登了大量文章，向大众普及医学常识，将防治疾病的主导权交给民众，促使防治疾病阵地前移。诸如《消化不良的自然疗法》《滥服西药的弊害》《卫生要诀》等文章，对启迪民智的作用不可低估。编者在《消化不良的自然疗法》一文中，援引《黄帝内经》之言，告诫人们起居有时，饮食有常，则百病无由而入。同时建议消化不良疾病当重在调养，不宜滥服药品，并从摄生的角度给出 5 条建议：①废止早餐，给脾胃以相当之休息时间，恢复健运力量，至原有之健康状态；②练习运动，运动勤则易于消化，曾文正曰：“饭后数千步，是养生家第一妙诀。”③注意饮食，对于事物慎重选择，食时必须细细咀嚼，徐徐下咽，以便易于溶化；④睡眠适时，常人睡眠以八小时为度，晚餐后十时就寝，次日早晨六时起床，不可多亦不可少，最为适宜，午餐后可休息一小时，但不可食后即睡，或熟睡过久；⑤善养精神，精神宜养，不可滥费，精神愉悦，则胃之动力充足，消化因以迅速，食时前后不得用脑力思索，更不可在气怒时进食。

3. 介绍特效药品

《国医正言》该栏目刊登的药品，均需《国医正言》同人试用，诚有疗效者方予刊登。该栏目切合百姓之需，所推荐药品，诚然有所疗效。例如有来信之人，病愈感激之情溢于言表。其人感染冬瘟，寻医问药、屡治无效，阅该刊见有虎标永安堂登载广告一栏，当即购来，照法服用，一次汗出，二次又透汗竟然痊愈。适时其友患周身疼痛，也推荐服此药数次，得透汗而痊愈，称“真仙方也，特此鸣谢，尚望有抱沉疴者，幸莫交臂失之。”

表 7 《国医正言》介绍特色药品选录

序号	药名	产地	主治
1	中风痰厥益元丹	天津益元工厂	根治中风痰厥，其性不寒不热，调气养血；肾劳、咳喘、小便频少、心肾不交、夜不成寐亦有疗效
2	妇科良药慈航丹	天津益元工厂	根本铲除破血破气之弊，专治妇女诸虚百损、五劳七伤，久不生育，经水不调以及子宫寒冷、胎前产后等病
3	人参归脾丸	四川汶林堂	善戒吗啡、鸦片等瘾，且开胃健脾、增加饮食
4	虎标立止头痛粉	新加坡虎标永安堂	治疗风邪、中暑、伤风、逆气等类头痛以及做事过劳神经系痛，颈项筋痛，牙痛、耳痛、目痛、喉痛，周身筋痛，因风致痛

4. 食物本草专栏

《国医正言》第 26 期始设“食物本草专栏”，由王维仁任专门编辑。编者在该栏“小引”中提到，日常饮食之物，“亦非仅能充腹果肠，若各随其性，节而食之，足可祛邪以养正……若悖违其性，偏盛多食，亦足致病。有鉴于此，特设‘食物本草专栏’，采集日常食品，汇通前贤名论，并附管见，审而注之，聊为卫生之小助”。其每期介绍 4 至 5 种常见果品，内容包括性味、功效、品种、食宜、禁忌等，有时兼述一些妙趣横生的典故，语言朴实，简洁明了，可读性极强，获得百姓的普遍认可。

六、辨章学术，考镜源流

1930年中央国医馆成立，在推行“中医科学化”工作的进程中，逐步陷入了“否认中医理论，承认中医疗效”的发展态势，社会一部分学者、医家亦从而附和之。陈泽东在《国医正言》发刊词中即已表明态度：“大凡益世济民之道，古人创法于前，必有人护法于后，其道方可长存。”并奋起辩驳“阴阳、五行、六气为胡说妄见”的言论，坚决卫护“医圣气化之道”，因而也将中医与西医区别称之为“哲学医”与“科学医”。他深切意识到中医界有弃中学而依附西学之势，又因为强烈的民族意识，故在陈泽东早期的言论中批判西医的观点较多，后逐步有所转变。

关于中医“阴阳、五行、六气”存废的争辩，陈泽东曾先后驳傅孟真、辟陈无咎，阐述理论并佐以实证，可见其对中医阴阳、五行、运气学说是力主保存的，坚决主张卫护中医法统。

1. 驳傅孟真之言论

傅孟真是当时著名的历史学家，他于1934年8月5日在《大公报》星期论文栏内曾谓：“五行六气是胡说，既无病理又缺诊断，无非是一部经验良方。”此言一出，以陈泽东先生为核心的天津中医公会闻之，大动公愤，当即拟一稿致《大公报》，《大公报》见势激烈，派人调停，中医公会遂将驳斥傅孟真之文刊载于《国医正言》1934年第4期之中，以正视听。在此文中陈泽东指出：“五运六气之学，系黄帝之师，岐伯鬼臾区辈，分配推测阴阳之法，阁下不知，即以为胡说当废，蛮横极也”；“吾中医即本古圣阴阳气化之学以救世，是为正脉，流传至今已有六千年之功业。”

2. 驳陈无咎之说

1935年陈无咎任中央国医馆编审委员后，负责起草“统一病名草案”，招致多方反对，其中曾觉叟、吴汉仙反对尤力，陈无咎遂发表“辟中医六气说之妄言妄见”，指斥吴、曾等人依傍六气说，反对中医“科学化”，于是引发关于中医“阴阳、五行、六气”存废的论战。陈泽东在“读陈无咎批六气妄言妄见书后”一文中，从中医气化学说沿革入手，进行阐述，曰：“上古之人，穴居野处，易感外邪之侵犯，及炎帝出，采药性之气化，以补救人身之气化，至岐伯黄帝出，测天地阴阳气化之偏邪，而验人身感受偏邪之原因……至金元时代，张刘李朱四家出，各成一派，而医风为之一变，然气化之学未变。至明清时代气化之学复振，而识见治法，亦高于宋元之医，至逊清末叶，有陆九芝先生出，气化之学尤振，而识见治法亦尤高。”其循中医气化学说发端追踪溯源，阐明历代医家虽创法求新，自成流派，仍一贯秉持气化学说实质，在原有基础上阐扬光大。至民国以后，西医死板治法尤渐旺，中医正法尤渐晦。若学西医者为争时计，尚在意料之中，不料中医竟有悍然助西医者，必欲持细菌之说，以铲除气化生人之学。不论是出于暗与西医结合，还是中医学不通，以借西医之术以求谋生者，陈泽东认为：“医学不通，是其本病，盖品出于学，学不通则无品，故易招舆论之讥贬，是以君子当自重也。”

陈泽东继而又发文一篇，从其本人对“六气”的认识角度，再驳陈无咎。他说：“六气者，为生杀万物之主宰也。六气运行，以日光为转移，是天地自然之灵机也，日光近则为阳，日光远则为阴，阳之极则为热，阴之极则为寒，然寒热变易之节，不能皆然立判，故由热变寒以渐，由寒变热亦已渐，此日光渐南渐北之所致，故有六气之分焉。而六气之分，先以主气定位，分一年日数为六甲而配之，初之气为风，二之气为热，三之气四之气为暑为湿，五之气为燥，六之气为寒，再以客气之太过不及，至而不至，去与不去，以决其之和逆，可识病之原，可得之病之机也。”不仅从理论上辩驳，并以中西医治疗伤寒、瘟病、时疫、霍乱之病为据，对比西医治法说明中医气化为正脉。

此外，陈泽东感慨，当时中医界深明气化之人，如长沙曾觉叟、吴汉仙、刘裁吾、张驻麈、易凤梧，福建梁长荣，四川邹趾痕，广西陆钧衡、陈先安，广东陈应期，山西时逸人，上海谢利恒、张赞臣以及中医公会同人等，皆保护气化正学之辈，卫护医圣气化之正道，其宗旨在于维护民族之健康，而非钻营利术以谋生者可比。针对陈无咎《辟中医六气说之妄言妄见》一文，陈泽东笔戈墨檄，在《国医正言》连续发 2 篇驳文与之抗辩，并与长沙的吴汉仙一起，展开了“辟陈运动”。

七、衷中参西，各撷所长

1933年4月29日，中央国医馆学术整理委员会修正通过《中央国医馆整理国医药学术标准大纲》，大纲公布之后，学术整理委员会开始推进统一中医病名的工作。委员会认为，中医病名与现代社会脱节，应统一向西医病名看齐，由此制定了《中央国医馆审定病名案凡例》和《中央国医馆审定病名录》等文件。同年6月，下发各地分馆征求意见。这些文件明确提倡采用“西医所通行之华译病名”为主，将历代医著中的病名与之一一对应，即以西医为主体，中医为属品，并要求将来“颁行全国医士，限日一律用此统一之名，违者处以相当惩戒，惩戒后再不从，则禁止其业医”。中医各界认为取消中医病名定使中医临床无所依傍，因此这份病名方案一出即激起骂声一片。

陈泽东听闻不禁怆然，呈文中央国医馆并刊发在《国医正言》1935年第10期“文件”专栏。他认为：“若果真如此统一病名，则国医之真实效力将为西医所消灭矣”；“钧馆整理审编诸公，皆当世国医名彦，对于国医学当有深刻之认识，乃整理国医之方法竟以西医为主体，是何故也？”义正词严地指出国医馆此项行为令人费解，并针对“统一病名草案”提出如下建议：“可将古今正当之医书搜集荟萃择取精华，按表里阴阳寒热虚实分列门类、纲领、条目为有统系之医书，始能认明天地之气化以测人参之气化，再取药性气化以补救人身气化之偏，若果如此整理即为哲学中精髓之科学。”之后，他再次针对中央国医馆复国医研究会信函指出“统一病名草案”的弊端与建议。弊端之一：“将国医救人之正法，根本变易于迷途，且新名词不如旧名词易于记忆寻绎，诚恐国医之浅学与后起者，治病无效，则国医不击自灭。”弊端之二：“总馆持全国国医药之总枢，若编纂之书一出，仿其治法无效，则总馆之名誉信仰尽失。”同时，陈泽东再次诚恳建议：“诚恳我公等，格外海涵，俯于采纳，将古今醇正国医之书籍，分门别类，按寒热虚实阴阳表里气化之正法用旧名词，编纂为有统系之正本，将西医名词择其相同者，附注于后，国医之所长即显，而西医之所长亦得，则吾华族均受大惠矣。”

病名看似只是一个中医或者西医所有的名词概念，究其实质则反映出病名归属于中医还是西医理论体系，用西医病名来统一中医病名，势必导致中医理论体系的消亡，国医之病名亡，则国医之实亦亡。

由此可见，陈泽东针对“统一病名草案”的费解与愤慨不亚于“取缔中医案”。首先，他从国医馆角度出发，指出国医有识之士日夕盼望国医馆发扬光大岐黄学术，恐此举一出，乃自毁名誉，并将国医之正法变易于无所适从之境地；其次从保存中医独立的思路出发，言辞恳切且给出了可行的建议。在这些诚恳的建议中不难看出，他并不一味排斥西医，他反对的只是西医反客为主、取代中医，相反他主张彰显中西医各自所长，以普惠苍生为重。

八、关注时政，护法岐黄

民国时期的中医发展历经风雨，中医传统地位渐趋式微。此与古代医学史上曾经有过的学术论争不同，金元四大家的论争，各自提出了不同的学术主张，形成了不同的学术流派，迎来了中医发展的新阶段。民国初期的中医面临的不是促进发展的学术争鸣，而是政治层面上政府强势力量的取缔，专业层面上西洋医学的严峻挑战及剿灭。

陈泽东以个人及天津中医公会主席之名加入到中医界反压制、反消灭的运动中，其中各种举措对了解当时的中医动态及天津中医界的反响具有重要的价值。

1929年2月，在南京政府卫生部召开第一届中央卫生委员会议上，余岩等人乘机提出了《废止旧医以扫除医事卫生之障碍案》，并获得了通过。这就是中医近代史上著名的“废止中医案”，使摧残消灭中医的活动达到高潮。1929年2月26日，上海《新闻报》首先披露此事。消息传出，全国中医药界群情激愤，由此引发全国中医药界为撤回“废止旧医案”而进行的斗争。

以陈泽东为首的天津中医界对此做出了积极的响应，他以天津中医公会名义联合各省市中医界，于3月17日在上海成立“全国医药团体联合会”，分别向当时的国民党第三次全国代表大会、国民政府、行政院、立法院、卫生部、教育部等单位请愿示威，发表救亡中医宣言。在强烈的抗议声中，南京政府被迫撤销原案，方为中医留一生存之地，请愿成功的当天被定为“国医节”。

1933 年 6 月，为树立国医的法律地位，时任中央国医馆馆长的焦易堂联合陈立夫等人在国民党第 306 次中央政治会议上提交《国医条例草案》。经中央政治会议发交行政院审查，遭到否决后，再次移交行政院，依然未予通过。7 月 14 日，立法院将该案交法制委员会审查，分为国医条例、中央国医馆组织法暨修改内政部组织法 3 件。《国医条例（草案）》先于 1933 年 12 月 15 日立法院法治委员会第 43 次会议通过，并更名为《中医条例》，在案的其余两件因时间来不及，留下届大会讨论。1937 年 1 月 12 日继续讨论，因为兼议政府发行公债又致延搁。此一案三件前后割裂，与议事规程很不合，焦易堂提请纠正，发生争执，愤慨之余，请辞立法委员法制委员长并中央国医馆馆长各职。

陈泽东闻之大为愕然，于 1937 年 1 月 22 日以天津中医公会主席之名上书中央立法院，“呈为公请挽留焦公易堂复任本兼各职，以励贤良而维国医，保护种族事”，认为焦易堂名誉清廉、政声昭著、热心救族、是贤良人才，国医是保种学术，必须慰留焦公复任本兼各职，使之再提倡国医重要之学，才合乎公理。2 月 1 日，立法院秘书处以“秘字第一一七三号”批复：呈悉焦彭两委员已照常供职。

《中医条例》虽然通过，然行政院一直未予公布。1934 年，中医药界在国民党中央执行委员会四中全会上请愿，要求从速公布《中医条例》，平等中西医待遇，未获答复。1936 年 1 月 22 日，历经 2 年的斗争，《中医条例》终于奉国民政府第 126 号训令公布施行。《中医条例》公布后，陈泽东先生马上发表《< 中医条例 > 公布两感症说》，其两感为“喜忧”，指出：“倘中医得加入卫生政权，而其任职之人钳制中医，则全国种族之寿命折灭矣，种族之寿命折灭矣，则亡国灭种之祸立致矣。”前车之覆，后车之鉴。因此，以民权为重，为防将来之流弊，他高瞻远瞩地提出可行性的建议：“对于加入卫生政权之人才必须品行醇正，名利淡泊，深明医圣气化之真学。如有此项人才，由各地中医公会，以记名投票法公选之。当选时，即由各公会公送内政部，请加委任。如有袒西害中之流，概予严厉拒绝，不令其有选举权与被选权。倘当选人任职后，心术改变，仍蹈袒西害中之覆辙者，由各地中医公会另行选举相当之人，公请内政部更换。”各省市加入卫生行政职者亦仿此法公举。

卫生署破坏政权，竟拟将中医中药归署管理，企图摧残中医中药。《中医条例》公布后 24 日，由中央国医馆出面检举卫生署擅改《中医条例》，并乘机向国民党第三次全国代表大会请愿。陈泽东先生亦将“卫生署把持政权摧残中医案”，以天津中医公会主席之名与药业同业公会黄玉亭联合致电行政立法两院与军委会，表示誓死不愿受卫生署干涉，恳求维持通过原案条例，以加重国民政府威信，以减缓中医中药的困难，明确反对卫生署干涉中医药行政管理权，并请制止卫生署的恶行。随后，卫生署中医委员会于 1937 年 3 月 10 日成立，刘瑞恒任主席，陈郁任主任委员，中医委员会成立后集思广益，采取了一系列有效的措施。

民国十九年（1930 年），教育部、卫生部拟“私立国医学校改称学社议案”，呈请国民政府核准，以此来施行其根本消灭国医的计划，最终碍于公论未便实行；民国二十年（1931 年），《中央国医馆成立组织章程》第八条及《中央国医馆各省市分馆组织大纲》第五条明确规定了设立国医专科学校，呈奉行政院核准并转呈国民政府备案，颁布全国。民国二十一年（1932 年）教育部、卫生部故态复萌，乃取 1930 年未曾颁布之废案，呈行政院再次核准，以图取消 1931 年已经颁布之新案，中央国医馆遵照行政院训令命浙江兰溪国医专门学校仍照 1930 年原案改学校为学社，湖南省医药团体愤慨拟文“教卫部焚坑医药痛史录”通电全国，一致响应，于是废校改社之风浪又息。

1935 年，天津市中医公会接到湖南省医药团体代电谓中央国医馆 3324 号训令，由常务理事会议决案“颁布全国有改国医学校为学社之明文”，陈泽东阅毕，骇然叹息：“长此以往中央国医馆馆体之根本将不固也。”当即率员起草了呈文，列举中央国医馆坐失威信五项要点，说明中馆馆体之根本不牢矣，并恳切建议速为设法挽救，陈列从速彻底整理馆体之四项要点：慎重馆外人选；择易馆内要职；馆内批令宜甚；国医教育宜崇实。建议中央国医馆整理馆务与职员以固馆体。

1936 年 4 月，中央国医馆发第 3973 号训令，“近正拟定卫生设施方案，此项卫生设施方案包括公共卫生疾病预防之管理训练及各种特效药方之传布，亟欲征求中医方面关于上述各项问题材料以便制成方案通行全国，为此令仰各公会各就所属范围从速搜集关于中医卫生设施方案呈送本馆，以便汇齐整理转达中央”。

陈泽东积极响应拟定中医卫生设施方案，当即召集公会人员及国医研究会人员两方同人讨论方法，认为该项组织实事求是，确为裨助民族生命而设，非为时医投机夸张维持个人营业而设。并提出：“如西医透凉气、泼药水等无效之预防方法，不应采入，而中医之潮流派应酬门市唬人渔利之法亦当禁止。”

天津中医公会回函附呈陈泽东撰写的《中医卫生设施方案》，该方案专载于《国医正言》第25期至29期。他在文章中指出：“凡卒起之疾病，宜及治疗者，唯中风、伤寒、时疫、温病是也。”遂略举各门疾病治疗法，每门疾病均列病因、症状并附治法处方，方案内容包括中风、时疫、霍乱、鼠疫、黑死病、温病、伤寒等。

在中医生死存亡的关键时期，以陈泽东为首的一大批中医界有识之士以《国医正言》作为团结抗争的利器，面对由歧视而带来的不平等之待遇、摧残消灭中医的计划乃至废止中医的主张与行动，陈泽东与中医药界同仁一道为争取中医的合法地位进行了不屈不挠的斗争，为中医在困境中生存谋得希望，为中医的传承做出了巨大的贡献。诚如曾觉叟在汇刊题词中的评价：“陈君泽东与本社同人既具此百折不回之毅力，《正言》医刊出版以来，义正言辞，久为海内所推重。”

注： 本节引文除具名者外，皆引自《国医正言》民国二十三年六月第一期始及其连载陈泽东著《国医伤寒课义》。

创编医史的伍连德

伍连德（Wu Lien-Teh），字星联，祖籍中国广东新宁县（今台山市），1879 年 3 月 10 日出生于英属槟榔屿（今马来西亚）的一个华人家庭。他是我国防疫检疫方面的先驱，著名的公共卫生专家、医史学家。

伍连德的父亲伍祺学少年时独下南洋，以经商为业，在当地开设商铺。其母亲是一位华侨的女儿。伍连德自幼聪颖过人，考入当地的大英义塾学习。17 岁时（1896 年），因成绩优异荣获英女王奖学金，得到了在剑桥大学意曼纽学院深造学习的机会，成了剑桥第一位华人医科学生。求学期间，伍连德刻苦勤奋，几乎囊获了诸如齐德尔临床内科金质奖章和克斯莱克病理学奖学金等各种学业奖励。他曾到伦敦圣玛丽医院、利物浦热带病学院、德国哈勒大学卫生学院及法国巴斯德研究所深造，师从诺贝尔生理学或医学奖获得者罗纳德·罗斯（Ronald Ross）、卡尔·弗伦克尔（Prof. Karl Fraenkel）、梅契尼科夫（Elie Metchnikoff）等知名学者学习。1903 年的时候，伍连德顺利通过剑桥大学医学博士学位答辩，并于 1905 年被授予医学博士学位，当时他年仅 26 岁，成为荣膺此殊荣的首位华人。负笈 7 年，伍连德文理兼修，毕业时还获得剑桥大学文科硕士学位，在培养医学素养的同时，也滋润了他的人文情怀。

伍连德完成学业首先回到吉隆坡医学研究所工作，后于 1904 年回到槟城执业行医。三年后的 1907 年，伍连德回国首访天津，直隶总督袁世凯邀请其到天津北洋军医处任职，但因故未能成行。1908 年他再次回国时，在好友海军大臣谭学衡的推荐下，伍连德来到天津，出任了陆军军医学堂副监督（副校长）一职，从事医学教育工作、培养医学生。同年伍连德辗转将妻儿接到天津定居。1909 年和 1911 年其二子长福、三子长明分别在天津出生。因早年缺少学习中文的机会，伍连德深感工作不便，即聘请教师教授其中文，很快他就能够熟练地使用普通话进行授课。而在与梁启超、辜鸿铭、严复等文化学者的交往过程中，他逐渐对中国古代书籍产生了浓厚的兴趣，加深了对中国历史的认识，还搜集了很多古代文物以作收藏。

1932 年 7 月伍连德与王吉民合著的《中国医史》（*History of Chinese Medicine*）出版，这是一部具有里程碑意义的著作，是迄今为止唯一一部完整的英文版中国医史。1935 年伍连德当选为国际科学史研究院通讯院士。

1937 年日本全面侵华战争爆发，上海沦为战区，时局动荡，加之伍宅毁于战火，伍连德被迫返回马来西亚，后定居于怡保市，杏林行医、悬壶济世。1959 年 2 月伍连德撰写的英文自传《鼠疫斗士：一个现代华人医生的自传》（*Plague Fighter：The Autobiography of a Modern Chinese Physician*）出版。他在书中序言写道："我曾经将我的大半生奉献给古老的中国，从清朝末年到民国建立，直到国民党统治崩溃，发生的一切在许多人的脑海里记忆犹新，在上下五千年的历史中，中国历经了世代的兴衰荣辱，才取得了今天的地位，我衷心地希望新中国能更加繁荣昌盛。"[①]

1960 年 1 月伍连德因病逝世，享年 81 岁。纵观其一生，成就斐然，论著等身。梁启超曾题词盛赞伍连德的光辉功绩："科学输入垂五十年，中国能以学者资格与世界相见者，伍星联博士一人而已。"[②]

一、创编医史，矫正外论

伍连德与王吉民（K. Chimin Wong，1889—1972）合著的《中国医史》是世界上第一部由中国人自己使用英语编著的、全面介绍中国医学成就的恢宏巨著。该书于 1932 年由天津印字馆初版，1936 年由位于上海的全国海港检疫管理处再版。

---

① 伍连德．鼠疫斗士伍连德自述上 [M]. 马学博，译．长沙：湖南教育出版社，2011：14.

② 王哲著．国士无双伍连德 [M]. 福州：福建教育出版社，2011：2.

早年在留学之时，伍连德就对研究科学技术发展史产生了浓厚的兴趣。回国后，他致力于中国医学历史的研究工作。他认为学习医史的意义非凡，“可考求吾国医学之源流，及古今医事上之变迁而已乎，且使阅是绪者，观感兴起，知医学各科，皆古疏今密，古拙今巧，由简单而日趋繁赜，实足为促进吾国医学之良导线也”。但是他却发现国外的医学史著作中，鲜有涉及中国医学内容的，即使有所谈及，也“往往多所乖误，而未能得其真相”。

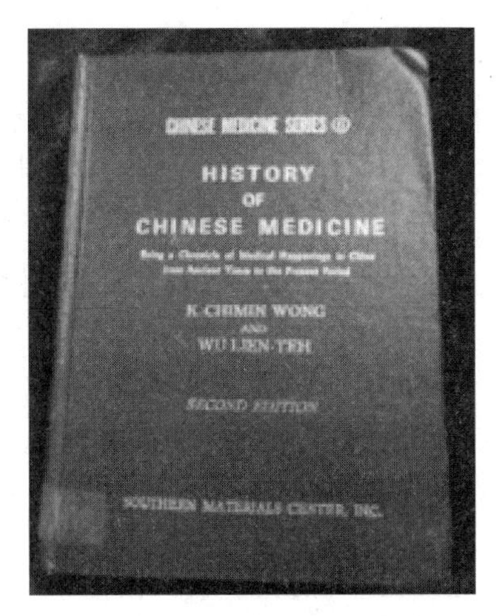

图 15 英文版《中国医史》

伍连德与王吉民先生撰写《中国医史》的起因，就与美国人嘉里逊（Fielding H. Garrison，1870—1935 年）在 1913 年出版的一本全面介绍世界医学的专著《医学史》有关。在此书第一版共 762 页中，描写中国医学的内容竟然不满一页，且多有谬论。

伍连德和王吉民先后阅读了嘉里逊的《医学史》，伍连德还曾致信嘉里逊，问其何以对中国医学作如此不正确的描述？嘉里逊回复说：“中医或有所长，但未见有以西文述之者，区区半页之资料，犹属外人之作，参考无从，遂难立说，简略而误，非余之咎。”伍连德收到回信后，深受震动，特将该信转给王吉民，后者看后也感触颇深。为“保存国粹，矫正外论”，王吉民、伍连德两位先生耗费了近 16 年的时间，边收集整理文献、边研究撰写文章，使用英文共同完成了《中国医史》。该书的完成不仅向世界介绍了中国传统医学的伟大成就，维护了中国传统医学在世界上的地位和尊严；特别指出中医与西医应为两个不同学术体系，应兼容并蓄，而不是相互排斥。

《中国医史》最大的编写特点，是吸收了西方近代的史学观，是我国第一次按照时代背景、编年记事、章回体裁来记载史实的科学技术史书。其中所载内容时间跨度五千年，以上古伏羲开创八卦为开端，一直讲述到 20 世纪初西医及西医教育在国内兴起。书中内容丰富，全面地介绍了中医药起源、医事制度及医学教育体系、著名的医家传记、重要的医学典籍、中医药发明、西医传入我国、开设西医院及学校等情况。资料翔实，特别是全书配有百余张与中国医学相关的老照片及图片。这些照片极为珍贵，因为照片中原物多数已经无处可寻，照片已成绝版。最为难得的是书中保存了自春秋战国以来的多位著名医家如扁鹊、华佗、李时珍等的画像。

《中国医史》全书分为上、下两大部分。上部由王吉民编写，较为客观地介绍了中国传统医学的渊源流传和医家医经。书中介绍了中国医药的三位始祖：伏羲、神农、黄帝。描述了医仙扁鹊的事迹，更介绍了仓公、张仲景、华佗三位医圣以及金元四大家等著名医家。书中还专题介绍了《黄帝内经》《脉经》《本草纲目》等中医典籍。还特别描述了古代哲学、道家和佛学思想对中医理论形成和发展的影响。

该书的写作特点是不非古，更厚今。下部由伍连德编著，其篇幅约占了整部书的3/4，详细地介绍了近代西医学，尤其是教会医学传入我国的发展历史，为后世研究近现代中国医学发展史奠定了坚实的基础。例如书中就详细地介绍了19世纪末西式医学教育在天津发展壮大的过程。

根据书中记载，1879年伦敦会医学传教士马根济到达天津。因为其治愈了当时直隶总督李鸿章夫人的疾病，从而获得了李鸿章的资助兴办西式医院。因此天津总督医院成了第一所拥有病床和其他相对现代化设施的医院，马根济任负责人。1881年被清政府派出国外学习的留学生归国，马根济受命承担了培训第一批8名西式医学生的工作，采用美式课表。1881年12月15日学校正式成立，命名为“总督医院附属医学堂”。1885年首批6名学生毕业，获得了中英文书写的毕业证书，还加盖了当时政府的公章。

1888年马根济去世后李鸿章撤回了他的资助，转而兴建一所政府医院，医生多为马根济的学生。1893年，在天津大沽路上的政府医院旁边兴建了一所医学校，被命名为北洋医学堂，第一任校长是林联辉，使用英语教学。北洋医学堂的名字一直使用到1915年，后因被海军部接管，改名为海军医学堂。1911年大革命之后，学堂从海军部获得的资金援助越来越少，最终于1932年关闭。

1902年，时任直隶总督的袁世凯建立了陆军军医学堂，培养医学生。第一任校长是徐华清（北洋医学堂的第一届毕业生）。当时学堂的主要教师是日本人，于1911年大革命后被中国教师所替代。1906年陆军军医学堂被国防部医学处接管，并同时成立了附属药学院。1918年该学校转到北京。

《中国医史》一书结构严谨、英文流利、语言准确，将中国传统医学和近现代西医在中国的发展与变迁，全景般生动地呈现给了全世界的读者，使其对神秘而古老的东方医学有了崭新的认识。该书保存了我国近代战乱时期的珍贵医学史料，为后世的医学或史学研究留下了宝贵财富。《中国医史》的出版立刻在国际医史界产生了巨大的影响，英国科技史专家李约瑟博士曾赞扬此书“几乎是西方医学史家所知道的唯一的书”。

二、鼠疫斗士，防疫专家

伍连德不仅著书立说，精研医史，更亲至临床一线，诊病防疫。1910年末，中国东北三省突然爆发不明原因的恶性传染病，疫情迅速蔓延，造成大量患者死亡，情况危急，但当地清政府官员与医生面对这样的局面却束手无策。俄国与日本政府表面上宣称派遣军队和医生，协助清政府控制疫情，但其真实意图却是觊觎我东北领土。于是清政府外务部委任年仅31岁的伍连德赴哈尔滨调查疫情。伍连德临危受命，只带着自己的助手一人来到了东北，随后伍连德被委任为“东三省防疫总医官”。他不畏恶疾对个人健康的严重威胁，深入疫区第一线领导调查研究工作。通过对患者尸体进行解剖检查，发现了鼠疫病原菌，他敏锐地意识到这场恶疾应为肺鼠疫，遂采取有效的防控措施阻隔传染途径，如控制交通、隔离疫区以及建立隔离医院等。而在所有的举措中，最惊骇世俗的是在上报清朝廷批准后，就地火化了两千多具因冬季地面冻结无法埋葬的患者遗体，这给当时保守的中国社会带来了极大震动，但却极其有效并迅速地抑制了疾病的传播，使得鼠疫之乱能够在4个月内被平息。在整个防疫工作中，伍连德胆识过人，不但显示了其精湛的医术和防疫知识，而且在组织协调当时东北各方势力共同抗疫方面，展示了非凡的管理能力和卓越的组织才能。

1911年4月，“万国鼠疫研究会议（International Plague Conference）”在奉天（今沈阳）举行，这是中国近代史上首次举办的国际科学会议。伍连德被参会代表一致推选为大会主席，他也成了近代史上第一个在国际性医学卫生会议中担任主席的中国人。他向大会汇报了东北三省的疫病救治经过、防控措施以及研究成果，特别是他提出的肺鼠疫理论得到与会专家的认同。伍连德撰写的论文《关于旱獭与鼠疫关系的调查》，于 1913 年在著名的国际医学刊物《柳叶刀》发表，使其成为首位在国际顶级医学期刊上发表文章的中国人。随后伍连德将其学术思想整理，完成了专著《肺鼠疫论述》(*A Treatise on Pneumonic Plague*)，1926 年由日内瓦国际联盟卫生组织出版。这部被奉为经典的学术专著，对肺鼠疫进行了全面且精辟的论述，正式确立了“肺鼠疫”学说。1912 年清政府成立了中国近代第一所常设防疫机构——东三省防疫事务总处，伍连德被任命为总办兼总医官。

1915 年 2 月，伍连德等人在上海成立了中华医学会，伍连德任书记一职，后于 1916 年至 1920 年间任会长，他还兼任了《中华医学杂志》的主编。伍连德还热心医学教育事业，力主在北京建立一座进行现代医学教育的学校及医院，他说服洛克菲勒基金会考察人员，建立了协和医学院和协和医院。1930 年伍连德任处长的全国海港检疫管理处正式成立，这标志着由外国人手中正式收回了海港检疫权。1935 年，由于其突出的医学成就，年仅 46 岁的伍连德被推荐为诺贝尔生理学或医学奖候选人。

注：本节有关医史的内容引自上海辞书出版社 2009 年出版王吉民、伍连德著《中国医史》。

利济群生的王静斋

王静斋，亦名功镇，生于1883年，卒于1953年，享年71岁，山东省历城人，其“先大父精一公，以医术重于时，生平事迹详载山东历城县志。先君晋封公，能世其业，不殒其名……比稍长，出就外傅，暇辄喜读《内》《难》各经，唯词意艰深，苦不得其解，先君素钟爱余，不之禁，既而曰：是经与儒家相表里，多见而识之，亦学者所有事也，因示以句读，及书中大旨，每值诊病，命余侍侧，将脉理、病源、方义，详为剖析，并告以是病与《内经》某节相符，濡染既久，粗窥门径，洎先君见背后，慨然惧前业之将坠，读《礼》之余，因博取古医家所撰著者，悉心浏览，虽由委溯源，恍若有悟，而惜乎不得趋庭以相证矣”。之后，王静斋从事军政各界，风尘奔走十余年，相继任河北省景县、易县县长，孔伯华称其“所至有循声”。1928年国民革命军北伐后他侨寓天津悬壶济世，颇有医名，并与时下诸名医游，颇受其益，常到北京、济南、保定、唐山等地出诊，诊余之暇“悯世人延医却病之难，爰将先人所传秘方，益以三十年之经验，及诸名流之议论，随笔记之，越十年而成帙”，撰为《养生医药浅说》。

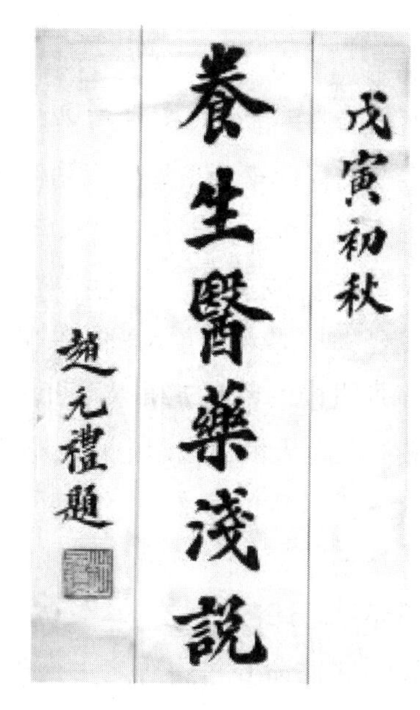

图16 《养生医药浅说》

王静斋为向大众普及医药知识，以补医生所不及而撰《养生医药浅说》。此书将相关内容分门别类，而务期浅近易读，用以指导患者，使病家知所适从。其学有家传，精于医理，诚如李振堂所云“穷诸经之奥旨，括群贤之名言，融会贯通，随手记录，积久成书……分为八卷。一曰人镜，言病家与医生，皆当对之以自知也；二曰却病，言调摄精神、慎于平日，则病可预防，即《内经》上工医治未病之意也；三曰病因病情，原其因，推其情，通德类情，自无难治之症也；四曰治法，举其根本，调其阴阳，定其名义，补医生之所不及，使罹病者虽医士有不及延请，不致袖手也；五曰疹科心法，按气运、察顺逆，以枕中之秘方，作救世之宝筏也；六曰诊脉之心法，则博采众说，参以己见，使病家细心领略，可以知其吉凶也；七曰杂志，则泛论药性食物；八曰成药，则称述先人嘉言懿行及家传珍秘，以公诸社会也”。1949 年后王静斋曾被天津市卫生局聘为市中医考试委员会委员。

一、情殷博济，择医指南

民国初年，天津乃至国内中医界鱼龙混杂、优劣相参，普通百姓“慎疾易，求医难”。王静斋有志补偏救弊，于 1937 年春曾与津门李廷玉先生策划创建国医学院，“志在阐明轩岐绝学，借以济世活人”。王氏为了促成此事，决定率先组建施诊所，以延揽医界名流预为师资，夏初开诊两个多月医愈患者近 7000 人，适逢“卢沟桥事变”乱及天津，施诊中止，难偿夙愿。

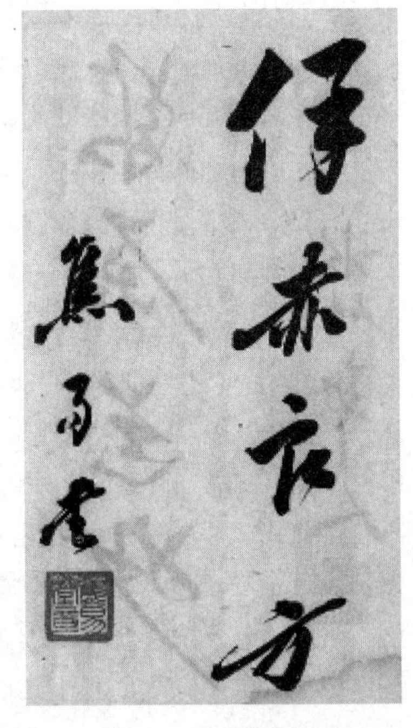

图 17　焦易堂题词

王静斋郁郁数月，重新振作而撰《养生医药浅说》，“戒医流、戒病者，情真语挚不稍忌讳”，尤其令人钦佩。他首先针对患者之性命委付庸医之手而疾呼“养生之方，莫大乎慎疾。祛疾之术，莫要于择医，医之不可忽视”。因此根据自己数十年在中医界的观察，特为患者标举选医之法作为延聘医药的顾问。

王静斋认为值得信赖的医生为“学识练达者，硕学宿儒，探赜索隐，神明变化，治病十全，此上选也……才能优越者，心灵手敏，出奇制胜，明证脉之吉凶，知病情之顺逆，此虽未必十全，失之者鲜矣……性质敦厚者，仁恕和蔼，恺切周详，兢兢业业，引为己任，如遇难治之症，即直言无隐，或荐贤自代，以期挽救于万一，此亦庸中佼佼者也”。符合上述 3 个条件的医生均可倾心信任，“但学识高者，易于骄，骄则有时而刚愎。智能优者，易于浮，浮则有时而疏率。至淳良之士，多偏于和，而临症处方或至涉于疑似。三者之弊虽不同，而其足以误事则一。若用其所长、知其所弊，则于求医之道，思过半矣”。

若临床所见有下列之一者，即为不可信任的医生。残忍之人，必不恻怛；狂妄之人，必无实际；愚拙之人，必无慧思；鲁莽之人，必不静气；犹豫之人，必无定见；固执之人，必不通达；轻浮之人，必慕荣利；急遽之人，必求速效；怠惰之人，必多逡巡；夸诞之人，必不专一；不端之人，必多苟行；自是之人，必以非为是；悭吝之人，必以此居奇；贪婪之人，必借此勒索；忮刻之人，必借此报复；心冷之人，必不以救人为心。上述所列，“如有其一，医术虽高，万难信任，故选择医士，切不可以耳代目，既闻之，必察之。遇有病时，先亲往试诊，以考其诊治之成绩，再进而察其品行，判其是否纯正，尤防世之欺诈者流，胸无点墨则曰儒医，窃取成方则曰家传，本无一技之长而谬谓中西兼通，道己之善，扬人之恶，阿谀奔竞，唯利是图，至病之轻重，如秦人视越人之肥瘠，漠然不动于心。凡此等人，皆性与人殊，若以生命相托，岂有不偾事者哉！”

王静斋针对医界种种不良现象对患者造成的物质上与精神上的伤害，忧心如焚。他特别强调，为医者当“体病家请医之难，遇症能治者治之，不识者直言无隐，既已受贽则按时莅止尽心疗治，以名誉为前提，以博济为本分，切勿使病家望眼欲穿、惴惴不安也”。同时提出“医家十要”与“病家十要”，期望医者自省及患者留神。具体包括以下内容。

医家十要：①存心仁慈，以救人为天职；②精通医学，多参群书；③精通脉理，洞悉脏腑经络；④识病原病机，晓运气盛衰；⑤辨识药性药形，炮制适宜；⑥同道互相提携，莫相嫉妒仇视；⑦品行端方，自重自爱；⑧诊病一视同仁，勿重富轻贫；⑨勿重资财，轻忽人命；⑩常备灵药，随时救人。

病家十要：①择名医；②肯服药；③宜早治；④绝色欲；⑤戒恼怒；⑥息妄念；⑦节饮食；⑧慎起居；⑨莫信邪说；⑩勿惜金钱。“他人荐医，必视荐医者素日之品行学识，以测医生之优劣”。

二、养生防病，慎服温补

王静斋重视养生祛病，专列一卷叙之。除论道家及孙思邈、葛洪等养生法外，还就空气疗百病、色欲戒、怒气戒、起居有常、饮食宜节、却病十要、五病宜避、八风宜避、病之五戒、病室卫生十要、病初愈沐浴理发之关系、病因及滋补与燥烈药宜慎用等知识进行普及，以提高病家养生防病的能力。以下列举几个。

却病十要：①静坐观空，放弃一切欲念；②烦恼现前以死喻之，勿以争长较短；③常将不如我者巧自宽解，勿以不适生嗔；④想造物劳我一生，遇病却闲，反生庆幸；⑤深信因果，或者宿孽难逃，却欢喜领受，勿生嗟怨；⑥家室和睦，无交谪之言入耳；⑦起居务要适宜，勿强饮食，宁节勿多；⑧严防嗜欲攻心，风露侵衣；⑨常自观察，克治病之根本处；⑩觅高朋良友，讲开怀出世之言，或对竹木鱼鸟相亲，悠然自得。以上皆为却病之法，万望患者谨守。

五病宜避：①心为君主之官，心君泰然则百体从令，若以精神循智巧、以忧思循得失、以劳苦循礼节、以身世循财利，四循不置则心为之病；②肝木喜条畅而戒焦灼，若极力劳形、气燥、气爆、气逆、当风纵酒、食嗜辛咸则肝为之病；③万物生乎土，脾土必得中和之气为正，若饮食凉热失度、久坐、久卧、大饥、大饱则脾为之病；④肺为气主涵盖一切，若呼叫过常、辩争陪答、冒犯寒暄、恣食咸苦则肺为之病；⑤肾为先天人生之本，若久坐湿地、强力入水、纵欲劳形、三田漏溢（遗精、失血、五更泄泻）则肾为之病。王静斋指出：“五病既作故未老而羸，未羸而病，病至则重，重则死。若明哲之士，避此五病，可以却病，而享大年。”

八风宜避：王静斋根据《灵枢·九宫八风》所论而提出八风宜避，所谓八风，指风从东南西北及四隅来者，“其中人也骤，其传变也速，其入也则由颈项胸胁肩背腰脊腹脐之间，五脏虚者，触之即病。故养生家云：避风如避箭，脑后常使避风，睡后不令人搧扇，以风府、风池穴皆在脑后，易于感受风邪也。即盛暑时所居之屋，或四方通气之厅舍，若门窗大敞，凉风徐来，卧而熟睡，卫气稍虚者，亦莫之能御，此之谓贼风伤人。至八风之名，虽有不同，而以凶风、折风、刚风为最厉”。东北之风曰凶风，西北之风曰折风，西风曰刚风，北风曰大刚风。诸风之起若来不及防备，即会按经伤人，因此睡眠时当以闭窗为宜。

病之五戒：①戒过于勤劳，恐劳复；②戒饮食无节，恐食复；③戒风寒，恐重感；④戒色欲，恐色劳复或阴阳易；⑤戒愤怒，恐气复。王静斋认为：“病之初得气血未伤，能以胜药，病则易愈。迨至反复，气血已伤，脏腑薄弱，不能胜药，所以反复一次较一次难治也。况七情伤人是慢性的，六淫中人是急性的，饮食怒气更能损人……望病者善于调摄，早日脱离苦海可也。”

王静斋根据先君之说而认为：人之患病总不外十三因，外邪有风寒暑湿燥火，内伤有喜怒忧思悲恐惊，循因治病不难痊愈。千万不要借口患者平素虚弱，不管病之所在而一味滋补，导致邪留于中，固蔽既久则永不能出，重则丧命，轻则缠绵终身。他特别强调：病邪去脏腑虽虚，亦可借谷气以生；病邪留于体内，脏腑虽实亦死。祛邪即所以扶正，邪去而正气自复。若患者元气已经虚脱，即使日夜浸之于人参、鹿茸、地黄、麦门冬、五味子之中，也很难挽回于万一。“今之医士，不问何病，四君、四物、六味、八味，随手便写，反曰服补药气不能脱，服热药阳不能绝。殊不知滋补之剂固外邪、助内热，病留于中，危害更厉，正不胜邪，邪气愈炽，于身体正气有何益哉”。加之患者叙述病情时往往夸大自己平素极虚，他人代述之时无不如此，若遇胸无定见的医生，不辨证只听其言而补之，以致养虎为患，留下病根。其谆谆告诫病家补虚宜于平日，而不宜于患病之时，适逢阴虚岁运而误服燥药则阴竭，偏用滋腻则痰湿塞窒，诸如补气补血皆应慎之。《内经》谓“邪之所凑，其气必虚”，系指邪气易中于虚人，所言病因，并非令补邪于内。后人多误会其意，即使感冒轻病亦于解表剂中加用滋补之品，致令邪留正伤，终致不救。“用药治病，自有规程，假如风热痰食合而成病，必审其风有几分、食痰热各居几分，然后衡其邪之多寡而施治。若一方不能兼治，则先治其标，后治其本，在医者临症运用耳。又药之中病，有渐转、有速转，病之初诊服药或不觉其效，再诊稍事增减即可中病，倘或初剂不效，当留心审察，毋遽以前方为错而改用温补，使病邪加增也。平庸之医每治一病，今日则曰虚、当补，明日则曰实、当泻，愈则为己功，死则曰病本不治，胸无主宰，歧中有歧”。

王静斋针对社会上某些质疑，设问：“每见实病，服滋补药不觉闷而反觉轻，内有郁热，服燥烈剂不见热而反能增食？”答曰：“人之秉赋有异，而邪有深浅之分，病与药且有同气相求之义，方今人欲横流，凿伤过度，根原不足，一经邪侵，则直达膜原，正气不能御侮，邪即深伏而不动。经曰：风寒暑湿，不得虚，邪不能独伤人……此之谓也。医生以滋补之品与之，行见正未足，而邪愈实，此为以实填实，不觉闷而反清爽者，即前所谓根原不足故也，虽得目前一时之快，久服将遗无穷之害。其服燥烈药能增食者，以燥药入口，胃先受之，以燥益燥，则胃热如火，火能化物，土为之焦，物化土焦则中空，急欲得饮食以救之，此即大实似虚之理也。”

三、谷肉果菜，食养宜忌

《素问·脏气法时论篇》曰：“五谷为养，五果为助，五畜为益，五菜为充，气味合而服之，以补精益气。”《素问·五常政大论篇》曰：“谷肉果菜，食养尽之，无使过之，伤其正也。”王静斋据此而论食物与人体的关系，认为食物养人也能害人，如同水能载舟也能覆舟，食之不当则变而为害，病家当知所禁。如肝病禁辛、肺病禁苦、心病禁咸、肾病禁甘，病在筋勿食酸、病在气勿食辛、病在肉勿食甘、病在骨勿食咸、病在血勿食苦等。特别应当指出3点：①地域虽有东西南北不同，各地烹调味有甘咸辛酸之异，但食物本性终难完全变更；②食物一经烹调性味虽不全改，但也不能一点变化也没有（如猪肉本寒，烹调过程中加入花椒、生姜、茴香、丁香、肉桂等佐料，其性即可变温）；③食物有滋养作用者必温热，食物清凉者必少滋养，故世俗则以有滋养者食之无厌，无滋养者则摈弃不食，“殊不知凡物各有所偏，久食不已，虽滋养者亦能害人”（如羊肉性本温热，又加火烤、锅爆、涮锅等法食之，无异干柴就烈火，患温热病者、肝阳素旺者皆不宜食之，再有养尊处优之人湿痰尤盛，痰火相炼，势必塞络，是以中痰中风者日多一日）。他为了让病家能有所遵循，专门将常用食物的性味汇录一处，以为贪口福无厌者戒！兹略举数例如下。

五谷：①稻米味甘、性平；功效为健脾胃、和五脏、补气血、除烦清热、利二便，病者最宜作粥用，能和中气、安五脏；②小麦面味甘、性微寒；功效为养心除烦、补虚解热、养气血、助五脏、厚肠胃、利小溲、生津润燥；③玉米面味甘、性平；功效为调中开胃、健脾、利大肠；④荞麦面味甘、性寒；功效为降气宽肠，主治肠胃沉积、泄痢带浊、敷痘疮溃烂汤火灼伤，发陈病不可食，用酒合或鸡蛋清和成团，搓痧麻疹，反皂矾；⑤红高粱米味甘、性平；功效为益气和中、除烦渴、止霍乱下痢、利大小便，作粥用解酒毒、止渴。

五果：①苹果味甘而淡，芳香，性平，无毒；功效为解烦止渴、快脾胃、理痰、利小便。②梨味甘微酸、性寒，无毒；功效为生津止渴、润肺凉心、消痰降火、解毒；主治热嗽、胸中痞塞、热结、消渴；平人多食助湿，治病以鸭梨、秋梨为妙；③橘子味甘微酸、性平，无毒，甘则润肺，酸则聚痰；功效为止消渴、开胃、宽胸膈；多食令人生痰热。④葡萄味有甘酸两种，性皆温涩无毒；功效为除烦止渴、逐水、利小便；主治孕妇胎气上冲；多食令人病热、眼暗，酸者损齿、伤脾胃，病者皆不可食；葡萄干味甘、性温；功效为补心气；主治怔忡；多食生热；⑤香蕉味甘辛、性寒滑，无毒；功效为润肺滑肠、清暑热、止渴、破血、通血脉、填骨髓；多食生痰助湿滞气。

五畜（或禽、鱼）：①猪肉味咸、性寒；功效为补肾液、充胃汁、滋肝阴、润肌肤、利二便、止消渴、起尪羸、润肠胃；以其性寒，阳事弱者宜少食，多食生湿生痰，招风热，霍乱痧痘及病初起者皆忌之；②羊肉味苦甘、性大热，属火；功效为补虚劳、益气力、壮阳道、开胃健脾、安心止惊、愈五劳七伤；羊食毒草，凡疮家及有宿疾者食之必犯，肝阳旺者食之必患头晕瘫痪。③牛肉味甘、性温，属土；功效为安中益气、补脾胃、止消渴及唾涎、解诸疮毒；④鸡肉味甘、性温，属巽木、动肝风；功效为补虚、暖胃、益肝、安胎、强筋骨、续绝伤、活血调经、止崩带、节小便频数；病热人忌食；⑤鲤鱼味甘、性平；功效为下水气、利小便；主治咳逆、上气、黄疸、妊娠水肿。

五菜：①白菜味甘、性寒；功效为利肠胃、除胸中烦、解肌热、消酒渴、止热嗽、和中消食、利大小便；病者宜食，其滋养料虽不足，而和中易消足可贵也。②萝卜味辛甘、性清，无毒；功效为理气、止咳、消谷和中、宽胸利膈、消面毒；主治痰癖、邪热、吞酸；生食嗳气，熟食泄气，升降不同也，多食动气；有红皮、绿皮、白皮三种，其性相同；③胡萝卜味甘微膻，性平无毒；功效为补血利气、健中、宽胸膈肠胃、安五脏、令人健食；食之有益无损，胜于萝卜；④冬瓜味甘、性微寒，无毒；功效为泻热、益脾、消水肿、利二便、止消渴烦闷；主治脚气；久病阴虚者忌之；⑤韭菜味辛微酸、性热；功效为温脾胃、止泻痢、散逆冷、助肾补阳、固精气、暖腰膝、散瘀血、逐停痰、入血分而行气；主治吐衄损伤、一切血病、胃中冷痛、药毒、食毒、狂犬虫蛇毒；胃热者食之嘈杂烧心，多食昏神暗目，酒后尤忌，病者不可食，同蜜食杀人。

王静斋认为现今中西各种食品，新奇繁多，不胜枚举，“无非商人以煊自己之奇能，繁荣生意，皆不外糖肉油盐合成，以快人口福而已”。其书中虽未尽载，但各种常见食物性味均已标明，病家可资参考，他特别指出患者切忌油炸火烤之物。

四、辨证从理，论治遵法

王静斋家学渊源，以儒术传家而历宰两县，其祖若父皆以医名于时，少时读书之余常侍诊父侧，于此道亦可谓“三折肱矣”（孔伯华语，三折肱必成良医之谓也）。孔伯华曾赞“君素抱经世之略，固不欲以医术自见，而四方朋侪知者颇夥，需之者亦至殷，旋由余再三怂恿，始允出而问世，比年以来，经其诊断者，殆百无一失，而于病者之起居饮食及纤微小节，必谆谆致嘱不少倦，其用心之专与致力之勤，尤令人钦佩不置”，其精于医理研究，不仅为写作科普知识奠定了坚实的基础，而且成为诊治疾病高超能力的知识源泉。兹略举数例以管中窥豹。

（一）湿生于脾，痰生于胃

王静斋认为：古有肥人多气虚之语，实有未尽之处。人之胖瘦在于先后天的禀赋与调养，肥人肾脏大而松，松则水亏，不能潜制命门之火故多欲。其脾脏粗长、胃大能食，肉胖皮厚卫气致密故亦不甚畏风寒。然而肉厚非多食油腻、多饮水浆不能养其气血，嗜食油腻则脂肪易生，脂肪厚则愈胖，饮水多则脾易受湿，湿遇热则化为痰。胸中阴霾四布则君火不明，脾土不得阳光照临则不能渗湿，欲多则命门火衰，火衰不能蒸化膀胱之气，膀胱气衰则尿短，尿短水易泛溢而达于四肢，故患脚气股癣者较多。湿愈重则肺胃中痰愈盛，胸中痰窒而阻气道，升降维艰故气短，此气非真虚，系痰涎胶闭壅塞而致。肺络之痰则由咳呛而出，胃中之痰则从吐泻而去，可见肥人大便溏薄及汗多皆不足为害，湿邪往往随汗泻排出。因此，肥人有病宜以导湿祛痰，既不可固气，又不能过于破气，痰去湿消则气自通，若中气伤则不能载痰而上出，病难痊愈。

（二）类中痰热，化痰清热

王静斋指出《黄帝内经》与张仲景及唐宋先贤论中风甚详，具体分为中经、中络、中腑、中脏、真中、类中、偏寒、偏热等证，条理分明，使后学者极易辨认。

真中风者偏寒，为脏属虚寒而风直中于脏，患者数年前即有知觉，或手指麻木、两臂无力，当用补气通络、填窍息风之法，大剂服之，正气足邪气自不能侵入，宜用人参、黄芪、附子、肉桂、麦门冬、五味子、地黄之类治之，此为中风之常。

类中风即中痰者偏热，为痰湿塞络、郁火化燥、痰热上壅以闭其窍，患者数年前亦有知觉，如手指麻木、两臂有时少力、头目眩晕、心跳气闷、上重下轻、大便燥、头上状如虫行，宜以化痰清热、活络祛湿、填阴柔肝之法治之，药用龙骨、牡蛎、磁石等，再加祛痰活络之属，切忌燥烈峻补滋腻之品，若误用之则反促其病速发，此为中风（中痰）之变。

王静斋将中风类分为二，便于大众识别，既利于平时预防此病发生，又能指导医生对患病之时的治疗。他特别强调：对此类患者先以开窍为主，遇寒治寒、遇热治热。并分析此病之原：一因脏虚不能自卫，为寒风所中。一因气弱不能载痰上出，肾亏不能导湿下行，水亏木旺、脾为湿困、又被木克，气机不灵运用力薄，邪热内扰，虽然能食全被火化，增湿助热则热愈重、水愈亏、木愈焦，内风扇动，火被风扇势必燎原，水不涵木而肝愈燥，阴不潜阳而阳愈上浮，或受贼风、或受刺激，阳随邪转气即载血上行，不能迂回，血热冲脑则头晕，失去知觉，卒然摔倒，脑中血管一经震荡即行破裂不能救矣，若坐卧而得或无性命危险。现今之人欲心过重、妄念频生、凿丧过度，肾水枯竭气虚湿重，患此病之人，未有不因气、因风、因痰而发生者，偏于痰热先治其痰、次治其虚。若一得即用人参、黄芪，病虽愈必留有后患，若用填窍息风之法反能助邪增剧，不如先以除邪扶正法治之，邪退正气自复较为妥当。其专门推荐孔伯华用麻黄、杏仁、甘草、石膏、当归、地黄、芍药、川芎，加以育阴导湿通络之品治疗本病，孔氏治愈甚多，王氏援用此方每收良效。

（三）辨识六脉，贵有神根

王静斋认为：张仲景根据高章惵卑四脉以明营卫之盛衰，依纲损二脉以分正邪之虚实，“辞简义深，启发后学，较诸其他脉诀等书，尤为明白易晓也”。具体辨识如下：①高脉，自尺内上溢于寸，指下按之甬甬（通“涌”，若泉涌出之义）、浮大不衰、寸口满盛、上至鱼际；②章脉，自筋骨外显于关，应指逼逼然（幅幅然，原作郁结，此为坚实之义），按之动滑且坚、寸关实满、显露于外；③纲脉，邪正交攻，脉来数盛，为诸邪有余之纲领；④惵脉，寸口微滑，重按软弱，举指瞥瞥（飘忽浮动，闪烁不定），似数而力仍微，正不胜邪，心中怵惕；⑤卑脉，六脉皆不应指，而兼沉涩，寸短、按之隐隐、伏而涩难，似卑屑不能自主之象；⑥损脉，惵卑交参之谓，亦称惵卑相搏，搏则邪正俱败，脉转衰微。“大抵高惵之脉，往往见于寸关，章脉每多见于趺阳（即阳明），卑脉恒见于少阴”。

王静斋引李杲之说曰：“不病之脉，不求其神，而神自在。有病之脉，则当求其神之有无，以断吉凶。六数七极之脉，热病也，脉中有力为有神，治宜泻其热。三迟二败之脉，寒病也，脉有力为有神，治宜去其寒。若数极迟败中不复有力，则为无神，苟不知此而遽泻之，神将何所依乎？”并认为李杲以脉有力为有神、无力为无神，虽近情理，但也有不尽然处。假设微弱濡细等脉，其搏指之力确然不足，也不能认为绝脉。所谓神者聚精之谓也，不论脉之大小，只要指下聚而不散、清楚自如而无颓靡不振、懒散徘徊之象即为有神，非只有力之脉也。例如病极虚而脉极有力，伤寒温病汗下后脉不为汗衰，大病之后及新产之后脉均极搏大有力，此为病脉不符的危险之象，脉虽有力，能说有神吗？

脉贵有根系指按之匀静神足，或尺脉平缓自如。凡人不论新病、久病以及病后、产后，只要脉之有根，其病虽重，亦可断其与性命无碍。脉之无根有二：①浮而无力，弱如葱叶，重按则无；②尺脉无神，沉则不见，来盛去衰。若见无根之脉，其人身虽不病，亦当谨防虚脱。

（四）养阴清肺，喉痰勿服

《白喉忌表抉微》以养阴清肺汤治咽喉为唯一之主方，后人遵之以为治咽喉之规范。王静斋指出："在十年前用此方救人多矣，今则为阴虚火旺岁运，湿痰混扰其间，断不可拘泥固执，以戕生命。凡属风寒湿热、痧喉互相夹杂，则此方尤不可用。"风寒愈滋所入愈深，湿热愈滋则热愈重，温痧愈滋则愈厉，若服此方（生地黄、玄参、麦门冬、牡丹皮、白芍、甘草、薄荷、川贝母）必致痰涎壅盛、咽喉肿闭、塞窒声嘶而气不通。临床常见医生治疗咽喉疾患，不论何证概用此方治之，不效则以为药力不到，加倍分量再服，以致水米点滴不能入口，痰涎不断，及至肿闷而死，尚不觉悟，可谓糊涂一世。天津人多以为此方无病不治，不但咽喉痛服之，即使口中上火亦服之，更加药肆中将此方熬膏制丸，随便出售，以致误服而亡者不知凡几，殊为可惜！他认为将此方制为膏丸更为荒谬，咽喉忌甜，收膏成丸，非蜜即糖，宜乎不宜，当自知也。另外，痧喉为天地间一种疫疠之气中人，热蕴于内，伏藏膜原，为日既久，一经感触上冲咽喉，治法当清热解毒，至风寒湿热，可因症施治，万不可一律拘于养阴清肺汤，而误人性命。

（五）牛黄清心，风痰要药

牛黄清心丸出自《太平惠民和剂局方》，药用人参二钱半，当归一钱半，茯苓一钱半，白术一钱半，肉桂一钱八分，炙甘草五钱，麦门冬一钱半，柴胡一钱二分，山药七钱，大枣十枚蒸烂成膏，川芎一钱半，桔梗一钱二分，白芍一钱二分，炒神曲二钱半，防风一钱二分，白蔹八分，杏仁一钱二分，炒蒲黄二钱半，黄芩一钱二分，雄黄八分，干姜八分，阿胶一钱八分，龙脑（冰片）一钱，炒大豆卷一钱八分，麝香一钱，牛黄一钱二分，犀角末二钱，羚羊角一钱半，金箔一百二十片内四十片为衣，上药为末，炼蜜与枣肉为丸，每两作十丸，用金箔为衣，每服一丸，温水化下，食后服；小儿惊痫即酌度多少，以竹叶汤温化送下。

综观此方药味寒热夹杂，为治风痰之要药，其中以人参、白术、干姜、肉桂、川芎、芍药、柴胡、桔梗等甘温辛燥酸涩升提之品居多，虽有犀角、羚羊角、牛黄之寒，亦难制其热，而天津人多以此丸去火，令人费解。王静斋详列此方，“俾养生家知此方为何药，可治何病，以免误服”。《太平惠民和剂局方》以此丸治疗诸风缓纵不随，语言謇涩，心怔健忘，恍惚去来，头目眩冒，胸中烦郁，痰涎壅塞，精神昏愦；又治心气不足，神志不定，惊恐怕怖，悲忧惨戚，虚烦少睡，喜怒无时，或发狂癫，神情昏乱等症。王静斋认为上列诸症皆属风痰所致，并根据自己在津门二载行医所见服此丸而病增剧者甚多，强调：“体健者服之尚无大害，若热重阴虚者服之则不知出何意外，望海内同胞对于服用丸药，务须慎重，万不可轻于尝试，有误性命也”。

注：本节引文除具名者外，皆引自天津中医药大学图书馆藏王静斋著《养生医药浅说》民国二十七年铅印本。

博爱无私的陆观虎

陆观虎，字汝颐，江苏吴县虎丘村（今江苏省苏州市）人，生于1889年，是清末温病学家陆九芝的后人。陆观虎深厚、坚实的医学根底源于家学，对东汉名医张仲景、清代名医叶天士的学术思想尤为推崇。一生恪守“济世之心，业精于勤”，熟读《黄帝内经》《难经》《伤寒杂病论》及《诸病源候论》等古医籍，深谙其中医学要旨。为加深对中医学的认识，他曾于1905年拜苏州名医李彤伯为师，数年如一日钻研中医学，尽得其传，为其日后传承中医学术打下了坚实的理论及实践基础。在业医的过程中，同族前辈的指点与教诲也为他提供了诸多指引。受家学影响，陆观虎对吴瑭《温病条辨》颇多心得，深得其中要领。

一、济世救人，德誉津门

陆观虎从医之初，受到当时执政者的排斥，未能于故里悬壶济世。随后移居北京，投奔京师名医其族叔陆晋笙（锦燧），迫于生计曾任银行会计，同时跟随叔父陆晋笙精研医学。陆晋笙赏识陆观虎的聪颖、勤奋，曾将著作《蜉溪医论》10余种赠予他阅读。陆观虎不负叔父所望，潜心钻研医学精旨，尽得其传，融汇古今，学有所成。更于闲暇之时，应诊亲邻，因疗效卓著，日久已闻名京城。1929年3月13日经天津市政府卫生局考试合格，悬壶津门，曾任交通部天津电话局电报局医官，并历任中医考试委员会委员。

1946年3月22日陆观虎向天津市政府卫生局提出开业申请，在当时“赤峰道泰丰里4号”的住址处设立中医门诊，正式在天津开业行医。陆观虎在临证中多起沉疴顽疾，于危急中多见妙手回春。因医理深邃，疗效显著，一时名噪津门，就诊者不绝于庭，至今在天津医学界享有盛名。

除却精湛医术，陆观虎对天津中医卫生事业的发展也做出了突出的贡献。他曾组织天津中医师公会，并担任会长；1950年作为天津市的中医代表，参加首届“全国卫生工作会议”；1954年在天津市和平区建设路筹建成立了第一所中医门诊部（即天津中医药大学第一附属医院前身），并担任门诊部主任；1955年10月在中医门诊部的基础上增设病房，成立天津市中医医院，其担任院长。对于天津中医教育事业的发展，陆观虎也时时挂念于心，他曾积极支持当时天津市卫生局举办“天津市传染病学习班”及“天津中医进修学校”“天津中医学校”等。并将“天津中医进修学校”与“天津中医学校”挂靠在天津市中医医院。1958年天津中医学院成立，“天津市中医医院”更名为“天津市中医学院附属医院”，陆观虎续任天津中医学院附属医院院长。为天津中医药事业的起步奠定了良好的基础。

陆观虎医德高尚，不仰权贵、不鄙贫贱、有求必应、平易近人，曾自言：“吾每见习医者，于极粹之术，不求深造，仅从事二三年，记方百十道便尔悬壶于世，此何草草也”，“医者济世之术也，何以能济世？其一，为医者当存济世之心，并终生不渝，此即今‘全心全意为人民’之谓也。其二，为医者必业务求其精。何以能精？无他，‘勤奋’乃是。”他在诊病过程中时常义诊、施药，并以集资方式经营两处药店，方便贫困人群就医服药，受到众多群众的尊敬与爱戴，在民间有“壹毛先生”之称。1963年，陆观虎因病住院，虽卧病简出，但仍不忘毕生热爱的中医药事业，传教弟子于床前，将毕生所学倾囊相授，这是他博爱、济世、为公精神的身体力行，也是崇高医德的体现。1963年11月2日，陆观虎病重不治，溘然离世，享年65岁。

二、传世诊籍，启迪后学

陆观虎诊务繁忙，中华人民共和国成立后又热心投身于中医事业，无暇著述，所幸临证诊籍保存完好。纪民裕曾受教、侍诊于陆先生多年，感叹先生临证诸多独到之处，为继承及发扬陆观虎诊治疾病的经验，突出先生“治病以辨证为要，辨证又以识症为先”的学术观点，受命于先师，根据陆观虎建国后的两万多份医案，精选、整理完成了《陆观虎医案》。全书共分为40门类，收录704则陆氏医案。书中医案资料均为陆观虎生前所搜集，整理成书后经先生亲自修改。医案以内科为主，前30类包括：温邪、中风、伤风、暑证、疟疾、痢疾、黄疸、消渴、臌胀、水肿、噎膈、伤食、吞酸嘈杂、呕吐、胃腹痛、泄泻、便秘、癥瘕、痰饮、咳嗽、咳喘、癫痫、失眠、头痛、头晕、疝气、小便病、遗精、虫积、脱肛；后10类包括：痔症、瘰疬、风疹、腮肿、口腔病、牙痛、咽喉病、眼疾、耳疾、鼻病。此外医案还包括外科及五官科病证。虽未能包含陆观虎毕生诊疗医案，但也较系统地反映出其临床经验及学术特色。

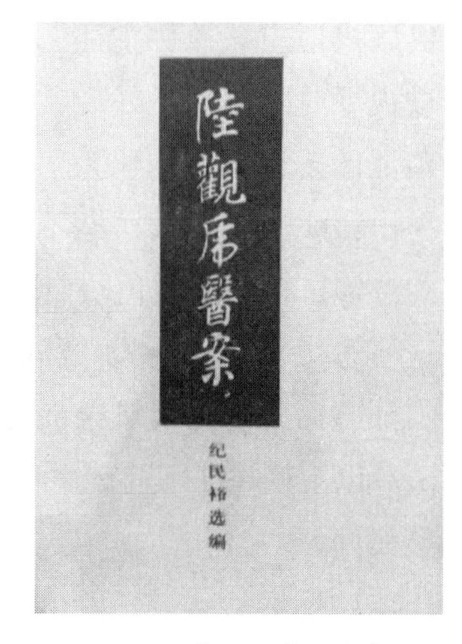

图18 《陆观虎医案》

《陆观虎医案》于1960年完成初稿。据纪民裕回忆，当时先生已63岁，久病缠身，此书稿的付印刊行是他生前所愿，但因某些原因未能如愿。此后不久，先生便与世长辞了。所幸书稿得到天津市中医药大学第一附属医院党组织及相关人员的保护，尚可见40门病证医案。书中所选医案，须具备明确疗效案例方可纳入，同时重视审证求因，述证简练、突出要证、言简意赅。该书经编辑、整理后，终于在陆观虎离世21年后付梓发行，流传于世。书中每门开篇皆有概说，各案体例按照案次、辨证、病因、症候（合脉诊、舌诊）、治法、处方、方解、按语依次排列，条目清晰，案中理法多遵经旨，可为今后整理名家医案提供依据。

三、痰食虫瘀，多致怪病

陆观虎辨治疑难杂证以“隐伏未见的症状”为辨证核心。认为：一般疾病辨证应该抓住主证，结合兼证，对照舌脉，在疑难杂证的论治上必须重视平时隐伏而不外现，或未引起医生注意的症状，并以此作为辨证奇难杂证的辨证核心，将痰、食、虫、瘀四者相兼致病作为病机转变的关键。提出：痰浊滞经致血运不畅，形成瘀血内阻；瘀血阻络，使津液难行。饮食过饱，食积郁久化热而生痰，痰证夹有食积，复加饮食不洁，虫卵丛生。这一思想发挥了前人“怪病多痰，怪病必多瘀，久病必多积”的观点，在临证方面为辨治疑难杂症开辟了新的途径，突出强调“顽疾以虫治”的方法。以下列举 4 则陆观虎从痰、食、虫、瘀 4 方面辨治疑难杂症的验案，以彰其旨。

1. 痰案

患者李某，男，33 岁。初诊：头痛偏右，痛势剧烈，心悸气短而烦闷，失眠，病逾 1 年半之久，屡治罔效。良由情志过激 3 昼夜未寐而起，脉细数，舌红苔黄腻，此属气化不化、肝胃不和。法当化痰顺气、兼理肝胃。处方：茯苓 9g、薏米 12g、菊花 9g、黄连 4.5g、半夏 9g、陈皮 4.5g、黍米 9g、夜交藤 9g、酸枣仁 9g、合欢皮 9g、白芍 9g、猪赤苓各 9g、代代花 1.5g、通草 1.5g，7 剂。复诊：头痛大为好转，余症亦减，舌红苔微黄，脉细弦，气水渐化，肝胃见和，仍以上法加减续治。处方：潼白蒺藜各 9g、菊花 9g、何首乌 9g、茯神 9g、石决明 12g、酸枣仁 9g、黄连 1.5g、半夏 6g、合欢皮 9g、远志 4.5g、薏米 9g、蔓荆子 9g、代代花 1.5g、通草 1.5g。7 剂后，头痛完全消失，诸恙悉除，病症痊愈。

[按] 患者形体肥胖，舌苔黄腻，头痛、心悸、失眠等症，病机似为痰湿内盛，由情志不遂，郁闷伤肝，气机不顺升降失常，以致痰气互结，上扰清窍。然从脉细数，又当属肝肾阴虚，复加虚火扰动心神，脉证合参，乃系湿痰内阻、气滞肝郁证。因其夙秉阴虚而挟火，若先以滋阴，恐痰浊得阴气，凝聚不化，痰浊益坚；若以利尿渗湿，则阴分更伤。陆观虎常以和缓之剂、轻灵药味取效。初诊方中以二陈汤理气化痰畅其中，秫米取胃气和卧自安之意，黄连燥湿泻火，菊花清肝，芍药柔肝，代代花疏肝，酸枣仁、合欢皮、夜交藤养心安神，薏米、猪苓、赤茯苓、通草渗湿于下。复诊于前方中增入潼白蒺藜、石决明、远志等调治肝肾，以巩固疗效。

2. 食案

患者黄某，男，13 岁。身目发黄，胸闷犯恶，胁肋胀痛，不思饮食，乏力，溲赤，大便不畅，脉弦细，舌红苔薄黄腻，系食伤脾胃，湿热郁蒸，乃成阳黄，治宜清热利湿，消导和胃。处方：茵陈蒿 9g、栀子皮 4.5g、鸡内金炭 4.5g、丝瓜络 6g、橘络 3g、车前子 9g、酒炙青皮 3g、瓜蒌炭 9g，服 3 剂。复诊：面目皮肤黄染较前减退，诸恙趋减，舌苔薄腻渐化，唯纳呆少食，再予以前方加焦稻芽 24g，连服 6 剂黄疸消失，痊愈出院。

［按］湿热互结是发生阳黄的主要病机，湿热交蒸首先影响脾胃运化，则中焦气机不得宣通，出现黄疸、纳呆、乏力、苔黄腻。陆观虎常以疏化脾胃湿热作为辨治要点，应用行气化痰、淡渗利湿及消食导滞诸法，使气机上下宣通为要，消除黄疸疗效颇速。方中以茵陈蒿、栀子皮清利湿热、轻泻大便，青皮疏肝气而止痛，二络行气化痰，炒车前子利小便，使湿热从小便而出，鸡内金炭、瓜蒌炭消导和胃。诸药合用不唯湿热可清，并可绝湿热内生之路。

3. 虫案

患者刘某，男，34 岁。初诊：全身皮肤瘙痒，反复发作，皮肤肿胀，甚则流水，偶发腹痛，经中西医累治不愈，脉细，舌红苔微黄，唇内有粟粒状小点。证属虫积，湿热入皮，治以驱虫消积，清利湿热。处方：冬瓜皮 9g、茯苓皮 9g、使君子肉 9g、槟榔炭 9g、榧子肉 9g、石榴皮 4.5g、川楝子 4.5g、泽泻 4.5g、猪赤苓各 9g、木通 4.5g，送乌梅丸 4.5g。服 1 剂后排出蛔虫 2 条，继服 2 剂后，排出蛔虫 10 条，湿瘰已愈。

［按］陆观虎常谓："辨证施治必须全面细致，考虑各种症状，寻找重点，抓住疾病症结所在，治疗才能收到预期效果。"《内经》所谓："必伏其所主，而先所因是也。"阵发性腹痛、唇内粟粒状小点，皆为蛔虫指征，故治以驱虫法。陆观虎多年临床经验，对顽固性久治不愈病证或临床一些怪症，如有虫证临床指征，大胆使用安蛔、驱虫法，效果甚佳。并善用花椒 7 粒治虫，虫去病自安。

4. 瘀案

患者吴某，女，52 岁。初诊：左侧腹痛，有块不移，大如拳头，胀痛感，压时加剧，纳呆恶心，肛门作痒，大便下顺，脉细弦，舌边紫有瘀斑，苔浮黄腻。此系血瘀气滞，痰湿内阻，拟予活血化瘀，健脾化湿。处方：白螺蛳壳12g、陈皮4.5g、僵蚕9g、茯苓9g、金银花9g、乳香3g、没药3g、五倍子4.5g、大贝母9g、洗肤绒9g、薏米12g、赤芍9g、半夏曲9g、扁豆衣4.5g。10剂后，腹胀痛减轻，苔腻渐化。再服10剂，诸恙悉减，痞块缩小，继加黄芪15g、当归6g，益气活血。继服10剂，腹胀消失，痞块缩小，舌边瘀斑渐消，改服丸药治疗，连续服药达3月之久，疗效显著①。

［按］陆观虎辨治瘀血证，尤重舌诊，凡见舌下静脉粗胀，颜色青紫，舌色紫暗或瘀斑，或舌边呈点状或块状，皆可作为瘀血指征。案中患者左腹积聚，脉细弦，舌边紫有瘀斑，由肝脾两伤所致。肝伤疏泄受阻，脾伤健运失常，以致湿痰，气血凝滞，从由而生，日积月累，痞块乃成。在治疗中主张祛瘀不可攻伐过猛，急于求成。方中以二陈汤行气化痰；扁豆衣、薏米、肤绒，健脾消胀；乳香、没药、赤芍，活血化瘀；五倍子、贝母、僵蚕、白螺蛳壳、金银花，软坚散结解毒。诸药同用，行气止痛，化瘀消癥。临证同时强调慢性瘀证应小剂量连续服药或选用丸药，常以缓药治之。

四、明辨病因，祛邪务尽

陆观虎常教导弟子："诊病至上，全在辨证，要四诊合参，慎思、明辨、寻因、逐本，才能方药中病。"他重视阴阳学说，常谓医者"须知人身本于阴阳，禀五气以生，生后仍借阴阳、五气以养，亦因阴阳五气有所乖戾而病。天地间形形色色无一不本于阴阳，即所谓'阴阳者，天地之道也'，五气指木、火、土、金、水而言，就其变为'五运六气'，即四时六气之变化，风、寒、暑、湿、燥、火也。然何气为病，何者能疗，必当深明其理，洞悉其原。设仅知头痛医头，脚痛医脚，泥一方，执一药以应之，谈何容易！"因此，临证治外感时邪，强调阳证以祛邪为主，阴证以扶正

---

①王文仲.陆观虎先生的学术思想与临床经验［J］.天津中医学院学报，1987，12：23.

为主。在《黄帝内经》:“邪之所凑，其气必虚”,“正气存内，邪不可干”的基础上，主张“祛邪宜早，达邪务尽”的治疗原则。处方用药常在“祛邪”与“扶正”之间权衡轻重，于邪正交争之际、正气未虚之时，及时祛邪外出，勿失良机。若确为虚人外感，在临证中也首辨邪正消长及虚实脉证，主张“先祛邪，后扶正。扶正之法，往往当用食补。攻邪须有法度，掌握分寸，不能滥用攻法”。

王文仲在评论陆观虎辨治外感热病经验时曾言:“先生医治外感时邪，使病邪多解于初期阶段。如温邪在卫气或上焦阶段，立法多用辛凉解肌、宣通肺气，以银翘、桑菊加减。具体的温邪煎剂用药包括银花、连翘、薄荷、贝母、栀子、豆豉、桑叶等。暑邪以清暑剂增入青蒿、藿香、佩兰、六一散之属;挟湿者增入蔻仁、薏仁、杏仁之类。临证多以赤芍活血宣气，以防邪气入里传化之变，并助他药祛邪外出，是其用药的精华之处”[①]。在选药方面，多取祛邪不伤正药味，首选辛凉解表。陆观虎强调须时时顾念“辛能祛风，凉可清热。偏于辛温，则易化热;偏于寒凉，则邪不得透。”因此，临证开创了轻、清、宣、灵4法。“轻”指药物气味轻清及剂量之轻灵，疏风药须轻清，取上焦如羽、非轻不举之意，用其轻而扬之，以疏表邪，药用桑叶、薄荷，清扬味薄之品以透外邪;“清”指清热乃凉解清热之品，此法于一般外感病证中不属常法，陆观虎多在时行感冒见舌苔转黄后重用清热药味，但亦仅以黄芩即可，非大苦大寒之剂;“宣”指宣肺之意，此法既可驱邪外出，又可协助轻扬药味宣散表邪，方中前胡、杏仁必不可少;“灵”指圆转、灵活，强调临证需因人、因地、因时进行药物加减和剂量变化。以上治温邪4法，概括了陆观虎“祛邪宜早，逐邪务尽”的学术思想，其中针对温邪性质的制方用药经验，是其明辨病因的集中表现。治病主方、药物加减取温病诸家所长，更可见其理论深厚、切中病机的临证特色。

---

① 王文仲.陆观虎先生的学术思想与临床经验[J].天津中医学院学报，1987，12：23.

五、辨证求因，纠偏除弊

陆观虎认为学习中医，必须首先明辨“证”与“症”的不同。提出：“证为全体，症属一端，然必于望、闻、问、切四者见症，先明其原因种种，汇列而互参之，乃可知证之何属，明证之何由。”其中“证同而因异者多也，因同而证异者亦每见之，如咳嗽，或由热或由寒，或由痰饮或由体虚等等。又如积，或由伤寒，或由脾胃虚，或由湿热蕴滞等等。诸如此类，非四诊互勘，则真谛可得，熟而后巧，岂有证不明之理？！随之立法、处方、遣药皆可应手而出。再者，应知病同而有证不同，随之方药亦殊，此同病异治也；然亦有证同而病异，治则为一，此异病同治也。”此为强调中医诊病须“明证为先”的道理。他还在处方用药中同时告诫后学：“治病切忌泥于何病何方，误所施用，即对症之方亦未必全合现症。全在医者就证加减，断无呆抄旧方之理。每见有执方书而谬试，徒无益而有损。《内经》云‘毋虚虚，毋实实’，‘治病必求其本’。凡病有表里虚实寒热之不同，有伤于六淫或七情之别，有损于阴损于阳之异，有上逆下陷之殊。药性亦各有其偏，表者不可里治，虚者不可实治；寒者不可投之以凉，热者不可投之以温；燥者不可投之以热，湿者不可投之以润；病上逆者不可升，病下陷者不可降；伤于七情则当疏理之。治病之道，当首治其因。人生因偏而生病，药之以偏救偏也，切忌不求其本而妄投之。”

（一）重视肝郁，畅达气机

陆观虎辨治内伤杂症以“肝郁”为辨证要目，提出“百病之生，多生于郁，因郁致病十之六七，肝主一身之气机，七情之病必由肝起”。若肝气郁结，可以表现在两个方面：其一，肝气疏泄太过，肝气上逆或横逆，或气盛化火，甚则肝阳上亢生风；其二，肝气疏泄不及，肝气郁结或膀胱水道不利。临证从“解郁”入手，善于理肝、调肝诸法，复气机运化之常而病自愈。更在临证中强调“郁证”与“肝郁”的区别与联系。他认为“郁证”的范围比较广泛，“肝郁”仅为郁证的一个方面。郁证包括肝郁，前者治法以和缓为要，巧用平淡之法、轻灵之品，俾气机畅达，则诸证可愈。

后者多发生在病证的初期，经久不变者，临床少见。因此，在治疗过程中须时时顾及肝气郁结与瘀血阻滞、肝肾亏损之间的联系，谨慎应用疏肝理气之法，避免导致肝病的加重。

陆观虎在临证上强调宜分清主次，权衡轻重，辨别肝郁气滞的轻重部位，善用花类解郁之法，既可疏肝解郁，又能升举脾气，而无伤阴之弊，无论新病、旧病均可应用。陆观虎应用花类解郁常以水亏木胜而复有肝气郁滞者最为适宜。具体药味如：佛手花长于降肺气，多用于胸胁气滞，肺气上逆，胸痞喘咳；代代花善于疏肝解郁，宜肝失条达，两肋胀痛，善太息；厚朴花可升发脾胃之气，宜脾湿不运，胸胁中满；玫瑰花可理气解郁，偏治血分瘀（郁）滞，宜腹部气机不畅。若肝气郁滞较重者，常用药味为苏梗、木香、青皮等，但剂量不宜过重，以祛邪不伤正；若血瘀较重者，常用药味为香附、元胡，一气一血，配伍得当，以达气血宣通之要。而最忌应用辛燥行气之品，更忌克伐破气之类，避免重伤气血，变证丛生。

（二）处方遣药，简廉取效

陆观虎的处方中随处以“简”“廉”为制方宗旨，丝毫无功利之心。并且辨证准确，用药精当，每首处方中虽只有寥寥数味平常药味，但是疗效颇佳，在同道中亦属佼佼者。加之其临证多从古法、古方取效，医理深邃。以《陆观虎医案》可见其用药轻灵纤巧，药味精炼。大补大泻、滋腻药味，从不涉用，但皆能取效。若为取速效，多将汤药、丸药同时服用，并且讲究药物的炮制。方中多用花、叶、梗、皮、须、络。他常告诫弟子：“用药时，不甚效者，冷僻不易觅者，虽效而贵重难取，又可以他药代之者，效而峻厉有后患者，性大毒不知，医者误用而有险者，均力求避免。”因此，陆观虎处方用药以稳、妥、简、廉，疗效可靠为主要特色。

1. 脾胃用药

张介宾论胃痛病机曰：“因食、因寒，亦无不皆关于气，盖食停则气滞，寒留则气凝。”临床常见症状为：胃脘疼痛，纳少，伴发热头痛，腰痛，舌质红，苔黄，脉细濡。陆观虎认为，胃痛虽多有冒受寒凉之外因，但须有脾胃虚弱之内因。因此，临证辨治胃痛以理气祛寒、调和脾胃为主，常用药物包括：苏梗、青皮、陈皮各10g，木香5g，神曲、大腹皮、山楂、鸡内金、瓜蒌皮、瓜蒌仁各15g，稻芽25g，代代花5g，菊花15g，佛手花10g，保和丸10g（包煎）。水煎，温热服。由此方可见，陆观虎用药重在理气，效仿张介宾胃痛“寒留气凝”之说。以理气药性温燥烈，辛可行气，温可散寒，可谓发挥张氏之说。若胃痛因于脾胃湿热，症见胃脘胀痛、口围湿瘰起泡、尿黄、舌质红、苔微黄、脉象弦细者，当健脾和胃、清热除湿。常用药物包括：稻芽25g，山楂炭、神曲炭、大腹皮、冬瓜皮、猪苓、赤茯苓、茯苓皮各15g，薏苡仁20g，泽泻、陈皮、保和丸（包煎）各10g。水煎服。热象重者，酌加蒲公英、扁豆衣等。方中以焦稻芽、神曲炭、山楂炭、陈皮、保和丸消食积、和脾胃，以止其胃脘胀痛；以冬瓜皮、茯苓皮、猪苓、赤茯苓、泽泻、薏苡仁渗湿利水，以祛其湿盛郁热。诸药合用，一方面重视和脾胃，一方面重视利湿热。脾胃和，湿热除，胃痛自止。

腹泻日久，肾阳虚衰，不能温养脾胃，运化失常。症见：五更泄泻，泻时微坠，头晕，心悸气短，舌质红，苔浮腻，脉细濡。因黎明前阳气未振，故见五更泄泻；泄时微坠乃脾阳不足、中气下陷之候。证本在肾，虚及心脾，当从扶助肾阳入手，但陆观虎却先扶心脾，采用振后天以补先天治法。曾言：“后天易复宜速取，先天难回需缓图。”常用药物包括：茯神、枣仁各15g，石决明25g，远志、黄连（吴茱萸炒）各10g，通草5g，菊花、白芍、扁豆衣、黑豆衣、荷梗各15g。方中以戊己丸止腹泻，扁豆衣、黑豆衣补肾宁心，茯神、远志、枣仁宁心安神、止惊悸，荷梗、通草行气止泻，菊花、石决明平肝潜阳止头晕。诸药合用，补肾宁心，扶脾止泻。先后天兼顾而重在补脾阳，则精微得以输布，肾阳亏虚得以充养，腹泻渐复[①]。

2. 眩晕用药

陆观虎认为头晕应分为外感、内伤两大类型。对于外感风热导致的眩晕，当疏风散热为主，常用药物包括桑叶、菊花、薄荷等。桑叶配菊花，

---

① 郝丽莉，安治勋，赵文静. 名医陆观虎治脾胃病证用药浅析［J］. 中医药信息，2000，5：37.

取义清代名医吴鞠通“桑菊饮”。其中，桑叶清透肺络，菊花疏散风热，尤宜于头晕伴寒热脉浮者应用。

《素问·至真要大论篇》云：“诸风掉眩，皆属于肝。”眩晕的主要病机在风，治以平肝息风法。陆观虎临证处方必用蒺藜、菊花两味药物，以熄肝风。其中，菊花味甘苦、气平、略寒，禀金水之气，故可补水制火，益金平木。木平则风熄，风熄则眩止。蒺藜专擅去风，为祛风明目之要药。《本经逢原》载：“风盛则目病，风去则目明矣。”二药配伍，疏风散热，平肝息风，则眩晕自除，故方方用之、处处用之。若肝阳上亢尤甚者，陆先生遵《仁斋直指方》：“人身阴阳相抱而不离，故阳欲上脱，阴下吸之，若淫梦过度，肾家不能纳气归原，使诸气逆奔而上，此眩晕出于肾虚也。”以补益肝肾为要，常用药物包括女贞子、旱莲草、黑豆衣、潼蒺藜等，滋水涵木。绝少应用滋腻药物，防恋邪之弊。其中，女贞子入肾经，为补肾填精之要药，合旱莲草共成二至丸，补益肾阴；黑豆衣色黑入肾，性味清灵，补肾而不滋腻；潼蒺藜亦名沙苑蒺藜，功专补益肾阴，此药为陆观虎临证喜用药味，每于补肾填精使与黑豆衣同用，大有效验。同时，配以金石介甲类药物重镇潜阳，常用药物包括栀子、黄芩、石决明、珍珠母、紫贝齿等[①]。

张仲景云：“心下有支饮，其人苦眩冒。”刘完素倡眩晕“风火说”，丹溪亦言：“头眩，痰挟气虚并火，治痰为主，挟补气药及降火药，无痰则不作眩。”自此，痰饮致眩之说成为辨治眩晕的重要方面。陆观虎临证每见舌苔腻者，恒从痰湿论治，遵丹溪“痰因火动，又有湿痰者，有火痰者”。若舌淡，苔白腻者，每用健脾渗湿法，常用药物包括猪苓、赤苓、泽泻等，取“脾为生痰之源”，俾脾气健运，湿邪自化；若舌红，苔白腻或黄腻者，每用清热化痰法，常用药物包括贝母、竹茹、天竺黄等，同时兼用泽泻、通草，清热利湿[①]。

《景岳全书》载：“非风眩晕，掉摇惑乱者，总由气虚于上而然。”《黄帝内经》亦言：“上气不足，脑为之不满……头为之苦倾，目为之眩。”陆

---

① 马明越，申晓伟，方朝义．陆观虎治疗眩晕用药经验［J］．四川中医，2009，27（10）：7-8.

观虎临证应用升清阳、通阳气之法，常用药物包括荷叶、通草等。荷叶升提清阳，通草通气利水，尚有通阳之效，即“通阳不在温，而在利小便”。二药合用，清阳得升，浊阴得降，而头晕自除[①]。

3. 小儿咳喘

陆观虎治疗小儿上呼吸道感染（咳喘）常以仲景麻杏石甘汤、小青龙汤为主方，结合病证或兼服太极丸。对冬春之季幼儿因感冒风寒始而发烧，继而咳喘、流泪、鼻涕多、气促，数日后发为咳喘，甚则鼻煽、痰鸣、面白、唇青、身热，热退后咳喘仍不止，脉转速，指纹青紫，听诊两肺有啰音者尤为适宜。

方中药味包括：炙麻黄、杏仁、生石膏、前胡、白前、枳壳、桔梗、半夏、贝母、鲜芦根、枇杷叶、甘草。诸药以麻杏石甘汤加味而成，解表退热止咳定喘，兼具化痰和胃之效。因初起冒受风寒，故以麻黄解表，祛肺中风邪；肺失宣降则上逆为喘，半夏、杏仁相合，可降气平喘；气逆易致气机郁结，方中枳壳行气散结。小儿病证多易于传变化热，若表邪入里化为肺热，则以生石膏清热；肺热则小便短赤，故以白茅根利小便；肺热生痰则咳嗽，以前胡、白前、桔梗、贝母、枇杷叶，止咳化痰。随证加减法：痰多者加海浮石，咳剧者加紫苑，身热者加鲜茅根，喘多者加杏仁、半夏，汗多者去麻黄加桂枝，精神不振者加太极丸，消化不佳者去石膏加神曲、谷芽，有喘息病史者加五味子，胃热见口渴者加瓜蒌仁、天花粉，大便燥结者加瓜蒌。

服药末期，患儿多有未服泻药而大便溏泻数次，伴随呼吸道感染症状显著减轻的情况。与中医认为肺和大肠相表里，肺中痰热往往借大肠为出路的理论相吻合。此即中医所谓病邪自寻出路之意。多数患儿治疗 1~3 天、服药 1~3 剂即可痊愈。陆观虎的治法主要以驱逐肺中风邪为主，较之抗生素不但疗效显著，而且价格低廉[②]。

---

①马明越，申晓伟，方朝义. 陆观虎治疗眩晕用药经验［J］. 四川中医，2009，27（10）：7–8.

②陆观虎，赵寄凡. 小儿上呼吸道感染（咳喘）中医治疗初步总结［J］. 中医杂志，1957，1：12.

4. 尿毒症

陆观虎根据尿毒症患者常见症状如头晕作吐、水浆不下、小便癃闭、神志昏迷等，从“亡阳欲脱，死人最速”辨治，治法“首在止吐”。认为致吐之因，从《金匮要略》之说：“呕家本渴，今反不渴者，以心下有支饮故也，此属支饮。”病机关键为肾虚水气不行，上犯清窍。欲止吐，当补肾利水，水去则吐自止。此证断不可服“胃反，吐而渴欲饮水者”的茯苓泽泻汤，使肾气愈衰，有虚虚之虞。须主以肾气丸寓泄于补，更用牛膝知母汤送服。借牛膝酸苦涌泄，逐血气凝滞，引药下行；知母利水滋阴，祛湿而无伤阴之弊。虽未止呕，而与经旨逐支饮以止吐法相吻合。且肾气丸利尿不伤正气，尿利而毒清，联合青霉素及输液疗法，患者可得痊愈[①]。

注：本节引文除具名者外，皆引自天津科学技术出版社1986年出版纪民裕选编《陆观虎医案》。

① 陆观虎，赵寄凡．天津市立中医医院治疗尿毒症两例报告［J］．中医杂志，1956，12：634.

善用经方的赵寄凡

赵寄凡，号复出，1896年出生于天津市，1962年逝世，享年66岁。赵寄凡之父赵雅荪以医为业，学有家传，他自幼从师习医，曾得到名医肖龙友的指导。1937年起在天津开业行医。1954年应当时的卫生部委托，与陆观虎等人一起参加了筹建天津市中医门诊部（天津中医药大学第一附属医院前身）工作，任门诊部副主任。1955年他又参与组建天津市中医医院（现天津中医药大学第一附属医院），并担任副院长、中医学院顾问等职务。在社会上，他连任天津市政协各届常委、天津市人大代表、天津市科协委员、天津市中医学会主委、中华医学会理事、天津市科学技术协会理事等职。

赵寄凡临床40载，著有《小儿上呼吸道感染中医治疗初步总结》《矽肺病人的脉象初步探讨》《对经方与时方的看法》等论文。他晚年潜心中医教育事业，临床带徒，希望把自己一生的宝贵经验留给后人。

一、善取精华，通权达变

赵氏推崇经方，在津门有“经方派”之称。他临床40载，习用经方，尤其是对三阴证的诊断和治疗颇有心得。他常选用的处方虽然药味少、剂量小，价格便宜，却能收到效如桴鼓的疗效，故而备受患者欢迎。他最反对时医不懂经方，不懂其中精妙的组方原则，乱开大处方，药物性味杂凑，还美其名曰发明创造。此语虽系针砭时弊，但到如今仍有现实意义。

（一）崇尚经典，不拘古法

赵寄凡认为学习中医必从经典入手，他一生重视研读《伤寒论》，不仅能完整背诵《伤寒论》条文，而且能真正吸取其中精华。他对《伤寒论》有极高的评价，认为仲景一书是法中有法，方中有方，药简法纯。他对《伤寒论》的理、法、方、药不仅认识准确，而且在临床又能运用灵活，每用即取卓效。赵氏认为方和证要有机结合才能指导临床，不能重方不重证或重证不重方，这样都不能在实践中灵活运用。赵氏非常反对离开中医体系汇药成方，把中医理论简单化、庸俗化，甚至完全脱离中医理论，只保存有效的方药，这种弃医从药的方法是不可取的[①]。而《伤寒论》的方剂都是从实践中总结出来的，方证结合非常严谨，几乎达到“非此方不能治此病，非此病不能用此方”的境地。他常常教导学生要重视经典著作学习，尤其对《伤寒论》一定要精通，要吸取其中辨证选方的精华。

同时他又师古而不泥，认为仲景勤求古训，是为了辨清糟粕精华，达到古为今用的目的；博采众方，是为了吸收多数特长，总结提高，而绝不是泥古。所以赵氏认为应用经方应结合个人临床实践，大胆革新，只要把握病机核心，辨治要点，临床中能够变通才是关键。

（二）取法灵活，应用广泛

赵寄凡认为《伤寒论》发展了《黄帝内经》的理论，自始至终贯穿辨证论治的基本法则，可作为临床治疗的规矩、准绳。所以掌握了张仲景《伤寒论》后，可应用于无穷的病变。这是历代医家对《伤寒论》推崇备至，而奉为经典著作的原因之一。

他提出了运用《伤寒论》的三个特点：第一，不局限于“伤寒病”，对所有疾病都可适用，也是遵从了“伤寒为百病立法”之旨，故在临床每每可见其运用经方治疗各种病证的实例；第二，致力于患者生理机制的促进和调整，并不强求病源；第三，根据全部症状照顾到患者整体的病理、生理变化，而采取相适应的综合疗法。只要能灵活掌握《伤寒论》之精华，

---

① 赵寄凡 . 对经方与时方的看法［J］. 天津医药杂志，1961（4）：214.

临床上虽见证多端，均能运用伤寒法、经方以应临床各科的无穷病变。

二、方从法出，妙手回春

（一）辨治三阴，效如桴鼓

赵寄凡主要精于三阴病的研究，这可以从他的几则治疗验案中体现一二。

一次，赵氏治疗夏日吐利的女性患者，其症状为发热头痛、呕吐泻泄、手足厥冷。似属寒湿外袭，中阳受困之证。曾服藿香正气汤，但其病不减，反增烦躁，精神疲惫，甚至口吐涎沫，是散寒有误，化湿无功。其脉弦细、舌苔白腻。此证上吐下利，吐则胃气大伤，胃伤则失于和降而愈逆。泄则脾阳虚馁、脾虚则运化失司而愈泄。阴液耗伤导致脾阳虚衰，阳衰不达四末而手足逆冷。以芳香利气而虚其虚，虚阳逆扰而生烦躁。赵氏据《伤寒论》309条："少阴病，吐利，手足逆冷，烦躁欲死者，吴茱萸汤主之。"故以此方先救其里，以轻小方剂，温寒降逆。处方：吴茱萸、党参各5克，生姜10克，大枣3枚。急煎即服，服后1小时许患者呕吐止，纳食后入睡。翌日又服一剂，吐泻愈，脉静身凉。仍感体弱神疲，停药静养2日恢复正常[①]。夏日吐利以吴茱萸汤收效，可见其辨证之精准。

赵氏又治疗一男性患者，28岁，腹痛、发热甚剧。前医诊之，腹痛喜按，脉沉细、舌苔薄白。证属虚寒，给附子理中汤，生附子、生白术、干姜、党参、炙甘草各6克。服用一剂后，患者夜间大热，裸坐欲饮、狂躁妄言，遂找赵氏就诊。其脉沉伏无力、舌苔白滑。虽有身热躁扰，仍系里气虚寒，阴盛格阳之证。故处方依前增量，各15克。进一剂约1小时许，患者索被而卧，须臾入睡。嘱家属患者醒来再进一剂，次晨复诊，见患者坐而吸粥，遂嘱停药，以善其后[①]。此证虽有狂热思冷，欲去衣被，但并非属热证，因其有腹痛喜按，且脉沉伏无力，苔白，实属阴盛格阳之证，寒热真假，判在秋毫，否则可致毫厘千里之误。本例初治，病重药轻，适得其反，不仅未获挽逆之功，却增推波之弊，但在有发热甚剧的情况下用附子理中以热治热已实属不易。赵氏见之前处方患者服后反而加剧的情况下，

---

① 牛元起．赵寄凡医案四则［J］．天津医药，1980（1）：44.

仍能按照前方，不仅药味不变，反而药量增加来治疗，使其两剂病除，可见其辨证功底。

（二）比较鉴别，细致入微

赵寄凡临床非常重视吴茱萸汤的使用，他根据父辈的传授，加之自己临床经验的总结，指出上中下三焦虚寒证出现食谷欲呕、吐利、头痛、手足逆冷、烦躁欲死等症，只要辨证准确，投以吴茱萸汤，可以不顾及西医诊断，均可达到很好的效果。

但在实际运用吴茱英汤的过程中，其与四逆汤的厥逆吐利证容易混淆，故赵氏又指出了二者的鉴别关键。首先四逆汤证是阴盛阳虚，病在下焦，以厥冷下利为主证。而吴茱萸汤证是阴盛阳郁，浊气上逆，病在中焦，以呕吐为主证。四逆汤证躁重于烦，是肾中真阳虚损，导致浮阳外越证。吴茱萸汤则相反，烦重于躁，是由于正邪交争所产生的现象，病在中焦脾胃，未病及肾阳。故每每临证当仔细辨别。

（三）区分寒温，切实严谨

赵寄凡认为，伤寒与温病，各有所长，伤寒是温病之源，温病补伤寒之不足，二者不能偏废，但不应混淆，所以指出其鉴别要点。伤寒是由表入里，其病是伤阳，温病是内有伏邪，热邪由内外发，其病理是伤阴。伤寒必恶寒，头项强痛，温病必发热，有时恶风，绝无项强；伤寒漱水不欲咽，温病必口渴；伤寒身痛且多头痛，温病身酸，多头晕；伤寒手背热于手心，背热于腹，温病手心热于手背，腹热于背；伤寒脉浮紧或浮缓，温病脉浮数或洪数，有时也出现脉缓；伤寒用辛温解表，温病用辛凉解表。

赵寄凡学有家传，在医学事业上刻苦钻研，尤其是对于经方的研究颇为精道，据其学生翟殿华回忆，其目睹赵氏临证所用经方“无不收效”[1]。赵氏善治三阴病，甚至某些危急重症也能收到起死回生之效，其临床治验，值得后世师法。

注： 本节部分资料参考自天津科学技术出版社 1989 年出版赵恩俭主编《津门医粹》。

① 翟殿华．赵寄凡老中医运用真武汤的经验［J］．天津中医，1987（2）：4.

寒温共论的杨达夫

杨达夫，名焕之，江苏省泰兴县人，生于1897年，幼时随父客居山西。其父杨如侯，精于医学，杨达夫自幼耳濡目染，随父学医，家学渊源，已据根基。其1915年曾就读于山西大学采矿冶金系，后因感所学非当时社会所需，遂承袭父业，精研医学。1924年悬壶山西太原，医名渐著，并于1926年任“山西中医改进研究会理事”。随后的几十年，杨达夫旅居津门，为天津中医的振兴做出了杰出的贡献。代表著作有《灵素生理新论》《灵素气化新论》《医学新论》《五色诊勾元》《温病讲义》《脑病新论》等。后期著有《集注新解叶天士温热论》，并发表医学论文多篇。尚有《温病研究》《内经研究》《达夫医话》等稿，未见于世。

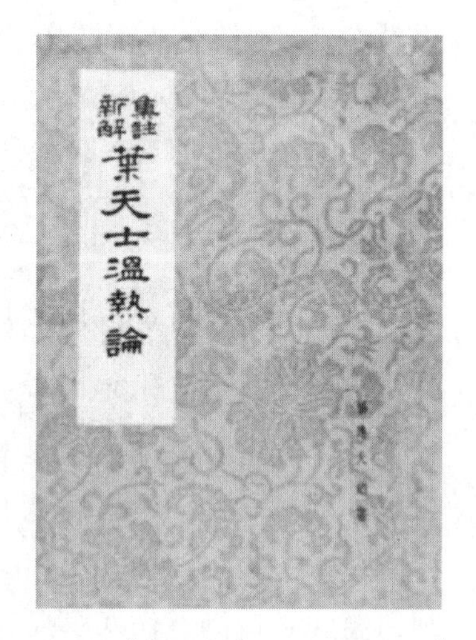

图19 《集注新解叶天士温热论》

一、因时变通，学贯中西

杨达夫1928年至天津行医，中华人民共和国成立后，在党中央中医政策的号召下，于1954年应邀组建“天津市立总医院”（天津医科大学总医院前身），时任中医科主任，指导应用中医温病学说的理论结合“西学中”的研究方法开展急性传染病的治疗，筹备建立了“中西医综合治疗病房”，该项工作更于1958年受到当时卫生部的嘉奖。时年，杨达夫受邀兼任天津医学院中医教研室主任。因其在工作中取得的卓著成绩，后兼任天津市南开医院顾问，参加中西医结合研究工作，在津行医多年，医名卓著。除此之外，杨达夫在津行医期间，历任天津市中医学会副会长、中华医学会内科学学会常务委员、中国农工党党中央委员、河北省政协委员、天津市人大代表等职。1966年因病去世，享年69岁。

杨达夫一生致力于中医温热病、中西医结合疗法的研究，曾在《集注新解叶天士温热论·自序》中言：“弱冠时，曾受叶氏之学于先君，三十年前复刊印先君遗著《温病讲义》，近几年来，又在天津市中医进修学校和西医学习中医脱产班讲授温病三四次。”论及走上中西医结合这条道路时言：“解放以来，党号召中西医团结合作，贯彻中医政策，西医学习中医的人越来越多，中西医结合治疗研究，已取得巨大成就，我院西医学习中医脱产班结业后，（我）回到本院工作，党政领导命我指导西医以中医的温热学说治疗急性传染病，开展中西医综合治疗病房。我们收治了一些上呼吸道感染、肺炎、粟粒性肺结核、肺化脓、伤寒、斑疹伤寒、风湿热、间日疟、中毒性痢疾、脑炎、毒血症，以及原因不明发热疾患。通过总结，我科的治愈率提高，周转率增快。事实证明：中医好、西医好、中西医结合更好。这是党的中医政策的胜利。在工作中，我们以叶氏学说为指导，结合临床观察与化验检查结果，更收到中西相得益彰之功。”

除此之外，杨达夫对于哮喘、肝硬化、糖尿病等疾病的治疗也做出了突出的贡献，他积极主张应用现代科学知识整理中医学，认为在疾病诊断上应借用现代科学技术，治疗上突出中医整体观念及辨证施治特色。这些观点值得我们深思。

二、学验俱佳，精研温病

（一）集注经典，倡发古义

杨达夫曾言：“中医学有数千年的经验积累，尤其是治疗热性病确有独到之处，这些卓越成就，是历代医家从临床实践到理论研究集多数人的经验智慧逐渐丰富起来，至今成为我们治疗急性传染病的准则。”

杨达夫编著《集注新解叶天士温热论》以叶桂原著《温热论》为本，论曰：“此篇世所流传者，有华岫云、唐大烈两人传本。华岫云收在《临证指南医案》中，名曰《叶天士温热论》，唐大烈收入《吴医汇讲》中，名为《温证论治》。章虚谷根据唐本，收入《医门棒喝》，加以注解，颇为全面。王孟英依据华本，编入《温热经纬》，改为《叶香岩外感温热篇》，多有补充发明。此外，陈光淞的《温热论笺正》分析至为精细。吴锡璜编入《中西温热串解》，注释略参西说。还有吴坤安、石芾南、周学海、宋佑甫、何廉臣、金寿山等亦皆加以注释。”原著虽“系叶氏口传心授临证经验之作，复经诸名家加以注释，集中分析，极尽百家争鸣之能事，对原文精义，更多所阐发。”可见，杨达夫编著过程中所参注家近十余家之多，可谓兼采众家注释之长，汇编而成。诚如其自言，《集注新解叶天士温热论》一书“爰取叶氏原文细加校勘，搜集了十几家注解，贯彻百家争鸣精神，提出些个人看法和体会作为讨论，复采取近代名家医案及我院病历和各地老中医治疗经验，以证实叶氏学说，做到理论联系实际。编写时承西医同志供给我许多理论资料，他山之石，可以攻玉，初步试作中西医结合的研究。”这部著作可谓中医“温病学说”的“中西汇通派”。杨达夫虽为中医学家，但无保守思想，主张用理化仪器来证实古人的经验，阐述中医理论。

杨达夫著论中将叶桂《温热论》原著内容分为“温邪感受”“热入于营”“流连气分”“邪留三焦”“辨证纲领”“论湿邪”“里结阳明”“察舌”“论斑疹”“论白痦”“验齿”和“论妇人病温”共计12章。突出叶桂辨识温病的浅深传变层次与治疗步骤，并强调温病察舌、验齿和观察斑疹白痦的临床意义。各章条分缕析，纲举目张，如“温邪感受”细分为“温邪感受的途径”“伏气与新感”“温邪的顺传与逆传”与“温病与伤寒治法的不同”4个主要内容，以下简要叙述之。

1. 论“温邪感受的途径”

伤寒与温热都是外感热性病，即现在所谓急性传染病，致病因素侵袭人体，有其传染途径，如有皮肤接触、呼吸道传染与消化道传染。我国古代谓风寒之邪由皮毛而入，至吴又可始提出“邪自口鼻而入”与“呼吸之间”的理论。叶氏说：“温邪上受，首先犯肺”，是对吴又可理论的进一步发挥。对于传染病的传染途径，认识更为明确。事实上呼吸道为病原体最易进入的道路，很多热性病，如麻疹、猩红热、流行性感冒等，都经由呼吸道传染。叶氏确是从临床经验中观察得来。

2. 论“伏气与新感”

张仲景著《伤寒论》关于温病的记载有：“太阳病，发热而渴，不恶寒者，为温病。”此以温病为伏气之由来。伏气之说，始于《素问·阴阳应象大论篇》，曰：“冬伤于寒，春必病温。”《素问·热论篇》曰：“凡病伤寒而成温者，先夏至日者为病温，后夏至日者为病暑。”后世医家遂以冬伤于寒的即病与不即病来区别伤寒与温病，如王叔和说：“冬伤于寒……中而即病者，名曰伤寒，不即病者，寒毒藏于肌肤，至春变为温病，至夏变为暑病。”王安道说：“夫伤于寒者，有即病者焉，有不即病者焉……即病者谓之伤寒，不即病者谓之温与暑。”由此可见，他们对温病的认识完全主张伏气为病。至邪伏的部位，历来说法亦不一致，王叔和认为寒毒藏于肌肤，巢元方认为寒毒藏于肌肤骨髓，吴又可认为邪伏膜原，俞根初认为邪伏少阴膜原两种，柳宝诒认为邪伏少阴。这些不同的说法，都是根据临床上不同见证，通过辨证求因，审因论治，而得出结论。叶氏此论开章即提出“温邪上受，首先犯肺”，与伤寒理论显然不同。王孟英遂将本篇标题改为《叶香岩外感温热篇》，以别于仲景的伏气温病。但叶氏虽创新感温热学说，而仍重视伏气，在医案温热门中有“少阴伏邪”“温邪久伏少阴”“伏暑阻其气分”与“初病伏暑，伤于气分”等语，是本篇所论并非单指新感温邪。至于伏气与新感的关系，先贤说：“伏气自里达表，新感自表入里，伏气发病多而重；本气发病少而轻。”汪石山更分析说：“春之温病有三种：有冬伤于寒至春发为温病者；有温病未已，更遇温气，则为温病与重感温气，相杂而为温病；有不因冬伤于寒，不因更遇温气，只于春时感春温之气而病者。此三者，皆可名为温病，不必各立名色，只要辨其病源之不同而已。”薛瘦吟则谓：“凡病内无伏气，纵感风寒暑湿之邪，病必不重，重病皆新感引发伏气也。”又说：“伏气有二：伤寒伏气，即春温夏热病，伏暑伏气，即秋温冬温病。”综合诸家之说，叶氏此论当为新感与伏气并重。

3. 论“温邪的顺传与逆传”

叶氏有逆传心包之说，王孟英解释以邪从气分下行为顺；邪入营分内陷为逆。一般则以温邪由肺、卫而行入胃腑为顺传，其病势多顺（即卫气营血逐步深入）；若邪由肺卫而直入心营为逆传，其症大多险恶。即：热性病，高热引起神经症状者为逆传；引起肠胃道症状者为顺传。

4. 论“温病与伤寒治法之不同”

温病与伤寒在病源上有寒温感受的不同，在治疗上亦大有区别，在伤寒初期，宗仲景法用麻黄汤、桂枝汤，温病则用银翘散、桑菊饮，此辛温发汗与辛凉解肌开始即大相径庭。及病势进展，高热不退，伤寒家谓之阳明证，有白虎、承气法；温病派亦谓之阳明病，亦用白虎、承气，但于下法之承气汤，辨证投方，较为细密。例如在仲景承气汤的基础上随症化裁，有新加黄龙汤、宣白承气汤、导赤承气汤、牛黄承气汤、增液承气汤等。高热引起神昏谵语者，温病派有清热解毒芳香开窍之法，如清宫汤、牛黄丸、紫雪散、至宝丹之类，能因高热而致心力衰竭时，有起死回生之效，足补伤寒之未备。又《伤寒论》清热之方，有白虎汤、黄芩汤、小柴胡汤之类；温病则有治气血两燔之法，如玉女煎去牛膝加元参方，有清营热之法，如清营汤。此清热之原则虽同，而方剂之组成又不同也。热性病最易伤阴耗液，《伤寒论》养阴滋液之方仅有黄连阿胶汤、猪肤汤；而温病派则有加减复脉汤、大小定风珠、护阳和阴汤、益胃汤、五汁饮、牛乳饮等，较仲景时代更为完备矣。所以温病与伤寒在治疗上显然有差异，而温病确是在《伤寒论》的基础上进一步发展起来，两者均为中医学宝贵遗产，当一并继承发扬。

（二）承袭前贤，新解旧论

1. 明辨温病

杨达夫对温病的概念进行了极为精当地阐述，《集注新解叶天士温热论》书中发挥《素问·热论篇》“今夫热病者，皆伤寒之类也”与“凡病伤寒而成温者，先夏至日者为病温，后夏至日者为病暑”。并参照《难经》中“伤寒有五，有中风、有伤寒、有湿温、有热病、有湿病”之言，首辨《黄帝内经》中“伤寒”乃“一切外因热性病的总称，温暑都包括在内。”仲景编著《伤寒杂病论》即博采前贤之论，将中医辨治“伤寒”以六经统论，建立了以六经为纲领的辨证论治原则，奠定了中医学理法方药的学术体系，实可谓“汉以前医学的总结”之作。论及中医温病系统理论，杨达夫推崇王安道之学，认为其“从季节、证候、发病机制和治疗方法等方面将伤寒温病加以鉴别”，并“以伤于寒即病为伤寒，不即病谓之温暑”进行初步分类，为后世汪石山倡导温病有“伏气”“新感”“重感”奠定了基础。

2. 新解病机

杨达夫自言：“热性病的病因、病机、传变规律至为复杂。”论及中医辨治温病之始当首推刘完素，并援引河间之言：“此一时，彼一时，世态居民有所变，天以常火，人以常动，动则属阳，静则属阴，内外皆扰。”他明确指出，温病的发生、发展与“天”（外感温邪）和“人”（内生火热）的关系都极为密切。明末温病学家吴又可反对“伏寒化火”之说，更将“温疫系天地间之杂气、戾气，邪自口鼻而入”的观点补入其中，于是温病的病原、病机，变得更加清晰。

在辨识温病“三焦辨证”中，杨达夫提出：“三焦既是代表疾病的初、中、末三期，复以上焦指心肺，中焦指脾胃，下焦指肝肾，又是代表部位病变。复结合营、卫、气、血而叙述三个时期、三个部位的症候群，这样就若纲若网地完成辨证论治的体系。这是前贤根据传染病发病的一般现象和机体反应各个阶段中，总结出来的治疗规律，用以指导实践。”杨达夫又从西医解剖、生理学的角度对中医“三焦”的概念进行了阐发，认为古人言“三焦”是“有名无形”之说有不妥之处，而“三焦”当为“古人将水谷进入人体后，消化吸收，运转使用，以至分泌排泄整个机转和相互联系”的完整过程。其中，包括消化、循环、泌尿三大系统作用。杨达夫解释为：“主要机能系主持水液的出入，所以说三焦为决渎之官，水道出焉。上焦主水谷之精华由消化系统胃肠道毛细管弥漫吸收，并发出阳气，温于皮肤分肉之间，若雾露之溉，所以说上焦如雾；中焦主吸收后，经循环系统变化而赤，行于经隧，以荣五脏周身，所以说中焦如沤；迨至下焦经泌尿系统肾脏过滤，膀胱排泄，通利溲溺，开通秘塞，所以说下焦如渎。”[①] 经由西

① 杨达夫. 温病辨证论治的一般规律［J］. 江西中医药，1957（9）：6–10.

医学三大系统的基本功能概说中医“三焦”功能，极有特色。

3. 精研诊法

杨达夫论伤寒、温病诊法的不同时曾言：“伤寒的诊法详于脉诊、腹诊，温病则发展舌诊。温热论察舌从舌质、舌苔辨别病邪之浅深，测知津液之存亡与神经的损害，一望而知，简易可凭。验齿一法，尤是其独创经验。斑疹、白痦是多见流行性传染病的症状，叶氏既详细描述，复加以鉴别。”

杨达夫强调不同温病之间的鉴别诊断，以斑疹伤寒和肠伤寒为例，提出斑疹伤寒和肠伤寒，虽然同名伤寒，症状亦均可见高热神昏谵语，但其实为两种不同病证。前者多因新感引动伏邪而发，病程较短，约为2周。发病立即可见营血分证，因此，初起不可使用解表药散邪于外，攻下当属正治之法，以清涤肠垢，祛邪为要，但凉血药味越早使用对病情越有利。具体而言，初起宜表里双解，若新感重者先解新邪，兼顾伏气；若伏邪重者，则清里为主。邪属无形实热，当用白虎汤类；中焦挟有食滞蒸蕴，燥结于里，而为有形实邪，承气攻下当属必然；斑疹已现，则须清营透疹，解毒化斑。后者病程较长，约为4周，病位在胃肠，但病邪多属湿热，故初起饮食宜流质，防邪气留恋之弊，但治疗过程中须注意病程至第2周攻下法已不宜应用，第3周则更忌用攻法，时时以顾护肠腑阳气为要，更于护阳中意欲除湿务尽。①

4. 详论治法

杨达夫论温病治法遵照河间之说：“不可峻用辛温大热之药，纵获一效，其祸数作，岂晓辛凉之剂，以葱白盐豉大能开发郁结，不唯中病令汗而愈，免致辛热之药，攻表不中，其病转甚。”突出了温病忌“辛温大热之药”，须“辛凉双解”之法，而“河间学派”的理论和治法实可谓“温病学派”之滥觞。后学王安道从“伤于寒即病为伤寒，不即病谓之温暑。伤寒非辛温之剂，不足以散其寒，温病当治里热为主，解表兼之，亦有治里而表自解者”统而概之，对明清“温病学派”贡献极大。杨达夫更引吴锡璜所言：“历代以来，若河间之原病篇，杨栗山之寒温条辨，吴又可之醒医六

---

①曹力明，井庆彦．杨达夫治疗温病经验拾零［J］．山西中医，2011（27），8：4.

书，戴天章之广温疫论，皆能就伤寒温热之病症不同处剖析精详，而用药大法，非升散即苦寒，犹非面面圆到。叶天士先生出，于温热治法，具有慧舌灵心，章虚谷、邵步青、王士雄、吴坤安、吴鞠通、杜羲桐皆宗之，治效历历可纪。”而明清时期的“温病学派”辨治法则正是“在伤寒论的基础上，按照临床实践，加以阐发补充”，逐渐形成的一套理论与方法，将历代“伤寒”“温病”之争合而为一。

杨达夫自言“所以温热学说以明清时代为最盛，而叶天士集其大成”也，叶桂原著“规律分明，切实可循”，于临证辨治温热类病证亦悉遵叶桂之学，并间有发挥。如病程中出现高热神昏谵语，杨达夫强调结合病因多法联用，提出：“温邪陷入心包用清心开窍法；秽浊蒙闭清窍，用芳香开窍法；湿热挟痰蒙闭心包，以清热化湿开浊祛痰并用。”药禁“乱投香窜之品”，防引温邪内陷。更于补法应用中认为：“有屡经汗下清解不退者，则必待补而后愈。此为病药所伤，当细查其所伤之在阴在阳，施以补阴补阳之法。温病为热证，伤阴者多，然亦有用药太过而伤阳者，则补阴、补阳之法又不可偏废。凡屡经汗、下而烦加甚者，当补其阴；热退而昏倦胸痞下利不止者，当补其阳。”①

论及杨达夫对温病治疗学的继承方面，值得一提的是他对于“三焦辨证”的灵活理解。他认为：“吴瑭《温病条辨》以三焦为纲领，即将急性传染病之一般症状分为三个不同的症候群。上焦为呼吸系统急性传染病及其他系统传染病初起至高热神昏阶段；中焦为消化系统传染病高热、谵语、便秘，及有血毒症状阶段；下焦为急性传染病末期病势未衰而抵抗力已陷于衰弱阶段。”杨达夫通过急性传染病不同发展阶段的各类“症候群”，将中医“三焦辨证”与西医治疗进行了紧密的联系，为中西医结合治疗急性传染病奠定了理论基础。

综上所述，杨达夫温病学说的主要观点可谓集历代名家于一身，因叶天士“着重实际，从临床实践着手，运用伤寒论的理论而又总结了后代温病学说，使外因热性病的辨证论治，更趋于丰富和完善”，因此深受杨达夫所推崇。其更言：“用历史唯物的观点回顾一下，由伤寒到温病，由仲景到

---

① 曹力明，井庆彦. 杨达夫治疗温病经验拾零［J］. 山西中医，2011（27），8：4.

天士，正是我国医学学术的发展。”将叶桂之学与“医圣”仲景相提并论，诚如章虚谷所言：“伤寒、温病二千年来，纷纷议论，叶天士始辨其源流，明其变化，不独为后学指南，实补仲景之残阙，厥功大矣。”后学吴瑭更创三焦辨证完善叶桂之学，杨达夫论及两家辨证特色，言：“温病学者除以三焦概括各个时期的症候群外，复将急性传染病发展过程中所表现的症候，以综合和辨证的方法，划分为卫、气、营、血四个不同的阶段，作为辨证治疗的标志。”其临床重视三焦辨证的思想由此可见一斑。

在中西医结合思想的指导下，杨达夫更将中医温病理论及治疗方法大胆应用于临床实践中，如：肠伤寒按中医辨证属于湿温的范畴，大多数比较严重的属于西医传染病中的伤寒，症状比较轻的多数属于副伤寒。因此，在临床中杨达夫多将中医温病学说中辨治湿温的理论与方法应用于治疗肠伤寒的过程中，效果显著。其论及湿温治法，始终强调“当辨其热重湿重，一面清热，一面化湿”。而“化湿一法在温病中应用频繁，有淡渗、温燥、苦降辛开、芳香化浊治法，皆以分化，使病易解……早用甘寒，最易恋邪；恣用苦寒，又易化燥。热结者，法当清利；阴竭者，不可淡渗，要斟酌尽善，庶无遗憾。”①

三、寒温虚实，谨守病机

（一）外感风寒，治之以辛

杨达夫发挥叶桂“温邪上受，首先犯肺，逆传心包，肺主气属卫，心主血属营，辨营卫气血虽与伤寒同，若论治法则与伤寒大异”的观点，明确指出：“就一般传染病看来，特别是呼吸系传染，大多数是首先有上呼吸道感染的，叶氏的认识甚为正确。温病与伤寒同为外因热性病，但初期治法有辛温、辛凉的迥异是主要关键。”

（二）喘证辨治，宜分虚实

根据中医文献记载，杨达夫认为喘病的致病原因有风寒、火热、停饮、

---

①曹力明，井庆彦.杨达夫治疗温病经验拾零［J］.山西中医，2011（27），8：4.

停水，又有因于肺病、心脏病所引起的。为了便于突出喘病的中医辨证特色，他特别将喘病分作寒、热、虚、实、痰5个类型①。在阐述病因、病机的过程中，参以西医生理、病理学理论，体现出他中西汇通辨识疾病的思想方法。

1. 寒热袭肺，分而治之

喘因于外感风寒侵袭人体，体内会立即产生强烈的抵抗，皮毛紧闭，恶寒无汗，血液中的水分不能宣泄，血管随之充实而呈现浮紧之象；体温不能发散，血液挟体内不得发散于外的体温流布全身，出现身热、头痛、身痛等表现；寒邪深入筋骨，可见筋骨疼痛；肺脏因为皮毛不开，伴见肺胀气急而喘；因分泌物过多，水气冲激，则喉中有水鸡声或胸痹背痛。这种类型的喘病相当于西医中的喘息性支气管炎和支气管哮喘。

杨达夫临床选择仲景麻黄汤、小青龙汤、越婢加半夏汤和射干麻黄汤。以上诸方皆以麻黄为主，因麻黄对支气管有舒张作用，所以能够平喘息、镇咳逆；又因麻黄可以促进汗腺分泌，所以能够发汗散寒。其余随症用药中，解热用石膏，祛寒用附子、干姜、细辛、肉桂，内外皆寒用参苏饮、温肺汤及紫金丹祛寒痰，化痰用杏仁、半夏、生姜，宽胸利气用瓜蒌、薤白、厚朴、苏子等。皆体现出中医辨证论治的治疗特色。

2. 热邪壅肺，泻肺平喘

喘因于外感火热者，由于邪热刺激肺脏，引起肺炎，导致发热汗出而喘。在未经汗法散邪、下法清泻之前，若邪热已经侵入肺脏，极易出现身大热、呼吸喘促；若虽经汗下两法后，邪热不能完全清除，以致余热壅肺，肺气不得宣发、肃降，亦可出现呼吸喘促，但身不大热。两者相当于西医中的肺炎。杨达夫临床选择仲景的麻杏甘石汤为基础方剂，重视麻黄与石膏的配伍应用，强调两种药物配伍后清解肺热的良好效果，可广泛应用于肺炎的治疗过程中。同时，杨达夫也将千金苇茎汤作为治疗暑热侵袭肺络类型喘病的主方，若因于误下引起肠胃炎可以考虑随症应用葛根芩连汤泄热安胃。

---

① 杨达夫. 喘病的类型和效方寒喘丸的研究［J］. 江西中医药，1956，(2)：26-33.

3. 虚喘气促，视情而补

喘病因为身体虚弱，或久病、大病后，或失血、气耗、精泄、汗泄后，机能衰退，伤及呼吸系统所致。相当于西医中的肺气肿、肺心病和心力衰竭等。杨达夫临床按照气虚、血虚、阴虚、肾虚4种类型进行治疗。气虚无热者宜独参汤，有热者宜生脉散；血虚者肺循环障碍，呼吸不利，喘不得卧，脉象虚涩，宜四物汤加人参五味；阴虚肺燥，多见脉浮，气短、气喘甚则心悸，似喘非喘，或微热微渴者，宜生脉散、滋肾丸、麦门冬汤；若阴虚日久，伤及阳气，肺胃功能受损，患者运动后则喘渴、喘甚腹部随呼吸起伏、四肢厥冷、腹满、溏泄、食不消、气上逆者，宜建中汤加参或理中汤；肾气不足，肾不纳气，喘时少腹不舒，甚则疼痛，伴见足冷者，宜贞元饮、九味安肾丸、八味丸，甚者黑锡丹。

4. 痰热壅脓，泻肺排脓

喘病因于肺脏痰热壅滞，导致肺中血络损伤，即西医所谓肺脓肿，可见喘满、咳逆、口干咽燥、寒战身冷、咳吐痰浊，或喘不得卧，或痰涎渗入全身组织、面目浮肿。杨达夫临床辨证施治，若见鼻塞、鼻流清涕、不闻香臭、咳逆气喘、喉中痰鸣阻塞者，宜葶苈大枣泻肺汤、千金苇茎汤、外台桔梗白散；如热结在里，见小便不利，大便乍难乍易，时有微热，喘不能卧，宜大承气汤；如气机不畅，见气喘鼻翼扇动，无痰浊，宜四七汤、枳实汤、四磨汤；气机滞涩，见气促胸满者，宜三拗汤。

5. 饮停胸膈，行水逐饮

杨达夫辨识喘病因于水饮停于胸中时认为：饮水过多，肺脏黏膜分泌过多的黏液，而对水液的吸收功能不足，导致痰液过多，气管通气功能受到阻碍喘病随之发生。临床治疗各种水饮病证时，尊崇仲景《金匮要略》中对“饮病”的记载，并将这种病的发生归因于水饮入于胃中，不能输布全身而发生。根据水饮停留的部位不同，可以分为停于胃肠间的“痰饮”，停于肋膜之间的“悬饮”，停于膈膜以上的“支饮”和流于四肢皮下结缔组织的“溢饮”4个类型。其中，痰饮见心悸、气短、脉弦，支饮见胸满、咳逆、喘促不能平卧，均可以应用中医行水逐饮的方法进行治疗，所用方剂包括五苓散、木防己汤、葶苈大枣泻肺汤、苓桂五味姜辛半夏汤、大小青龙汤等。若患者伴见痰涎壅滞，胆道阻塞，胆汁外溢于血脉之中，见黄疸，但尿色不变，腹满而喘，或胸中似喘不喘、似呕不呕、似哕不哕、心中烦闷者，所用方剂是生姜半夏汤；若患者痰涎阻滞气管，初期发作时无痰，末期反而吐痰者，所用方剂是苏子降气汤、沉香滚痰丸；若患者喘病是由于消化障碍，食积停滞肠胃，影响呼吸中枢功能，先见腹胀、胸闷，继而喘病发生者，所用方剂是平胃散，可和胃气、除胀满。

杨达夫概括以上 5 种类型的喘病治疗为："中医治疗方法，对外感风寒火热者，则以散风清热、消炎排痰之法，使汗腺舒张、气道畅通；对虚弱者，则以强心助气、益血滋养之法，使心力增强、神经灵活，除去小循环之障碍；对于实痰者，则以逐水袪痰、下积疏气之法，使黏液不致阻塞，气血得以通行。"充分体现出杨达夫临床治疗喘病以中医辨证论治思想为指导的基本原则，也是他在中西医结合治疗临床常见病、多发病中获得良好疗效的根本保证。

（三）科学评价，以效证方

作为一名中医师，杨达夫对古方、验方尤为留意，例如在治疗多年频繁发作的寒痰作喘时，他推崇"紫金丹"一方，曾撰文详细考订此方在中医历代文献中的记载，并将由此方化裁而成的"寒喘丸"（姚石琴先生贡献）的临床疗效进行了科学评价，提出喘病的疗效须按照 4 个层级进行评价，即显著进步：服药喘息，咳嗽完全停止，或大部分症状消失；进步：服药后喘咳减，疗效至少保持一天以上；无效：包括有数小时喘咳减缓与无效；加重：服药后 4 小时内，喘息症状加重。通过观察 308 例患者的治疗效果，"寒喘丸"的疗效在 4 个层级的比例分别是 66.9%、28.2%、2.3% 和 2.6%，疗效显著[①]。这种评价方式，虽在当今看来尚需完善，但在当时中医药疗效评价尚未引起中医师普遍关注的时期，不能不说是一种进步，足见杨达夫严谨、科学的医学研究与治学态度。

杨达夫应用现代医学的观念评价与阐述中医经典理论，但时时强调中医学术的独特性，在处方用药方面曾谆谆教诲后学："中医虽没有病原生物学的知识，也没有实验诊断的方法，而能治疗各种急性传染病，就是倚靠

---

① 杨达夫．喘病的类型和效方寒喘丸的研究［J］．江西中医药，1956，（2）：26-33.

这个规律（在临床观察上总结的经验），如果抛弃治疗规律，单从药物通过药理试验，证明某药对某种病原体的作用，而谓即掌握了中医中药的治疗，恐不能得到先后缓急轻重的妙用，而反致动手便错。”

注：本节引文除具名者外，皆引自天津人民出版社1963年出版杨达夫编著《集注新解叶天士温热论》。

书传金匮的马乐三

马乐三（1899—？），河北省沧县人，中国国医函授学院常务董事兼院长，曾任华北国医改进社社长、中央国医馆鉴定委员会委员、天津市医士甄别委员会委员[①]。他始于河北省沧县悬壶济世，但其心心念念“保存国粹，造就医才”，遂于1928年在河北省沧县东门内文昌街倾尽薪酬所得独资创办国医学校。马乐三在学校创始之初，“方执教鞭，兼理医业……潜心施教，竭虑经营，期岁之余，桃李行列，旋应各地学子要求，咸以沧地僻远，负笈维艰，遂于十九年（1930年）春，徙之津梁，辟地于特一区管理局街。由是马院长乃集其精力，瘁其身心，专为校务谋进展，为社会育人才，尽辞兼职，不复为个人生涯计矣，同时更增聘教师，添设函授，规模粗具”[②]。

一、苦心孤诣，造就医才

马乐三指出：“吾国医学，历史悠长，理论微奥，举凡学说之价值、病理之分晰、六脉之真切、药味之性格，久为西人所崇仰，更为举世所叹服。而西医日趋进境，造极登峰。独国医散漫支离，墨守陈法，此无他；盖西

---

① 杨木锐、张君、王森．民国时期天津地区的2所中医学校［J］．中华医史杂志，2017，47（6）：378-380.

② 中国国医函授学院教务课．天津中国国医函授学院招生详章［M］．天津：文义印刷局，1941，6：1.

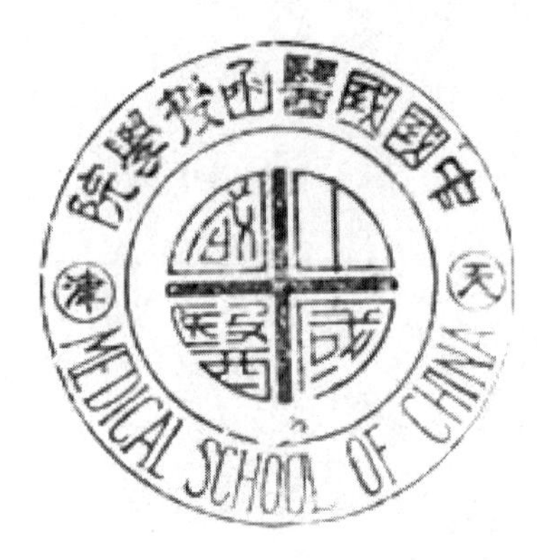

图 20　中国国医函授学院标志

医学有专科，锐意提倡，故如流水之就下也。国医则门户之见地极深，封建之思想尤切，或世袭其方脉，或秘传其专长，以所学为私产，视秘方如奇货，向不公开授徒，集社研试，鸠藏株守，永无进益，如积潦之不流，行且耗涸。医道失传，国粹沦丧。”有鉴于此，为“普及国医知识，提倡国学精粹”，马乐三建立了国医学校。首先是重视编撰讲义，“均按科学新制，归纳群书之真谛，陶冶医疗之绝技，摘其精英，采其菁华，能以最短期间，保证成功”[①]。其次是扩大教学规模，学校于 1930 年春迁至天津，先后在天津特一区（原德租界）、意大利租界、法租界办学，终迁至英租界广东路福安里 20 号大楼创办马乐三大夫诊疗院暨天津中国国医函授学院，在办学 12 年时学员即遍及全球，达数十万人。民国第一届国会参议院议长、时任国民党中监委委员张溥泉为该院董事长，历时近 20 年。国民党立法院长孙科为其题词“发扬国粹”，司法院长居正为其所编讲义题词“书传金匮”，时任外交部长王宠惠题词“岐黄遗术，科学整理”，中央国医馆馆长焦易堂赠以“撷其精英”题词，可见该院在海内外有一定的学术影响。龙江医派著名医家王德光 1941 年始参加了马乐三院长主办的中国国医学院的 4 年函授学习，台湾名医黄维三教授则于 1940 年毕业于该院。中国国医函授学院教材编写悉由相应教师编写，统一署名“马乐三大夫诊疗院教务课”（早期）或“中国国医函授学院教务课”（后期）主编，总务课印刷部（对外业

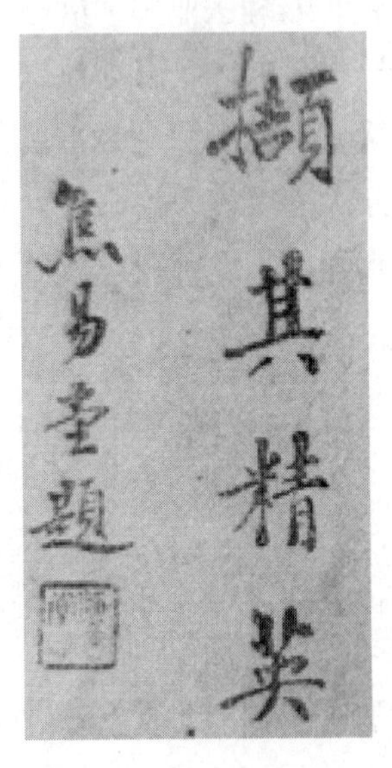

图 21　焦易堂题词

① 中国国医函授学院教务课．天津中国国医函授学院招生详章［M］．天津：文义印刷局，1941，6：3，5.

务称文义印刷局）负责讲义的印刷。马乐三认为，印刷为近代文化重要工业，若工艺不精必难引起读者的兴趣，精神亦随之颓败，因此其在办学之前即竭力筹办印刷厂，对内印刷教材定价低廉，以不亏本为主，对外承揽业务，盈利部分用作学院扩充之资，此一举措对保证函授教学的质量至关重要。

中国国医函授学院开设的课程主要有十大学科，“专以发扬国医固有学术，兼及世界科学新知。讲义课程，丰富新颖，精微深湛，应有尽有，悉遵政府中医考试之科目为标准”，各科内容具体如下。

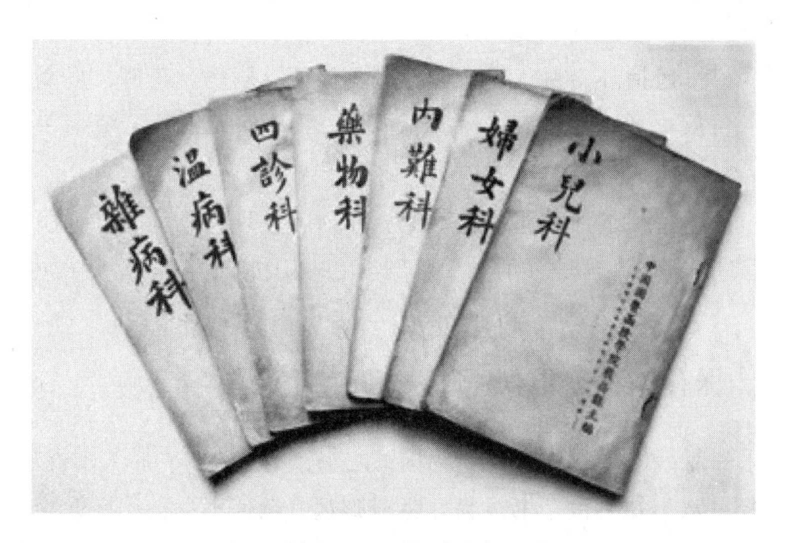

图 22　中国国医函授学院部分讲义

四诊科：包括望、闻、问、切，四种诊法之临床秘笈；“切脉”尤为详尽透彻。

药物科：包括动、植、矿、物用、自然物五大类之来源、性质、发明、忌恶、用量、化学分析。

温病科：包括肠室扶斯、斑疹、肠热病、热病、春温、风温、暑温、伏暑、秋燥、冬温十大章。

伤寒科：包括伤寒总论、太阳证、少阳证、阳明证、太阴证、少阴证、厥阴证七大章。

时疫科：包括诸论、统治、撮要、杂疫、诸方、述古、究新（虎烈拉、猩红热、百斯笃等）七大章。

妇女科：包括处女、少妇、妊娠、临蓐、产后、老妇六期，及其他各种杂痨杂疾。

小儿科：包括天花、麻疹、斑瘄、疳积、惊风等；保婴须知、诊断捷径、初生时期、哺乳时期、孩童时期各类杂症。

内难科：包括《黄帝内经》《难经》摘要浅说，分条详解；《内经·道生摘要》《内经·阴阳摘要》《内经·色诊摘要》《内经·脉诊摘要》《内经·经络摘要》《内经·治则摘要》《内经·病能摘要》《八十一难经摘要》《奇经八脉集解》。

杂病科：包括耳、目、口、鼻、喉、痈疽、疮疡、花柳、痔漏等。诊疗概要、目疾、耳病、鼻疾、口疾、齿疾、舌疾、咽喉疾、疮疡一切疑难重症。

科学科：包括细菌、病理、解剖、注射、生理、检验等。细菌学、生理学、病理学、检验学、注射学、解剖学之一切科学新知。

二、保存国粹，重视基础

马乐三谓：“《内经》《难经》为国医之宗，治疗之本，后人多畏难不前，共趋捷径；殊不知后世杂书虽易，距道则远，欲速不达，入室尤难。本院专为保存国粹，先解决根本医学，然后归纳科学，整理以最新方式，故前立法院长孙（科）赠本院之讲义题词‘发扬国粹’四字，足征本院讲义之取材也。”其函授的教材如《内难科》《四诊科》《药物科》均属基础课教材，兹择要简述如下。

（一）摘其菁华，辨章内难

《内难科》讲义摘取《黄帝内经》与《难经》两书之菁华，汇编为九章，具体包括《内经·道生摘要》《内经·阴阳摘要》《内经·色诊摘要》《内经·脉诊摘要》《内经·经络摘要》《内经·治则摘要》《内经·病能摘要》《八十一难经摘要》《奇经八脉集解》，以此作为国医之基础。综观全书，语言平实，由浅入深，深入浅出，极适合函授自学，以下摘取几段作为示例。

《素问·阴阳应象大论篇》曰："壮火之气衰，少火之气壮；壮火食气，气食少火；壮火散气，少火生气。"其解释道："火者，阳气也。天非此火，不能发育万物。人非此火，不能生养命根。是以物生必本于阳，但阳和之火则生物，亢烈之火则害物。故火太过，则气反衰，火和平，则气乃壮；壮火散气，故云食气；少火生气，故云食火。阳气者，身中温暖之气也。此气绝，则身冷而毙矣。运行三焦，熟腐五谷，畴非真火之功，是以《内经》谆谆反复，欲人善养此火，但少则壮，壮则衰，特须善为调剂，世之善用苦寒，好行疏伐者，讵非岐黄之罪人哉？"

《素问·至真要大论篇》曰："诸寒之而热者取之阴，热之而寒者取之阳，所谓求其属也。"其谓："用寒药治热病而热反增，非火有余，乃阴不足也。阴不足则火亢，故当取之阴，但补阴则阳自退耳。用热药治寒病而寒反增，非寒有余，乃阳不足也。阳不足则阴寒，故当取之阴（阳），但补水中之火，则寒自消耳。求其属者，求于本也。一水一火，皆于肾中求之。故王太仆曰：益火之源，以消阴翳；壮水之主，以制阳光。六味八味二丸是也。"

《难经·五十七难》曰："泄凡有几，皆有名不？然：泄凡有五，其名不同。有胃泄，有脾泄，有大肠泄，有小肠泄，有大瘕泄，名曰后重。"其谓："泄之不同，固有是五者，其病每起于脾胃之间。叔和云：湿多成五泄是也。"

《难经》曰："胃泄者，饮食不化，色黄。"其谓："邪客于胃，胃之下口不固，饮食入内，不待脾脏摩擦，径传大肠，而出所泄之色，即胃之色也。"

《难经》曰："脾泄者，腹胀满，泄注，食即呕吐逆。"其谓："注，骤然泻也。脾虚受邪，不能消磨水谷，散布胃之精气于五脏六腑，水谷停留于胃中，故肚腹膨胀充满而泄，骤食即呕吐而不下也。"

《难经》曰："大肠泄者，食已窘迫，大便色白，肠鸣切痛。"其谓："大肠虚而受邪，食毕而急欲登厕。大肠乃肺之腑，大便之色白，故大肠鸣切痛者，虚寒相搏也。"

《难经》曰："小肠泄者，溲而便脓血，少腹痛。"其谓："溲，小便也。便，大便也。小肠在少腹，邪客小肠，少腹所以作痛也。"

《难经》曰："大瘕泄者，里急后重，数至圊而不能便，茎中痛，此五泄之要法也。"其谓："瘕，聚也。里急，腹中欲去之甚也。后重，气下坠也。圊，厕也。里急故数至圊，后重故不能便，茎中作痛，小便不通利也。肾关窍于一阴，肾经受邪甚泄如是。"

（二）诊道要旨，神圣工巧

《四诊科》讲义以望闻问切为纲，强调四诊合参，则可识万病根源，此乃辨治疾病的基础。其除分别介绍望色、闻声、问证、切脉的基本知识外，每节之后皆附以七言韵歌的形式作为小结，读起来朗朗上口，易学易用，以下摘录几首为例。

望色诗：春夏秋冬长夏时，青黄赤白黑随宜。左肝右肺形呈颊，心额肾颧鼻主脾。察位须知生者吉，审时若遇克堪悲。更于黯泽分新旧，隐隐微黄是愈期。

辨舌诗：舌上无苔表证轻，白苔半里古章程。热红寒白参枯润，阴黑阳黄辨死生。全现光莹阴已脱，微笼水色气之平。前人病有三十六，采摘多歧语弗精。

闻声诗：言微言厉盛衰根，谵语实邪错语惛。虚呃痰鸣非吉兆，声音变旧恐离魂。

问证诗：一问寒热二问汗，三问头身四问便。五问饮食六问胸，七聋八渴须当辨。九问旧病十问因，再兼服药参机变。妇人尤必问经期，迟早闭崩皆可见。再添数语询儿科，天花麻疹全占验。

《四诊科》讲义尤重切脉，其认为旧论七表八里九道脉分类法，确有值得商榷之处，李时珍、李中梓则推衍为27脉，当增入"大脉"更为全面。然而"病无定情，脉不单见，学无头绪，指下茫然"。因此提出："以浮沉迟数虚实大缓八脉为主，而以兼见之脉附之总括，编为浅说，系以诗歌，以为切脉捷径。"略如下表。

表 8 八脉二十八字总括法

<table>
<tr><td rowspan="6">浮</td><td rowspan="2">芤</td><td rowspan="6">沉</td><td rowspan="3">伏</td><td rowspan="6">迟</td><td rowspan="3">结</td><td rowspan="6">数</td><td rowspan="2">紧</td><td rowspan="6">虚</td><td>微</td><td rowspan="6">实</td><td rowspan="2">洪</td><td rowspan="6">大</td><td rowspan="6"></td><td rowspan="6">缓</td><td rowspan="6"></td></tr>
<tr><td>弱</td></tr>
<tr><td rowspan="2">革</td><td rowspan="2">促</td><td>濡</td><td>滑</td></tr>
<tr><td rowspan="3">牢</td><td rowspan="3">代</td><td>涩</td><td>长</td></tr>
<tr><td rowspan="2">散</td><td rowspan="2">动</td><td>细</td><td rowspan="2">弦</td></tr>
<tr><td>短</td></tr>
</table>

诗曰：浮为表脉病为阳，轻手扪来指下彰。芤似著葱知血脱，革如按鼓识阴亡。从浮辨散形缭乱，定散非浮气败伤。

迟为脏脉亦为寒，一息未及四至弹。结有偶停无定数，代因不返即更端。共传代主元阳绝，还识结成郁气干。除却数中促紧动，诸形互见细心观。

该讲义对迟脉的解释一方面综述前人之说，另一方面结合临床所见提出自己的观点，由浅入深，深入浅出，易于学习，便于理解。如讲义中说："吴山甫论'迟'脉，谓医者之一呼一吸，病者之脉来三至者曰迟，二至、一至，则又更迟矣。若二呼二吸而仅一至者，是迟之极矣。阴脉也，为阳虚，为寒。程应旄论'迟'脉，有由邪聚热结，腹满胃实，阻止经隧而成者，此又不可不知也。今有癥、瘕、痃气，壅遏经隧诸象，而见迟脉者，是又不得概以为寒也。按腹中积块，坚而不动者曰'癥'。或散或聚而无常准者曰'瘕'。大腿上端，与少腹相连处，所生硬块，为'痃'症。"该讲义编者举例称其祖母86岁，平素身体健康，当年春天忽染沉疴，几于不起，数月之间，百药罔效，群医束手。患者大便半月不下，饮食不进，昏迷不省人事。编者急速回乡，诊老人之脉，左右皆现迟象，一息三至不及也，但见洪壮异于寻常，弦劲尤甚，前医历次均从寒治，都不外温补之剂，深觉其误。殊不知"邪聚热结，腹满胃实，阻结经隧，亦成迟脉"之说也。急以紫雪散、承气汤及养阴、抑火、通解、消导之品，数剂而病霍然。由此可见，张仲景谓脉迟出汗之证有时亦可使用大承气汤峻下之法，说明迟脉未必都主阴证。

（三）诠释药物，切于实用

《药物科》讲义先论诸药三十六反及诸药十九畏歌诀，再设五章分论常用药物，每章之内则酌为分部，利于识别，便于应用。

第一章植物类，山草部含甘草、黄芪、人参等39味药，芳草部含当归、川芎、白芷等26味药，隰草部含茵陈、青蒿、夏枯草等22味药，毒草部含大黄、附子、半夏等7味药，水草部含泽泻、石菖蒲、蒲黄3味药，石草部含石斛、骨碎补2味药，谷部含薏苡仁、罂粟壳、神曲3味药，菜部含莱菔、生姜、胡荽等9味药，果部含杏仁、桃仁、大枣等7味药，味部含花椒、吴茱萸2味药，香木部含柏子仁、肉桂、沉香等7味药，乔木部含黄柏、厚朴、杜仲等6味药，灌木部含枳壳、栀子、酸枣仁等9味药，寓木部含茯苓、茯神、猪苓3味药，苞木部含竹叶、竹茹、竹沥3味药。

第二章动物类，虫部含蜂蜜、白僵蚕、水蛭等5味药，龙蛇部含龙骨、鼍（扬子鳄）甲2味药，介部含龟板、鳖甲、牡蛎3味药，兽部含阿胶、牛黄、鹿茸等6味药，人部含人中黄、人中白2味药。

第三章矿物类，石部含朱砂、石膏、海浮石等8味药。

第四章物用物类，含锦、新绛、绵等5味药。

第五章自然动物类，含诸水、诸火、诸土3部分药。

《药物科》讲义总计介绍182味药，皆为常见习用之品，切合临床。每味药分述性味、忌恶、《神农本草经》所论功效主治、发明及用量，以下以苍术为例。

“苍术：苦辛温无毒，产茅山者味甘，形瘦多毛最良，吴郡诸山者次之，楚中大块辛烈气燥者为下。制用糯米泔浸，刮去皮切片，同芝麻炒，或麻油炒通黄，去焦基，或去皮切片，密（蜜）水拌饭上蒸用，又白露后以泔水净，置屋上晒露一月，谓之神术。

《本经》：主风寒湿痹，死肌痉疸。

发明：苍术辛烈，性温而燥，可升可降，能径入诸经，疏泄阳明之湿而安太阴，辟时以行恶气，因经疳（泔）浸炒，故能除上湿发汗，与白术止汗则异，腹中窄狭须之，《本经》治风寒湿痹、死肌痉疸等证，总取性专开腠，故能发汗而去风寒湿气，祛湿而去死肌痉疸，下气而消痰食饮癖。

又能总解诸郁。佐以香附快气之药，下气最速，一升一降，则郁散而气平也。脾精不禁，淋浊不止，腰背酸疼，用以敛脾精，津生于谷气也。同黄柏为二炒（妙），治下部湿热疼肿。又苍术一味麻油制过为末，煮大枣肉为丸，治胁下饮澼。许叔微患饮澼三十年，始因少年夜坐写文，左向伏几，是以饮食多坠左边，饮酒止从左下有声，胁痛食减嘈杂，饮酒半杯即止，十数日必呕酸水，暑月左半身绝无汗，服雄附矾石牵牛遂戟等皆无效，自揣必有澼囊，如水之有窠臼，不盈科不行，乃悉屏诸药。以前丸服三月而疾除，暑月汗亦周身，用下能书细字，皆苍术之力也。然唯素禀肥盛多湿者为宜，若形瘦多火者禁用。其神术已经露制，转燥为清，用以发散上部头风痰湿诸证。故治时行头痛有神术汤，此得制度之妙也。

用量：七分至三钱。合黄柏为二妙散”。

《药物科》讲义对每味药物的介绍无不如此，语言简练，内容丰富，结合临床而切于实用。

三、遵古启新，指导临床

马乐三中国国医函授学院开设的临床课程极富特色，具体有杂病科（包括诊疗概要、目疾、耳疾、鼻疾、口疾、齿疾、舌疾、咽喉疾、疮疡）、温病科、时疫科、伤寒科、妇女科、小儿科等课程。兹以《温病科》讲义与《妇女科》讲义为例，简介如下。

（一）因应急需，辨析温病

《温病科》讲义于民国29年10月第19版开篇即云：“本院承各地同学函请，先发本科讲义。以近来大江南北温疠流行，就症实验，较之仅具医书之辨析，医理之想象，易于研求多矣。”为了便于学生自学，其还特别强调：“同学如有不明单味药性者，可备《本草备要》一部，以便随时查考。”

1. 综论外感，提要钩玄

《温病科》讲义针对“唐宋以来，伤寒温病，门户不分，以麻桂诸法治之；明清以降，伤寒温病，划分门户，以辛凉轻剂、甘寒滋腻等法治之，过犹不及，其失相同……温病之真谛未悟，庐山之面目不真，千溪万径，头绪纷繁，虽有苦心力学之士，不觉望洋兴叹，无所依规；若浅学之辈，恪守一家，扪烛扣盘，奉为圭臬，能不愈学愈谬乎”（《温病科》），开章第一篇大量援引《黄帝内经》《难经》《伤寒论》及历代名家之论，以辨伤寒、温病及其他外感病之同异，同时就温病之原因、病邪潜伏、新感与伏气、六经病传、卫气营血辨、三焦别解、发热之原理、表里寒热辨、体温解释与体温放散及调节、温病治法、温病诊断等进行辨析，条分缕析，深入浅出，极适合初学者修习。

例如《温病科》讲义指出温病诊断方法虽多，但简要者有5种。①辨新感伏气：新感者其人正气充足而邪不易侵，病势由渐而加，病浅易治，不治易愈；伏气者其人正气衰弱而邪易深入，一病津液即竭，病重难治，即使治之合法，亦会变幻莫测，层出不穷。②分表里热证：“国医治温病之优点，在能辨别表里热邪，时令气候变迁，所发生之病证，自有深浅不同，故表热、里热，在温病上实占一重要位置”，同时分论表热证、里热证、表里皆热证、里真热表假寒证。③审体质强弱：“病症之发现，以体质自主……苟无素因诱引，病症不易感受，如血热内壅之人，易患温暑；体温低减之人，易患伤寒；津枯液稀之人，易患烦躁；痰涎凝滞之人，易患湿邪，体质之关于病症者如此”。④察唇、舌、苔、脉四项，唇：唇肿而紫赤，为热邪内遏，法宜清解；唇紫绛且裂，或唇肿赤焦，口臭异常，病属热壅，急宜清之，但有清开、清达、清泄之不同。舌：舌质绛淡，以辨内热之重轻；舌苔厚薄，以判病势之深浅；凡新感之病，舌色多如寻常；伏邪之病，舌色鲜紫，或干绛；暑温初起，舌多红赤。苔：新感之病，苔色由白而厚，继则或黄或灰；伏邪之病，其初舌多无苔，或深红色，或干绛色，须用大剂清透，舌苔方可由红转白。脉：温热伤寒新感初起之候，脉形多躁；古人误认为数，究竟与众不同，如浮大而躁，病已外出，一经凉散，自能霍然。如沉细而躁，是正气衰弱之故，急宜清透，但已属危险重证，不易施治，“吾同学如遇此症，切宜注意！”⑤验二便颜色：热邪久留于内，小便始由黄而赤，甚则点滴作痛；大便亦枯秘不润，大便必由燥而硬，亦有火郁成毒、自利清水者，此皆为热毒结聚所致，统宜投攻下之品。

2. 衷中参西，继承发扬

《温病科》讲义的编撰不仅突出中医特色，而且善于吸收新的知识，以应临床实际需要为重。例如其所论疾病按肠窒扶斯、温热发斑、肠热病、热病、春温、风温、暑温、伏暑、秋燥、冬温等十章分别介绍。每章先有概说，后叙病因、证候、病理、诊断、治法（含处方、方解）。

《温病科》讲义所论肠窒扶斯 Typhus Abdominalises（原书翻译），即肠伤寒，系当时国内严重流行的肠道传染病，西医当时也没有很有效的药物进行治疗。本章中西并论，首先提出该病由窒扶斯（伤寒）杆菌通过粪便传染于人，经历 9~21 日潜伏期，分别按初发期、第一周至第五周（恢复期）分别详述。书中提到中医古代并未论及此病，该书则以“湿温”概之，“自明清以来，叶香岩、章虚谷、王孟英、吴鞠通、石芾南、俞根初等，对于湿温病学，发挥立论，属归温病，治疗方面，亦见完善”。书中特别指出该病在温病科内系最危险之症，与他项温病亦不相同，因此本章以近一半篇幅详论中医治法与方药，“如此则治湿诸法于是尽矣！”

《温病科》讲义论春温有“客感春温证”与“伏气春温病”两种。①客（新）感春温病“当仲春之令，天气虽暖，而余寒未解，每有浮躁之辈，以为春天和暖，急遽脱去棉衣，然非时之寒邪，难免刺入身体，以致发生病者是也”。新感春温病若无热血内壅之素因，只为轻浅之一层感冒，一经疏散病即霍然；若热壅于内、寒结于外、互相攻讦，必致迁延时日，病势缠绵，及至末期每多鼻衄、身出斑疹，而后寒解热消、毒始尽矣。新感上焦用药宜清淡，若初起头疼、身热、恶寒、无汗、咳嗽者，治宜加减荆防达表汤（荆芥、防风、紫苏叶、白芷、橘红、杏仁、六神曲、赤茯苓、生姜、葱头）；若热重者，治宜加减蒿芩清胆汤（青蒿、枳壳、制半夏、广陈皮、黄芩、竹茹、碧玉散、赤茯苓）；若有鼻衄属阳明热盛，当加赤芍、牡丹皮、牛膝，若见斑疹当加牛蒡子、连翘、赤芍药、郁金；若热甚汗多、烦渴不止者，治宜新加白虎汤（生石膏、鲜芦根、鲜竹叶心、北知母、荷叶、玄参、嫩桑枝、北沙参、灯芯草）；若恶寒轻、发热重、心烦口渴、咽疼者，治宜加味葱豉桔梗汤（葱白、薄荷、桔梗、连翘、栀子、竹叶、豆豉、瓜蒌、麦门冬、天门冬、金果榄、山豆根、灯芯草、六神丸）；若风热加重即由上方加防风、黄芩；若病深不瘥，不只心烦口渴、恶寒如汗，反增咳嗽气喘者，治宜麻杏甘石汤（麻黄、杏仁、生甘草、生石膏）；若表寒既解、内热外达，继以心烦胁疼、寒热类疟，治宜柴胡桔梗汤（柴胡、黄芩、枳壳、桔梗、清半夏、广陈皮、生姜、葱白）；若斑疹既透、里热外达、应脉静身凉者为愈，如未愈者则肠胃必有停滞，宜加焦三仙、槟榔片、莱菔子等通利消导之品。②伏气春温病，系病邪潜伏于内经春寒触动而外发的疾病，“以冬令寒气潜伏，至夏化为温病，其潜伏之途径，或云潜伏肌肤，或云潜伏阴分，其实即冬令寒触皮肤，以致所有废物，不能尽量排泄，日积月累，凝结不出，及春阳一动，发为疾病者是也”。伏气春温病的证候有三：气分伏邪、血分伏邪及热入血室。气分伏邪，因春寒触动而发，初起头身俱疼、恶寒无汗，继则寒热类疟、口苦胁疼，甚至目赤耳聋、胸闷作呕，及传表外达，必灼热心烦、大渴引饮、不恶寒、但恶热，以至神昏谵语、胸膈间发斑疹、溺赤便闭。血分伏邪，初起微恶风寒、身冷无汗、或咽喉微疼，继则寒轻热重、全身亢躁、有汗而热不解、心烦不寐、面赤唇红、手足躁扰、神昏谵语，或心迷不语、或郑声重语，甚则状若惊痫、时时瘛疭、四肢厥逆、胸腹按之灼手。热入血室，书中颇认同王士雄观点，将其分为三证：一为经水适来，因热邪陷入而搏结不行者，宜破其血结；二为经水适断，而邪乘血舍空虚以袭之，宜养营清热；三为邪热传营，逼血妄行，致经血先期而至者，宜清热实营。春温属气分伏邪者，寒热如疟、身热心烦、大渴引饮、口苦胁疼、便闭溺赤，治宜柴芩清膈汤（柴胡、桔梗、生甘草、黄芩、连翘、枳壳、大黄、薄荷、竹叶心）；若热势犹盛、斑疹将发者，治宜新加白虎汤；若斑疹既透、但见虚烦不寐、呕吐不休、尚有痰热内扰者，治宜蒿芩清胆汤。伏邪在血分者，初起微恶风寒、身疼无汗、舌赤脉数，治宜加减萎蕤汤（玉竹、白薇、桔梗、葱头、菊花、玄参、牛蒡子、薄荷、豆豉、生甘草）；若亢热灼手、心烦口渴，属实者治宜加减犀角清络饮（犀角、牡丹皮、桃仁、鲜茅根、竹沥水、生地黄、赤芍、连翘、石菖蒲、姜汁、灯芯草），属虚者治宜导赤清心汤（鲜地黄、木通、益元散、麦门冬、朱（砂）灯芯草、朱茯神、莲子心、牡丹皮、竹叶、童便）；若类惊痫、手足瘛疭者，治宜羚羊钩藤汤（羚羊角、桑叶、川贝母、生地黄、钩藤、茯神、菊花、白芍、竹茹）；书中还提出热入精室证，初起属血分伏邪，后见血液外出、津液漏下，古称下竭上厥，为难治之病，治宜阿胶鸡子黄汤（阿胶珠、鸡子黄、白芍、黄连、黄芩、黄柏、知母、生甘草）。

《温病科》讲义所列处方皆有方解，极富特色。例如三一承气汤，其谓："邹润安谓厚朴倍于大黄，枳实多于大黄，为大承气；大黄倍于枳朴为小承气。如依邹氏之说，是大承气之力量，在乎枳朴不在乎大黄；小承气之力量在乎大黄不在乎枳朴矣。但调胃承气汤，不用枳朴，亦名承气者何也？但三一承气汤之加减，有用枳朴者、有不用枳朴者，有用芒硝者、有不用芒硝者，有用甘草者、有不用甘草者，唯大黄在任何承气汤中则无不用，是承气之命名，应以大黄为重要之关键也；况厚朴三物汤，即小承气汤之药品，厚朴分量倍于大黄，并不以承气命名，尤可见承气之意，不在枳朴而在大黄也。考《本经》以大黄通血，缘气以血为营地，血以气为折冲，若宿食积而不下，蒸逼津液，悉化为火，唯大黄能捣其穴，能覆其巢也；而芒硝、厚朴、枳壳，只帮助磨荡，去尽渣滓，热邪始能自解也；若甘草之功，不过调和已耳！"如此深入浅出、广征博引，理论联系实践，不仅极利于函授自学，而且有助于临证准确使用该方。

（二）知难而进，统编妇科

《妇女科》讲义开宗明义，"世间最难治之病，莫过于妇孺，古称小儿科为哑科，以其不能言也；然妇女虽系能言，往往有不能言之隐，或言之不尽耳……编者对于诊疗妇女病症，深感种种不易，复查坊间出版妇女科之医书，非深奥难明，即漫无系统，皆不合同学自习之用，故手编本科，精益求精，详不厌详"。全书按处女期、少妇期、妊娠期、临蓐期、产后期、老妇期、杂症七大章分条论述。

处女期：主论月经不调病，具体包括经早、经迟、经乱、经疼、倒经、经闭、经崩、经多、经少、居经等证。

少妇期：凡属经病者皆可参酌处女期各证辨治，此期着重论治不孕症。书中首先提出有月信极准、亦无他证而不受孕者，其因有三：①体肥脂厚而气促痰多，子宫闭也，以导痰为先。②身体肥大，月信届时而至，不稍差移，唯小腹常疼、肝经善怒，以致终岁不育者，宜选温和药味以疏肝理气为上剂。③身体干瘦、虚阳独盛、经色黑紫、来时甚少而不受孕者，是胞血火炽、精亦被灼，宜用四物汤以熟地黄换生地黄，酌加黄芩、黄连以清阴火。续论少妇月经不调（经早、经迟、经疼、经闭、崩漏）及少妇断产。

妊娠期：首谓妊娠通解（总论），主要内容有胎教、辨脉、常见病症的辨析、妊娠养胎、验胎、妊娠经过、妊娠摄养法（饮食、两便、工作、运动、睡眠、精神、衣服、身体、房事、乳房）、妊娠食忌、妊娠药忌。次论妊娠杂病，具体包括妊娠恶阻、胎动不安、安胎、漏胎、惊胎、胎逼、半产、胎不长养、过期不产、妊娠咳嗽、子烦、类中风、妊娠伤风、妊娠伤寒、妊娠痞疟、妊娠痢下、子淋、遗尿、妊娠诸血证（溺血、吐衄、咳血咯血）、妊娠诸痛（心痛、腹疼、胃痛、胁痛、背痛、腰痛、脐痛、少腹痛）、子肿、不语、谵语、子悬、子痫、乳泣、鬼胎、堕胎等。

临蓐期：内容包括临蓐通论、临产保护、择稳、服药、伤胎、胞干、难产、正产、催产、冻产、热产、横产、倒生、偏产、碍产、坐产、浪脐产、盘肠产、摩揣、卧法、饮食宜忌、备法、下死胎法、胞衣不出、胞衣不下、交骨不开、阴户不闭、子宫不收等。

产后期：内容包括产后通论、起居调护法、产后服药十课、产后发热、产后三病（病痉、郁冒、大便难）、产后腹痛、产后中风、产后乳中虚、产后下利、产后诸禁（禁卧、禁酒、禁浴、禁寒、禁汗、禁下、禁利小便、禁寒凉药、禁动作劳）、产后血晕、产后三冲（产后败血冲心、冲胃、冲肺）、产后三急（呕吐、盗汗、泄泻）、产后三审（产后先审少腹痛与不痛、次审大便通与不通、再审乳汁行与不行）、呃逆、饱闷、谵语、如见神鬼、不语、发痉、发热、寒热、中风、咳嗽、发喘、癥瘕、颤振、伤风、伤寒、疟、痢、蓐劳、虚烦、惊悸、多汗、麻木、大小便诸证（大便难、小便不通、恶露不行、小便淋沥、产后遗尿、阴颓脱下）、产后诸痛（遍身疼痛、头痛、胃痛、心痛、胸腹疼痛、真心痛、胁痛、腹痛、脐腹痛、腰痛）、泄泻、浮肿、诸血证（鼻衄、吐血、咳血、血崩、漏下）、月经不通、乳汁（蒸乳、乳汁自出、乳胀、妬乳）等。

老妇期：此期除经水断、生育绝，疾病稍异，他种病症，无不相同，故不另立说。其只列老妇血崩一证，冀望学生关注。

妇人杂疾：内容包括阴蚀、阴吹、阴疮、阴挺、瘰疬、痰核、流注、乳痈、乳岩等。

上述可见，《妇女科》讲义系 20 世纪二三十年代所编，全书所论病证的病因病机、证候分析、诊断及鉴别诊断、立法、处方与方解、用药等皆渊源有自，中医特点突出；对妇产科中涉及的生理知识、某些疾病的深入分析，不乏当时西方医学的内容；中西医能很好地结合起来，易于学习，便于临床，诚可谓遵古而不泥古、研西而不崇洋，至今仍有一定的临床指导价值。

20世纪二三十年代（民国年间），我国中医药学迎来了一个发展的时期，天津也不甘人后，汇聚了不少国医干才，悬壶济世者有之，培养后继者有之，创办期刊者有之，护法岐黄者有之，马乐三即是其中最具代表性者之一。“前事不忘，后事之师”，深入认真研究这一时期中医界的人和事，总结他们的得与失，对现代中医药学的继承发扬具有十分重要的借鉴意义及参考价值！

注：本节引文除具名者外，皆引自马乐三大夫诊疗院教务课主编民国二十五年刊印《内难科》《四诊科》《药物科》、民国二十九年刊印《温病科》《妇女科》。

汇通百家的董晓初

董晓初，生于1901年，卒于1968年，江苏武进县人。自幼秉承家训，学有家传。14岁始在无锡雪堰桥镇从师学医。19岁离开故乡到沈阳，转年即考取中医师执照。“九一八”事变后，董晓初来津行医，医术高超，医誉日隆，40岁时已名噪津门。20世纪40年代初在当时天津法租界（今独山路同义里6号）兴办的国医学社中任授课教师。1949年中华人民共和国成立后，董晓初为响应党中央号召，组织中医兴办集体性质的联合诊所，于1952年成立了天津第一个诊所——兆丰中医联合诊所，并任所长。之后由于走集体化道路的政策，诊所被接管为国家门诊部，董晓初于1956年被输送到天津市中医医院（现天津中医药大学第一附属医院）工作，任内科主任，兼任天津市卫生局中医考试审查委员、中医学会副主任委员、西学中学习班顾问、农工民主党天津市委员会常委、政协天津市委员会委员等职，并先后兼任天津医学院附属总医院、天津传染病医院、南开医院等市级医院中医顾问。1961年，他在天津市中医医院创建第一个心脏专科[①]。

董晓初精于医理，对《伤寒论》、温病学研究极深，他支持中西医结合，阐古而启新。董晓初主持研制的“通脉养心丸”深受患者称许。但因其终日忙于诊务而著述不多，故其经验之所得，弥足珍贵。

① 董建仁．董晓初［J］．中国中医药学报，1989（5）：72.

一、尊崇经典，汇通百家

董晓初业医五十载，对中医经典著作尤为推崇，晚年诊余之际仍然手不释卷，而且每遇精妙之处都随手摘录。其对《黄帝内经》《伤寒论》等医学经典颇有研究，述病因、论病机、立治法、选方药，每引经据典，析理阐微，条分缕析。董晓初不仅注重经典，对诸家之学亦无不精心研读，博采众长，汇通诸家，但又不囿于前人之说，每有创新。其平素尝言："但习经典而不及各家，尚不足为良医也。只有博览群籍，才能汇通诸家之学而为己用。对各家之说当择善而从，选良以用，由博返约，贵在求精。"他一生治学，谙熟经典，长于伤寒之学又擅于治温病，医术高超，造诣精深，博读精思，学识丰厚，都得益于善采诸家之精粹。

（一）治病求本，尤重胃气

董晓初谨守《黄帝内经》之旨，故"治病必求其本"。他对本的理解，主要是以后天脾胃为本，其善用脏腑辨证，推崇金元四大家之一的李东垣。董晓初善以脾胃为切入点指导临床实践，尤其重视脾胃对人体生理病理的重要影响。其尝谓："脾胃为脏腑之本。胃主受纳，脾主运化，化生气血津液以养五脏六腑，脾胃健则五脏安，故医者审病不可不察脾胃之虚实。"故其临证之时，首重胃气，每于疑难杂证，均能取得良好的疗效。

（二）四诊合参，舌诊为要

诊断是中医的基本功，中医望闻问切的四诊方法，董晓初都能熟练掌握，而四诊中他尤其重视舌诊。他常推崇四诊之中以望诊为先，而望诊之中又以舌诊为要的观点。凡疾病危急险恶的关键时刻，疑似病证难以判断之时，往往出现脉证不一的现象，而董晓初认为此时唯舌可验。故辨证以舌为主，而以脉证兼参之。他善于望舌以辨病之隐微，分析病机以至达幽之境，如遇疑难重证，当机立断，达到出奇制胜的效果。

如他治疗一男子，在仲夏时节冒着烈日赶路，而致烦渴引饮，当晚高热不退。转天午后，头剧痛，躁扰不宁。当晚昏愦不语，呼之不应。家属惊骇，急于晨起前来兆丰诊所求诊。临证所见患者汗出肢冷，脉伏难循，舌红苔黄燥。诸医观之，或曰暑热入心，予安宫牛黄丸、神犀丹；或曰暑伤阴气，投生脉散；或曰阴竭阳亡，急宜四逆汤回阳救逆，当时众说纷纭，莫衷一是。正值董晓初外出而归，见其舌红苔黄燥，诊为阳明腑实证，此时邪热与大便搏结在一起，且患者阴液已伤，故急予泻下养阴益气之剂，一剂后，解下许多黑色粪水，患者热退而神清，黄苔消退，唯口渴、心烦、呃逆欲吐，继服竹叶石膏汤两剂而安，诸医莫不折服。此例正是在患者病情危急难断之时，独重舌诊，以利判断病情而进行准确的治疗。

（三）学贯中西，善取精华

董晓初不独以中医见长，而且对现代医学亦十分重视，且精心研究。20世纪50年代初，他被天津市西学中班聘为顾问，主张中医不可故步自封，当善取西医之长，为中医所用。他身体力行，善于取长补短，为中西医结合工作撰写了不少颇有学术价值的文章，曾发表在《天津医药》等刊物上，为发展中医学做出了贡献。他勇于革新不断探索，于1961年在天津市中医医院成立了天津市第一个心脏病专科，在全国亦属少数。他对《伤寒论》、温病学有极深研究。1965年他在炙甘草汤、三甲复脉汤的基础上，加减化裁，研制成功“651丸”，具滋阴复脉之效，用于治疗心脏疾患，曾获天津市科研成果二等奖。因其疗效卓著，天津市第四中药厂将“651丸”剂型改制，定名“通脉养心丸”，至今仍广泛用于临床。

二、胸痹心痛，分型论治

董晓初临证注重胸痹本虚而标实的病理变化。本虚又以心气虚及气阴两虚者居多，标实则以心络瘀阻及痰瘀互结者居多。因此，他治疗胸痹从气阴痰瘀几个方面论治。

首先，心气虚损型胸痹，治以补心气、安心神之法，予加减归脾汤治疗。该方由党参、白术、黄芪、当归、炙甘草、朱茯神、远志、酸枣仁、丹参、合欢皮、夜交藤、柏子仁、益智仁等药组成。董晓初认为“心气虚，当以温运中气为要”，他说：“若中气不足，则心气不用，犹如釜底无薪也。”[①] 故方中重用黄芪、党参、白术、益智仁、炙甘草补中气而益心气；辅以当归、丹参养血而活血，酸枣仁、柏子仁、朱茯神、远志、合欢皮、夜交藤养心安神。

其次，对气阴两虚型则治以益气养阴、通脉宁心，予通脉养心丸。该方由桂枝、党参、麦门冬、五味子、生地黄、阿胶、龟板、炙甘草、鸡血藤、大枣、冰糖等药组成。本方由生脉散与炙甘草汤两方衍化而来，方中党参、桂枝、炙甘草、五味子、冰糖益心气；生地黄、麦门冬、阿胶、龟板、大枣养心阴；其中炙甘草能“利血气”，生地黄又“通血脉”，配鸡血藤共建活血通脉之功。

第三，心络瘀阻型治以活血化瘀、通脉止痛，予通脉止痛汤。该方由五灵脂、丹参、乌药、红花、香附、柴胡、生地、血竭末、元胡、橘络、高良姜、荜茇等药组成。方中以生地、丹参、红花、元胡、五灵脂、血竭活血止痛为主；辅以柴胡、香附、乌药、橘络行气活络，荜茇、高良姜温通经脉。共成化瘀止痛、芳香温通之效。

第四，痰瘀互结型症见心胸闷痛，日久不愈，或心悸气短，或肢体麻木，舌质暗红或有瘀斑，苔腻，脉弦涩或结代。现今西医诊断冠心病或心律失常的患者多见此型。治以祛痰化瘀、通脉养心，予化痛消痰饮治疗。该方由丹参、桃仁、红花、郁金、三七末、苍术、白芥子、旋覆花、胆南星、生姜汁、枳壳、黄芪等药组成。痰浊、瘀血皆属阴邪，同源于津血而互结，治必痰瘀兼顾，方可取效。故方中以苍术燥湿祛痰，白芥子利气祛痰，旋覆花消胸上痰结，枳壳除胸胁痰癖，胆南星消痰利胸，生姜汁除痰和中，以上药味共成消痰之效；又与丹参、桃仁、红花、三七、郁金等药并重，以活血化瘀；再入黄芪补气，以利痰瘀的运除。

董晓初之方，制方严谨，疗效卓著，治疗各种心脏疾患，皆有系统的辨证思路。老一辈医家丰富的临床经验，后来者确应认真地继承和发扬。

---

① 许占民. 天津名医董晓初治疗心病的临床经验［J］. 河北中医学院学报，1996，11（1）：30.

三、善理脾胃，法度严谨

（一）胃病治疗，用药清灵

董晓初认为，胃病治疗用药原则，重在清灵。

“清灵”的意义有三。

第一，用药宜轻。脾胃既虚，运化乏力，重投补剂必有碍脾胃之运化，适得其反。不唯补剂如此，纵为实热之证，亦不可峻攻滥伐，须中病即止。苦寒清热之品，如黄连、木通、龙胆草等，有败胃气之嫌，其用量不宜超过 6g。行气药多辛温芳香而性燥，多用有耗气伤阴之弊，如木香、沉香、厚朴、枳壳之类，用量在 4.5g 以内为宜，且不可久用。消食化滞之品，如山楂、神曲、麦芽，用量以 10g 为度，过用则克损胃气。

第二，动静结合。如益气之人参、白术、黄芪，宜配防风、陈皮，以使补而不滞；玉竹，宜配扁豆、葛根、升麻，以使滋而不腻。凡滞腻碍胃之品，如熟地黄、阿胶、血竭、乳香、没药之类，皆所不宜。

第三，配伍灵巧。胃之病，寒、热、虚、实不难分辨，实者“承气”，一方可愈；虚者“理中”，数剂可安。若寒热互存，虚实并见，配与方药，轻重缓急，最为关键。效与不效常在一二味药之取舍，验之与否多因一二钱之增减。

董晓初治疗一男子，43 岁，平素胃气虚弱，近日以来又因忧思嗔恚，胃脘时时隐痛，呃逆不止。某医以四君子汤加生赭石 15g 治之，药用 5 剂，胃痛减但仍呃逆，而邀董晓初诊治。董仍用原方，仅将赭石之量减为 4.5g，1 剂后诸症悉除。诸医莫不叹服而问其故，答曰：“胃病用药最宜轻灵。胃气素虚，重用赭石必直抵下焦而呃逆不止。吴鞠通所谓‘治中焦如衡’，并非仅为温病而言，凡中焦之疾，医者咸宜宗之。”[1]

（二）胃痛辨治，细分虚实

胃居中焦，与脾以膜相连，若脾虚不能为胃行其津液则胃病；肝为刚

---

① 汪艳丽．董晓初胃病用药经验［J］．中国社区医师，2007，16（23）：32.

脏，主疏泄，喜条达，若肝失疏泄，气机郁滞则木旺乘土也。胃病与肝、脾之关系最为密切，故“升降”者，即要降胃气、升脾气、调肝气，才能维系阴阳气机之平衡。胃者，阳土，喜濡润以降，常用百合、石斛、麦冬、天花粉之属；脾者，阴土，喜刚燥以升，常用党参、白术、干姜、炙甘草之类；肝者，主疏泄，常用枳壳、香附、乌药、沉香等品。俾气机升降有常，而胃气方得安和。董晓初对胃病的治疗以寒、热、虚、实分治。

首先，胃寒则现胃脘疼痛，绵绵不休，得温痛减。畏寒喜暖，喜按，得食痛减，或泛恶清水，舌淡苔白滑，脉沉缓无力。偏气虚者，舌体胖嫩有齿痕。偏寒湿者，舌淡苔厚腻。治宜温中散寒，佐以益气健脾。方用吴茱萸汤合理中汤加减。偏寒湿者，加附子6g，苍术9g，生薏苡仁15g。

其次，胃热则胃脘疼痛，有灼热感，泛酸，口臭，嘈杂，或伴牙龈肿痛，大便秘结等症，舌红苔黄或黄厚，脉洪大或实而有力。治宜清胃泻火。方用清胃散加减。大便秘结者，加大黄6g；胃出血者，加鲜白茅根30g、藕节10g、犀角6g或水牛角30g；若无胃出血，则宜使用赤芍、丹皮等凉血之品。阳明乃多气多血之经，胃热则血分亦热，血热一清则胃热随之亦去。

第三，寒热夹杂，症见胃脘隐痛，有灼热感，泛恶呕吐，胸脘痞满，舌红苔白滑，脉濡数。治宜寒热并进，辛开苦降，方用半夏泻心汤加减。

第四，胃虚则分为胃阴虚和胃气虚两种。

胃阴虚则胃脘隐痛，干呕呃逆，口燥咽干，大便干燥，舌红少津，脉弦细。治宜养胃生津。方用芍药甘草汤合百合地黄汤加味。胃气虚则倦怠乏力，面色淡白，懒言嗜卧，四末不温，大便溏薄，小溲清长，胃脘绵绵作痛，纳食后则减，舌质淡白胖嫩有齿痕，脉虚弱或沉细。治宜健脾厚胃，方用黄芪建中汤加味。此型患者多因平素脾虚胃弱，运化迟缓所致。

第五，胃实证，则又有气滞、食滞和血瘀痰凝之分。

气滞症见胃脘胀痛或攻窜胁背，痛无定处，胸闷嗳气，纳呆，吞酸嘈杂，苔白而厚腻，脉沉弦。治宜疏肝理气，和胃止痛，方用柴胡疏肝散合左金丸加减。食欲不振者，见苔略厚或有黄苔可加炒莱菔子9g，鸡内金9g；呃逆加丁香、柿蒂；呕吐加橘皮、竹茹、藿香、佩兰、枇杷叶。此型患者，常因肝郁气滞、横逆脾胃所致。病虽属实，然无有形之邪可攻，故宜开之、散之，以化无形之郁结。

食滞胃脘疼痛胀满，出现口苦且臭，饮食不进，嗳腐吞酸，大便或干或不消化，小溲黄，舌苔黄糙厚，脉沉实或沉滑。治宜导滞清胃，方选保和丸合四磨饮子加减。此型患者多因宿食停滞于胃肠所致，若大便秘结，腑实不通，胃气不降，可仿调胃承气汤，用玄明粉10g、大黄9g、甘草6g以荡涤肠胃。

血瘀痰凝则见胃脘刺痛而闷胀，疼痛拒按，痛处固定，大便黏腻不爽，舌紫暗或有瘀斑，苔黄腻，脉沉弦或沉涩。治宜活血化瘀，消痰散结，方用失笑散合导痰汤加减。若胃络损伤，吐血便血，加用三七粉1.5~3g或云南白药1.5g，或百宝丹1.5g冲服。疼痛不止，可用枯矾9g、朱砂0.9g，共为细末，分为6包，每天早晚饭后各冲服1包，温开水送下。瘀血所导致的胃病多由痰热久瘀，胃络痹阻，血行瘀滞而成。本型患者，舌紫暗或有瘀斑，而舌苔多见黄腻，故必用消瘀散结之品。枯矾，味酸、性寒，祛痰止血，收敛止痛，朱砂，味甘、性微寒，清热而止痛，二药具有止痛、收敛止血的作用，遇胃痛剧烈，或出血者，每于方中配用，疗效甚佳。但朱砂不可久服，以防汞中毒。

董晓初勇于接受新知，善取西医之长。其临床治验丰富，临证处方严谨，疗效显著，尤其是对脾胃病和心脏病总结了系统的辨治思路，其学验却值得后世继承并发扬。

注：本节引文除具名者外，部分资料参考自天津医学科技出版社1989年出版赵恩俭主编《津门医粹》。

精通医史的宋向元

宋向元，字觉之，号寿轩，天津人，1905 年 7 月出生。母亲早亡，父兄皆从商，自宋向元儿时起他的父亲就希望他长大后能够像其他兄长一样继承家族传统，从事商道。但是，宋向元的志愿却不在此，因为自幼体弱多病的原因，他性格内敛、宁静，读书更成为他的乐趣，少年时期的宋向元攻读诗书、遍览经籍，这些经历为他日后成为著名的医史学者打下了坚实的理论基础。在宋向元 15 岁时，他的父亲强行命令他从商，在宋向元痛哭恳求之下，父亲最终做出了让步，只允许他自修了两年商务印书馆函授学社的英语课程。儿时的志向和随后的求学经历，使得宋向元逐渐学会了通过阅读与自学两个途径获得知识。步入青年，因为受到当时社会上奉行的“实业救国”思想的影响，他也曾集资创办“甲子农场”“长城工艺社”，然而这些最终因经营不善，宣告失败。经历了各种生活的挫败后，宋向元身患重病，在修养期间开始涉猎医学，尤其关注丁福保等人编译的一些医学书籍。中医学的博大精深激发了他深藏在内心的学习热情，在 1926 年，宋向元 21 岁时，他下定决心正式拜师学医。此后 3 年间，先后师从上海名医谢利恒和苏州王慎轩研习中医学。并于 1929 年毕业于陈泽东创办的天津私立中国医学传习所，学有所成后，从师于王跻廷、艾茂斋实习，历时 3 年之久。1932 年，宋向元通过天津市政府中医考试，从此以医为业。其间，曾在 1936 年赴长安开业，但仅 1 年时间即回到天津继续开业行医。行医期间，曾于 1934 年担任天津市私立医学传习所讲师，以及《益世报》“社会服务版”中医解答，于 1936 年担任《乐报》“中医周刊”主编。

中华人民共和国成立后，宋向元怀着喜悦的心情，努力从事中医工作。自1945年后，他更专注于中国医学史的研究工作，1948年加入中华医学会医史学会；1951年，被推举为中华医史学会《医史杂志》编委；1956年，任中华医学会医史学会委员。与此同时，他曾于1950年创办《天津医药月刊》并任总编辑；1952年任天津市八区中医诊所所长；1954年任天津市立中医门诊部儿科主任，天津市中医进修学校副校长兼教务主任；1955年任天津市中医学会副主任委员；1957年后，调入北京中医学院，建立了全国中医学院第1个医史教研室，并兼任儿科教研室主任。他1950年加入中国民主同盟；1955年加入中国农工民主党，为农工民主党北京市委员会委员、第一届天津市政协委员。

此外，幼时研读的文史之学，时常令宋向元念念不忘，从医之后，更在繁忙的诊务之余，与祁素愫、岳景武、顾晓痴等人一起研究中国古典文学和中国古代历史。宋向元一生矢志不渝地坚持研究中医学术，是中医学者的优秀代表。

一、心系教育，弘扬国医

宋向元平生对中医教育工作尤为关注。1933年他曾兼任天津市中西医传习所讲师，1942年在天津崇化学会专攻中国古代史4年，1946—1949年底兼任该会国文专修班讲师。

宋向元作为一名专业从事中医教育的工作者，在医史研究之余，也曾对改革中医课程“如何做到少而精，而不致损害中医学的完整性”提出一些独到的见解。他认为中医课程按照内容来分析，可以分为理论、辨证施治的方法原则、临床各科的治疗经验和中国医学史4大类。如果结合教学实际情况，也可将各门课程综合归纳为5门。

第1门：中医理论学。宋向元认为这门课程的内容可以包括脏腑、经络、病因、病机、养生等学说。《黄帝内经》中固有不少资料，后世医家亦有很多发展，凡对临床实践具有切实指导意义的学说，不论古代的或后世的，均应搜集无遗。具体来讲，可以从《黄帝内经》《金匮要略》《伤寒学》和《中医各家学说》等教材中撷取精要部分，根据学说性质分别进行归纳。

如明清盛行的“脾胃学说”和“命门学说”等，可以归纳在藏象学说之中。

第2门：中医辨证学。宋向元认为中医“望、闻、问、切”四诊是临床诊断疾病的关键方法，而各种辨证方法，如八纲辨证、六经辨证、脏腑辨证、卫气营血辨证等与各类治疗原则，均可以归属于中医辨证学的范畴。具体来讲，可以从《中医诊断学》《伤寒学》《金匮要略》《温病学》和《中医各家学说》以及临床各科教材中，择取有关内容汇编而成。如“六经辨证”可以选择《伤寒论》重要条文；“卫气营血辨证”可以选择《温病学》相关内容。这样可以使得中医辨证论治的方法，纲举目张，避免了学习过程中的分散与遗漏。

第3门：中药方剂学。这门课程的内容包括了《中药学》和《方剂学》，宋向元认为将这两门课程的内容进行合并后，能够在讲授时互相联系，以药带方，或以方带药。选择方剂必须具有较强的代表性，能够很好地为临床服务。

第4门：中国医学史。宋向元将《中国医学史》单独列出，原因是这门课程的主要教学目的在于从史学的角度，阐明中医学的特点，从而使得古为今用，促进医学的发展。对于教学内容，他同时指出：可以参考《中国医学史》的教材和《中医各家学说》，并加以补充，删除那些专为古人古书作注脚的资料。

第5门：中医治疗学。这门课程应该包括临床各科的具体治疗方法，宋向元也以《中医内科学》为例进行说明，认为可选取《伤寒学》《金匮要略》《温病学》中确有疗效的具体内容，融会到《中医内科学》教材中去，再补充上切实有效的急救方法，或可以作为一种方法。而针灸疗法、伤科及按摩疗法，因手法另属专门，适合病证与内、外、妇、儿临床各科所有不同，似可以另成一篇。以上是宋向元对于中医课程设置的个人意见及看法，但从中不难看出，他对中医理、法、方、药学术体系的整体性理解。

在5门课程中，宋向元将前4门列为中医基础课程，只有中医治疗学作为临床课程。如此并非将中医治疗学的内容列为次要地位，相反，他强调：因为《中医治疗学》的教学内容，不但包括了原有的临床各科，更加融会了原属基础课的《伤寒学》《温病学》和《金匮要略》等课程的内容，因此，在教学学时上必须比前4类课程充裕些。这样的设置既突出了中医课程重视

“三基”的特点，也能够使得学生有步骤地理解和认识整个中医学术体系的内容。对于这个设想，宋向元也清醒地认识到当时在中医院校范围内很难实现，因此他明确地为这个设想提出了前进的方向，即各省市中医院校可以在农村办学，教材必须新编，内容更要少而精，成本大套地讲是行不通的。因此，前述的设想很有机会在农村办学过程中首先成为现实，哪怕是部分的，哪怕是具体而微的。只要通过实践，积累经验，不断修订，就可以从小到大，各自编出最符合实用的教材来。适用于农村的教材，必然也适用于城市，彼此可以互相取长补短。这样，经过不久，必然给将来的全国中医教材打下深厚而广阔的基础。

二、与时俱进，精研医史

宋向元博览历代医学著作，深研中国医学发展史，发表学术论文 30 余篇，先后刊登于天津、北京、上海等全国各省市中医类刊物上；他还主持并参加编写了全国高等医药院校试用的第 1 版《中国医学史》教材。值得一提的是，宋向元的这些学术论文多以通俗易懂的文字写成，也体现出他作为医史学者，以普及医学常识，教化后学为主的研究目的。

宋向元的学术思想主要反映在他对中国医学史的研究方面，他研究医史重视考证，认为研究医史的目的在于还历史以真实面目。通读宋先生的医史研究论文，可以看出他研究中国医学史的指导思想，经历了 2 个主要阶段。

第 1 阶段：在抗日战争时期，他认为“祖国不易复兴，国破家亡，精神苦闷，经常以阅读古史自慰”，寄情于史书。抗战胜利后，他产生了新的希望，“研究医学史……目的在借此普及医史知识，从而扭转中医界传统的认识”，借史学之力振中医之学。解放战争时期，“由于中医在社会上不受重视，行医只当是生活的手段……埋头研究医史，认为中医快结束了，在结束前后整理一下自己所知道的东西，这是历史任务，心情当然是十分暗淡的”，这一时期，宋向元研究医史的目的可以概括为“伤医学之没落，订毕生之所学”。

第 2 阶段：中华人民共和国成立后，宋向元“听到传达毛主席对中医工作的指示……认为毛主席这样划时代的指示，不但赋予祖国医学遗产以新的生命，扭转卫生事业的偏向，也给整个医务界真正团结和中医学系统的统一创造了条件”。此后，他便以极其兴奋的心情，“为使中医界共同走向前进的道路”而研究医学史。宋向元在20世纪50~60年代的学术论文数量颇丰。由此可见，宋先生研究医学史的指导思想和他所生活的社会环境以及中医学在不同时期所处的地位息息相关。以宋向元论宋元学派产生的原因为例，其中的观点就是从学习《矛盾论》中得到的启发，即事物发展的根本原因，不是在事物的外部，而是在事物的内部，在于事物内部的矛盾性。他利用这一辩证唯物主义的基本观点，对宋元时期医药学术本身内部存在的矛盾性进行了深入的分析，提出：“当时医药学术内部的主要矛盾应该是五运六气之说和辨证施治法则的矛盾。《黄帝内经》‘运气七篇’之内有不少精华内容……但是七篇大部分内容记载的都是些干支格局之说。照此说法，某年应该生某病，用某些药好像成为一种规律。这样机械的规定和我国医学的优良传统——辨证施治是两不相容的。这在当时医学学术内部来说是一个主要的矛盾。”[①] 宋向元的这种观点对于探讨宋元学术流派的形成原因是具有鲜明的时代特色的。

三、考证于史，评定医家

（一）订仲景生平

宋向元对张仲景的生平做出过系统的考证，曾言：“张仲景的真实事迹，经过汉魏军阀大混战、人民颠沛流离、人口大量耗减的动荡时代，可惜已湮灭无闻了。”欲了解仲景及其学术特色，必须考证于史，订后世之讹误。其曾在1953年连续撰写3篇《张仲景生平问题的讨论》的论文，对张仲景的生卒年代、《伤寒杂病论》的著作时间、张仲景任长沙太守与王叔和编次仲景遗论等问题进行讨论，并提出了一些比较独到的见解。自言：“唯一目的，是为了彻底地讨论仲景的生平问题，为了忠诚地研究医史上的问题，所以有责任把一些不成熟的看法，提供大家讨论，希望借此能够得出

① 宋向元．试论宋元学派产生的原因［J］．广东中医，1962，(8)：1-5.

比较正确的结论。那不但是对医史工作尽了一些努力，也是对于祖国医学家，特别是像张仲景这样医学大师的生平问题，借着讨论而取得一致的认识。这也是我们应该努力的一种目标。”宋向元在研究过程中所依据的史料是经过严格筛选的，对于有关仲景的传说，如“古猿献琴木”“为刘御治消渴”等说，均不作为讨论的内容。

宋向元通过史学研究方法对仲景生平等问题进行了客观考证。其曾概言：一部《二十四史》是替封建地主的统治阶级说话的。史家为医人立传，是要看他是否靠近统治阶级。《史记》为扁鹊立传，是因为他多与封建王侯交往；为淳于意立传，因为他是“太仓长”。自从曹魏建立“九品中正”的制度后，所谓“上品无寒门，下品无世族”，阶级成见是更加严格起来。通过了魏晋南朝的改朝换代，而豪门世族，始终是高高在上的。编写《后汉书》的刘宋范晔，就是生存在这样的时代。他对于方术末技中人，除非是属于士大夫阶层的人物，不会加以青睐的。在《后汉书·列传》，郭玉是太医丞；华佗曾“举孝廉”，并经“太尉黄琬辟”，华佗“耻以医见业”，也可以看出他的阶级成分；卖药的走方医人台佟、韩康等，均经过当时统治阶级的“微辟”，他们当然是属于没落的士大夫阶级。这些人都是靠近统治阶级的上层上份子，因此才得在“正史”上立得脚步。在刘宋时代，张仲景必已引起了多方面的崇仰（有王叔和、皇甫谧、葛洪等人的推崇为证），而范晔独不给他立传，这也可以证明了张仲景是一位来自民间，为一般人民服务的医师。其医学成就，虽然得到了人民群众的爱戴和魏晋医家的推重，只因为他不是属于统治阶级集团的人物，所以就没有“资历”使范晔给他立传了。

关于仲景遗著《伤寒杂病论》，宋向元提出，汉代的方书，如《汉书·艺文志》所载，因为战祸几乎全部散佚，而张仲景的遗著因为在民间医生互相传授，得以流传保存，这是可以理解的。唐代孙思邈说：“江南诸师，秘仲景要方不传。”足见流传至今的《伤寒论》及《金匮要略》的祖本是来自民间的。所谓“秘而不传”或者是民间医生与统治阶级的士大夫的不相为伍，亦未可知。而仲景遗著的显名，则要论及皇甫谧，在《针灸甲乙经》序言中皇甫谧将张仲景与王叔和并论，言：“仲景论广伊尹汤液为数十卷，用之多验。近代太医令王叔和撰次仲景遗论甚精。”张仲景是民间医生，王叔和是太医令，在封建贵族士大夫间，对张仲景的认识是需要上层的医界人物如王叔和之流来为之审核推荐的。王叔和所撰次的是《脉经》，不是《伤寒论》。《脉经》中选论了仲景遗论，并非是讲张仲景的专著，而皇甫谧在论仲景时，竟特别把王叔和提了出来，可见皇甫谧对张仲景的推崇，是由王叔和《脉经》所介绍的。从此，王叔和与张仲景结下了不解之缘，后人甚至于说："不有叔和，安有仲景"了。

对于张仲景原著的流传问题，宋向元更为直接地指出："严格地讲来，我们只能说在《伤寒论》及《金匮要略》两书中存有张仲景的遗文，不能无条件地承认这两书就是张仲景所著。"论到其中的原因，曾言："张仲景遗著的本来面貌，在今天不容易见到了。现在通行于世的，只是经过北宋林亿、孙奇所编校的《伤寒论》和《金匮要略》。宋人校刊医书，并不可靠……大概宋代校刊医书，只求体例整齐，首尾完全，文句通顺，以便于应用。对于考求本源，去伪存真，都不在他们考虑之内。"① 为考订仲景原著，宋向元应用现有古籍文献资料进行探讨，主要推荐关注3部医籍，即：《脉经》所引，《千金翼方》第九、十两卷，《外台秘要》所引。同时提醒研究学者注意："这些资料，与张仲景原著，也并不是完全没有距离的。"以《脉经》为例：书中所引仲景原著，但不注书名。细考仲景所著书籍，似乎非一部《伤寒论》而已。如《针灸甲乙经》序言所言："仲景论广伊尹汤液为数十卷"，不知书为何名；梁《七录》载有张仲景辨伤寒十卷，张仲景评病要方一卷；《隋书·经籍志》有张仲景方十五卷，张仲景疗妇人方二卷；《外台秘要》所引《仲景伤寒论》有到十八卷的。这些书籍似乎都与仲景有关，但是卷数又不相同，甚至是连书名也不统一。基于以上的这些情况，宋向元做出了大胆的推测：或许张仲景原著仅仅是一些尚未标题书名的手稿。根据《千金翼方》第九卷内容，在太阳病篇列有"中湿""中暍""中风""伤寒"等定义，足见"伤寒"二字，只是一个分症，在仲景原意，未必以"伤寒"作为全书的总名。若以此进行推导，在今日所见的《伤寒论》书中，或许存在更多可议之处。

以上分列了宋向元研究张仲景生平著作的一系列观点，从中可以看到

---

① 宋向元．论张仲景史略及其遗著问题［J］．江西中医药，1954，(10)：9-16.

他对医学史中关键学术问题的重视以及科学严谨的治学态度。他曾言："张仲景是一个对祖国医学发展做出杰出贡献的医学家，要了解他，首先要对张仲景生存时代的医学背景和遗著的流传、演变情况下一番真功夫，比较分析各种材料，以图从仲景遗著中折离后世所掺入的他人的东西，才有追索出他的本来面目的可能。若只根据现在流行的《伤寒论》和《金匮要略》来进行研究，那就难问得出令人满意的结论了。"[①] 这或许也是他多年关注仲景研究的一个重要原因。

（二）考叔和官职

宋向元对王叔和是否做过晋代太医令也做出过考证。目前中医学术界已经比较认可王叔和为晋代太医令的说法。但是宋先生则认为："对于任何相沿已久的定案，只要他有可疑之点，我们也必须破除迷信，重新考虑一番。"[②] 于是，他根据《针灸甲乙经·序言》《晋书·皇甫谧传》、林亿校定《脉经·序》、张湛《养生方》、张杲《医说》、甘伯宗《名医传》《文献通考》卷222、《太平御览》722卷等大量文献进行查证，认为王叔和的卒年应该在西晋泰始元年，即公元265年之前。另据《晋书》记载，西晋的第一任太医令为程据，而非王叔和。至此，学术界公认的王叔和为晋代太医令的说法已大有可议之处。

宋向元进一步指出，根据史料分析，王叔和为太医令的时间应该在魏初，他编次整理《伤寒论》的年代也不是三国兵火之后，而是汉魏之际。这一结论的得出深入细致，为后人进一步研究提供了很好依据。

（三）证清任学术

宋向元对王清任的研究也非常认真，为了考察王清任的事迹，他进行了长期大量的社会调查，曾投书王清任故里——河北省玉田县卫生局以及王氏的后代进行查访，掌握了比较丰富可靠的资料。

对王清任的学术思想和医疗经验，宋向元不但有较深入的研究，给予很高的评价，而且在医疗实践中进行继承和发挥。他认为："清代医家王清

① 宋向元．张仲景生卒年问题的探讨［J］．史学月刊，1965，（1）：38-40.

② 宋向元．王叔和生平事迹考［J］．北京中医学院学报，1960，（1）：6-8.

任先生在中国医学革命的具体实践上曾起过带头作用。150多年前，我国尚停留在封建社会阶段，他竟自以医家的立场，去访验脏腑，著成《医林改错》2卷，反对古书记述脏腑的传统错误。这种革命的勇气和实验的精神，在我国的医史里面是没有前例的，这照理无疑地会给他同时和以后的医疗界一个巨大的影响"①。他同时为王清任的勇气和实验精神所激励，在中医学界大胆提倡中医学术改革，他说："中医的进步与否，会直接影响全民的健康，这个问题极大。我们中医目前所负的责任也极重。所以，站在我们自己的业务立场，以时代、真理，各方面来说，无论如何都是迫切需要改革的……我们应该有时代的觉悟，我们已经落后了，不必再迟疑了，守旧不变，那就是等待末日的来临。"②

此外，宋向元对于中医病历的起始问题、宋元学派的产生原因、补土学说的学术渊源、中国药学史及古医籍的评价等方面也做出了一些细致的研究和讨论，其中一些见解和学术主张在当时引发了诸多学者的关注，在很大程度上促进了同时期医学史研究中的学术争鸣，其坚实的理论研究基础与科学严谨的史学推理方法，是同时期诸多医史研究学者缩影。以上研究方法本于史料，论事推理，应用的方法都是史学治学之常法，突出显示出宋向元作为医史学家的科学、严谨的方法与态度。但宋向元也诚恳地在文章中说道："只因为向元不是专业的医史工作者，经常须执行诊务为生，没有足够时间，手中又没有足够的参考书，所以一时还不能找到更好的资料，来奉答高谊，这是非常抱歉的事。"③因此，在他的论文中经常能够看到与同道切磋商讨的痕迹，这种严谨治学的方法与态度值得后世学习与发扬。

四、治学严谨，垂范后学

宋向元在医史研究的过程中非常重视用讨论的方法来研究学术问题，这也是他早年读书留下的一个良好习惯。中华人民共和国成立后，在党的"百家争鸣、百花齐放"的方针鼓舞下，他更加积极地参加学术研讨，发表

① 宋向元．王清任先生事迹琐探［J］．医史杂志，1951，（3）：2.
② 宋向元．岐伯考［J］．河北卫生，1951，（1）：1.
③ 宋向元．论张仲景史略及其遗著问题［J］．江西中医药，1954，（10）：9-16.

的文章中有很大一部分是针对其他学者见解表达的不同看法。讨论中宋向元总是以坦率的态度发表自己研究的心得体会，一时尚不成熟的想法也明确提出，留待人们继续钻研。他这种认真负责、勇于争鸣的治学态度，活跃了当时的中医学界的学术气氛，也对开展学术交流起到了一定的促进作用。

宋向元在医学史的研究工作中，非常注意将医学人物的生平著作、学术观点等放在一定的历史条件下进行分析。例如他在分析张元素的“运气不齐，古今异轨，古方今病，不相能也”这句话时，就十分大胆地提出了这样一个问题——张元素的这个学术见解“究竟是公开提出，还是作为‘家法’的一部分只是在弟子之间讨论呢？”这个问题听起来似乎没有任何意义，但是在宋向元的笔下却成为一个学术性很强的问题。他说：“由于这种提法要比刘完素强烈些，这在当时是违反‘注定的’干支格局之说，似还不好公开发表，后来，他的学术见解受人拥护，发展为另一学派，他那带有革命性的提法，才成为公开的口号。”[①] 因此，这个问题极有可能是张元素与弟子之间学术讨论的一个话题。这一问题的结论是宋向元从特定的历史背景下进行严密分析后取得的。姑且不论学术价值的高低，仅从医学史研究的方法上来讲，他的这种角度足以对后人有所启迪了。

五、论体辨证，倡体质说

宋向元在临床诊治疾病的过程中，非常重视根据患者的体质进行辨证论治。他的这种思想是在研读《黄帝内经》《难经》和仲景《伤寒杂病论》等经典医学著作中体会出来的，比如《素问·平人气象论篇》中提及的以脉象推断体质的论述，就使得他在临床诊脉的过程中考虑到不同患者发病时的“病脉”与平日正常脉象之间的联系。在应用这一原则的时候，宋先生还将易水学派的脏腑辨证观点引入其中，尤为重视脾胃在疾病诊治过程中的重要作用，以“养胃气为本”，指出“脾主中央，灌溉四旁，脾标示人之元气，为元气之大本”，发挥了李杲《脾胃论》的学术主张，并引申为“体

① 宋向元．试论宋元学派产生的原因［J］．广东中医，1962，（8）．

质论”。纵观以上对宋向元“体质论”的主要观点，无论是理论发挥还是临床应用，都体现出“本于经典，旨在临证”的特点，因此，他的这一观点才能够在临床中具有实用性，经得起考验。以下从3个方面分列宋向元“体质论”的主要内容。

（一）以阴阳概分体质

宋向元认为：正常人群的体质可以分为阴脏、阳脏两大类。一般来讲，阳脏之体，多体壮形实，面色红润，性情急躁，内多火热，唯喜冷饮，大便多燥结等；阴脏之体，多形体虚弱，面白少华，性情沉闷，素畏寒冷，唯喜热饮，大便多稀溏等。而阳盛之体，多热证、实证、阳证；阴盛之体，多寒证、虚证、阴证。阳盛之人，外邪多中于表或腑，中里入脏者较少；阴盛之人，表证短暂，入里中脏者较多。

（二）以体质论转归

宋向元认为，任何一种疾病在患者身体内的发展与变化都与个体的体质有密切关系。比如外感寒邪，若侵犯形体壮实、属阳脏体质的患者，大多表现出太阳、阳明和少阳等三阳经的病证；若侵犯体弱形衰、属阴脏体质的患者，则寒邪容易直接伤及脏腑，大多表现出太阴、少阴和厥阴等三阴经的病证。即体质决定了发病的主要类型。论及病因，宋向元先生也经常将体质因素与病邪本身的特点相结合，认为六淫邪气（风、寒、暑、湿、燥、火）在人体中的变化多与体质因素有关。因此，中医六淫致病的观点，在临床诊断疾病的时候不能视为绝对，尤其是久病，更应该根据患者的体质“辨体”与“辨证”相结合，进行合理的诊断和治疗。以痰证的形成为例：在疾病发展过程中，各种因素导致的气机运行失常，人体正常的水液代谢随之发生障碍，津液停滞，渐而成痰。这个情况如果发生在一个属于阳脏体质的患者身上，这种痰液极易变化成为中医所说的“燥痰”，表现出黏腻、黄稠等特点；但如果发生在一个属于阴脏体质的患者身上，它就非常容易变成“稀痰”，表现出清稀、量多等特点。可以说，这种融合中医病因病机学说的“体质论”扩展了中医原有的辨病观，使得中医辨证的角度更加宽泛和全面。

此外，宋向元也将这种“体质论”融入养生防病中。强调生活习惯、职业差异、个体特点，都直接影响着体质，也对发病起着决定性的作用，所以，加强锻炼是防病的有利因素。

（三）以体质论用药

宋向元不仅在辨证过程中非常重视患者的体质因素，即使在药物的选择方面也时时不忘“辨体用药”。他认为患者的体质不同，即使病因相同，也应该选择不同的药物进行治疗，这也是中医“同病异治”思想的具体体现。如患者属于阴脏体质，因为体内阳气不足，所以黄连、连翘等苦寒类的药物必须谨慎应用；患者属于阳脏体质，因为体内阳气过盛，所以半夏、陈皮等辛温类的药物必须谨慎应用。

六、精于临证，善治气血

宋向元从事中医工作30余年，医学知识和临床经验丰富。对内科杂病、妇儿各科疾病的诊治多有心得，且以中医儿科专家闻名于世，如治疗小儿痰喘、腹泻、疳积、急慢惊风、麻疹等常见急重病证有独特的方法。同时，他也善于运用清代王清任倡导的活血化瘀法治疗血证、痹证，疗效显著。

（一）内科杂证，辨气血痰

宋向元辨治内伤杂病时强调人体内气血的条达、通畅。他认为人之根本，乃为气血也。以下援引宋向元的学生——聂惠民对这一问题的总结，期望读者能够有所感悟：“人生之初，具此阴阳，则亦具此气血，所以得全性命，为气与血。气者，人身之元气，当其和平之时，源出于中焦，总统于上焦之肺，在外护卫皮毛，充实腠理，在内则导引血脉，升降阴阳，周流不息，脏腑之所以相济相生，皆在此气。气盛则盈，气衰则虚，气顺则平，气逆则病。血者，水谷之精气，饮食入胃，取汁变化，而赤为血，生于脾，总统于心，藏于肝，宣布于肺，施泄于肾，和调五脏，洒陈六腑，而注入于脉，灌溉一身。目得血能视，耳得血能听，手得血能摄，足得血能行，脏得血能藏，腑得血能通，是以出入升降之道，皆在于血。生化旺盛，则诸经由此而长养，虚衰耗竭，则百脉由此而空虚。故气血二者，气取诸阳，血取诸阳，气血和平，胃气充沛，灌溉经络，长养百骸，五脏六腑，皆取其气，故清气为荣，浊气为卫，营卫二者，周流不息。血荣气卫，阴阳相贯，常相流通，何病之有？一旦窒碍，则百病由此而生。所以疾病之生，无不与气血有关。”[①]

论及痰邪在疾病发生过程中的重要性，宋向元尊崇朱丹溪之论，认为痰之为病，随气升降，无处不到，故百病之中，多有兼痰者。而瘀血的形成也与气机郁结密切相关，因气为血之帅，气行则血行，气滞则血瘀，气有一息不运，则血有一息不行。治疗的一般规律是：治病之始，调气为上，调血次之。调气的药物可以选择木香、香附、三棱、莪术等气血同调。对于典型瘀血证，宋向元先生分为出血与不出血两种类型，出血者急则治其标，止血为先；不出血者，治病证之本，按照血虚、血热、血瘀等不同类型分别采取虚者补之、热者清之、瘀者通之的治疗方法。

综合以上观点不难看出，宋向元善于将内伤杂病分为气病、血病和痰病进行论治的原因，这也是他临床辨治疾病的主要纲领。由此推及临证的运用，强调 3 个主要类型之间的相兼为病。如在临床中经常见到的胃脘痛，他首先按照气、血、痰 3 个主要类型划分纲领，若由于恼怒气冲，气逆胀痛，可以选用四逆散加青皮、陈皮、吴茱萸等能够行气降逆的药物；若由于气机郁结，气滞血瘀，可以选用二陈汤与膈下逐瘀汤等行气活血的处方；若病及于血，出现吐血、便血，可以选用止血的方法；若痰瘀相互杂糅，以痰为主可以选用爽胃饮（自拟方），以血虚为主可以选用补血的方法等。处方用药，独具特色。

（二）妇科病证，尤重气血

宋向元辨治妇科疾病有三大原则：第一，须注意“临病人问所便”。要求医生仔细诊察患者的体质强弱、发病原因，甚至平时喜恶的事情。因为妇女生理特征各自不同，病情发展变化必然具有个体性，所以诊治疾病的时候一定要根据具体的病证特点，如患者动静的喜好、身体的胖瘦等情况

---

① 聂惠民．宋向元先生临床经验浅谈［J］．北京中医杂志，1986，（1）：9-11.

给予不同的方案。第二，治疗妇科的各类疾病，始终应该注重“调补气血为主，调重于补”，调理中必须以理气为先，补益中强调气血双补、以肝肾为要，突出体现了中医“妇人以肝为先天”的辨治原则。考虑到妇科各类疾病的发生多于情绪变化有关，因此，宋向元也在调补的基础上提出“疏肝理气为先”的原则，并时时告诫后人“以理气为宜，但决不可破气。盖妇女体内之血，随气升则升，随气降则降，须时时流通为要。若破耗其气，血无所从，正气一虚，邪气必胜，百病由此而生，又安能调其经血？故切不可破气，此调经之要法。”[①] 这一原则也是宋向元临证重视调畅气血原则的具体应用。第三，治疗妇人疾病，在注重调畅气血、肝肾同治的时候，同时必须兼顾调理脾胃功能。因为脾胃乃人体后天之本，能够化生气血，运化不息。往往在其他治疗方法效果不理想的时候，调理脾胃可使元气获得恢复，病邪可以祛除。第四，调理妇人月经，须辨明病机关键。按照气滞血瘀、气虚血少、湿热痰阻、虚寒宫冷等不同病机类型进行调治，谨遵“调经先治病，无病月经调”的原则。

（三）幼科诸疾，随证择要

宋向元临证擅长儿科疾病的治疗，对于小儿痰喘、腹泻、疳积、急慢惊风、麻疹等拥有一套完整的辨治心得。以儿科常见的高热惊风为例，宋先生首先以退热为要，热退则惊平。在清热的过程中，非常重视钩藤、白薇这类兼有镇静安神作用的清热药的应用；若身热已清，但惊风仍不止，甚则出现神昏的表现，则选择应用蜈蚣、全蝎、僵蚕这类兼有平息肝风作用的镇惊药物；若身热退后，惊风不止，须同时注意选用生地、沙参、玉竹这类能够滋阴降火作用的清虚热药物。这些具有辨证论治特色的系列用药经验在宋先生治疗小儿麻疹等疾病中体现得也非常清晰。此外，宋向元临证善用血府逐瘀汤治疗多种儿科急危、疑难病证，亦每获良效。

综上所述，宋向元精研医学，以史明志，造诣颇深，数十年如一日在医史学、中医教育以及临证方面均取得了令人瞩目的成绩，堪称我国近代中医学术界具有影响力的一位中医学家。

---

① 聂惠民．宋向元先生临床经验浅谈［J］．北京中医杂志，1986，（1）：9-11.

痴心教育的尉稼谦

尉稼谦（1906—？），施今墨的弟子，为天津市政府正取第一届医师，天津国医专修学院暨天津国医函授学院院长，并任中央国医馆董事、中华国医竞进会会长、药材甄别委员会监察委员、官厅备案北京中国医药月刊社总撰述。尉稼谦“原籍甘肃平番，乃六代家传世医，渠曾祖西泰公及乃祖甡峯公，世袭前清太医院御医之职，著述等身。洎其尊翁松山府君，幼承庭训，中年挟技迈宦途，蒙圣赐二品顶戴双眼花翎，历任清朝北洋大臣李鸿章中堂府医官，随李公东渡归国后，继任淮军医官、大清国立将弁学堂医官、袁总统府医官等职，后辞差专志著书行道济世，足迹遍海内，生平所经诸奇症，皆笔于书。晚年倦游津门遂久居，民国三年津河东十字街邑绅鲁云卿、窦英堂捐房资，延翁创办竞进医馆，四方莘莘学子，翕然来归，河北省之有国医教育者此其肇端也”[①]。

一、创办医校，发扬国粹

尉稼谦有感于“中国医学具数千年之历史，医书浩如渊海，历代著家，各成一派，众说纷纭，立论参差，学者苟无一定方针，纵渠文学通谙，亦必茫然失其所据，彷徨歧途，草菅人命，何胜浩叹。唯自欧风东渐，西学

---

① 尉稼谦．天津国医函授学院招生详章 [M]. 天津：天津国医专修学院函授部印刷局，1941：5.

侵凌，而昌明最早之国医，反而瞠乎其后，此何故耶？盖医学之兴衰，以教育为健关，彼西医之所以发展者，上由国家之提倡，下有社会之组织，校有专科，学有系统，教有程序，习有实验，然国医则不然，又无教育系统，分道扬标（镳），各分其派，举目滔滔尽系不学无术之辈，涉猎医书，即便应世，聊记汤方，动辄悬壶，误己误人，莫此为甚，并非自限前程，实社会之状况有以驱之也。虽间有杰出人才，亦由好学之士，渊博群书，深加研究，堪任师资，但泥于闭关自守，各自为政，犹不脱囊旧思想，秘方秘术，无由公开，曷胜遗憾”。遂“蒿目时艰，起敝振衰，责无旁贷”，创办天津国医专修学院暨天津国医函授学院，以便将中国医学发扬光大于世界！

尉稼谦“承世代之余绪，家学渊博，又兼任国立国医馆董事，蓄志以办现代新科学教育之精神，来改进中国医学”。他于1922年东渡日本，历访东洋各大名医，同年其父仙逝，尉稼谦承先人遗志，于翌年将原有竞进医馆改组为“天津国医学校”，首任国医馆馆长焦易堂先生题词“研究国医”，院址由河东迁移河北公园后教育厅旁。至1926年秋，因学生增至数百人，原址不敷应用，再迁法租界教堂西宝祥里，同年添设函授部；1932年春则迁往英租界32号路义庆里8号大楼，扩充为“天津国医专修学院”，函授部简称为“天津国医函授学院”，至办学18年时面授学生总计超过2000人，函授生则达数万人，生源遍及全球。学院董事116位，外埠通讯医药顾问224人，俱系国内名人，其办学基金充足，真实免费，力行义务教育，培养成才者不可胜数。天津国医专修学院实行院董会领导下的院长负责制，下设教务课、总务课、秘书课、会计课、印刷部、国医学术研究会（会长由院长兼，凡该研究会会员，享有永远研究艺术之便利，增进医识，追随时代潮流以免落伍之憾）、医药联合社（社长由院长兼，凡该社社员享有代销本社出制各种药品之便利）、国医月报出版部

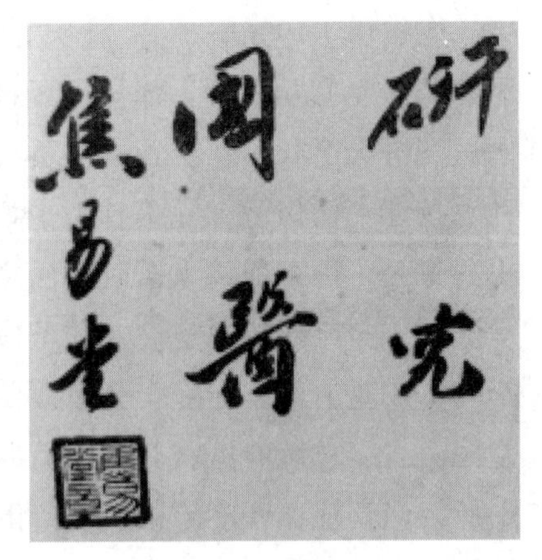

图23　焦易堂题词

等 8 个部门，分工负责学院的教学、学术研究及后勤工作。学院基础深固，信誉隆大，编撰新国医讲义教材 23 大学科，主编者署名院长尉稼谦，实际“特约京津沪广及全国诸大名医来稿助撰”，其编撰宗旨为：“改良古义，融汇新知，故对于上自《内》《难》古经、周秦汉唐、以迄宋元明清等千种万类学说，仲景伤寒派、刘李朱张四大家派、晚清温热派、晚近南北两大派等千种万类派别，举凡中国医学应有尽有，含蓄深奥、费人索解者，本院讲义中对此一切皆引用最新科学化西医学理以说明之，尽量删除空洞玄谈，以中西合参等科学方法阐明中国医学之真理”。讲义的具体内容包括：生理学、解剖科、内经病理新论科、望色科、闻声科、问症科、切脉学、药物学、国药丸散膏丹配制法科、伤寒科、温病科、时疫科、内科杂病学、外科、小儿科、妇女科、花柳科、精神科、眼科、咽喉科、针科、按摩科、正骨科及临症实验录（即医案）。其编撰特点：“新旧合参，不偏不倚，历经全国名医厘定，字斟句酌，辞义明显，尽美尽善，绝非东抄西袭、率而操觚者可比”。1937 年 3 月 24 日“中央卫生署中医委员会会同教育部拟定全国中医教学规程”，特别专函调用天津国医专修学院现行课目表及讲义，以为编制全国国医学校通用课目参照之用，可见其教材编撰水平之高。

天津国医专修学院所招学生分普通班、速成班及自修班。普通班学制一年，分四期连续办班，不拘年龄性别，具有阅读能力者入普通班，经通函考试合格后颁发毕业证书。对医学素有研究、欲求深造者入速成班；另有普通班欲提前毕业者，需笔答学校所拟定试题，及格者可颁发毕业证书，例如 1937 年拟定试题：“内难试题 – 何谓奇经八脉试列举以对；伤寒试题 – 伤寒病传经与直中之区别并详述传经后之病症如何；本草试题 – 石斛之种类有几性味如何主治何病试详举以对；古方试题 – 白虎汤四逆汤主治何病以何药组成其分别言之；妇科试题 – 经血不调经期腹痛其主因安在以何方主治试详言之；温病试题 – 冬温与春温有何区别试述其治法；疫症试题 – 疫病论。”在当时信息极其闭塞、全民文化水平极低的情况下，此开卷考试试题水平之高，即使从现在角度而言，堪称上乘之作！由此可见，该校教学水平名不虚传。该院提出：“凡肄业或毕业之学员无论对于讲义或其他医书及诊治患者不明了之处，均可来函询问，本院绝对永远负责指导，等于有一良师终身相随。”可以认为这是中医院校针对学生施行终身教育之肇端。自修班专为好学之士，已具相当医学程度，仅领取该院讲义而自修阅读，学院不负责指导，没有考试，不发证书。

二、急性肺炎，病属时疫

造成1918年“流感”死亡率奇高的罪魁祸首是肺炎[①]，因此具有传染性的肺炎威胁人类生命的历史还可追溯到更为久远的年代。目前已知中医将急性肺炎纳入到“疫病”范畴，大约不少于90年。天津国医专修学院暨天津国医函授学院教材《时疫科》专辟“急性肺炎”一章，内容略如下述。

（一）急性肺炎的临床特征

《时疫科》将急性肺炎分为“格鲁布性肺炎”及“气管支肺炎（支气管肺炎）”两种。

1. 格鲁布性肺炎

“格鲁布性肺炎”即原发性肺炎，为原发性肺组织的疾患，“病原虽属细菌，为传染病的一种，但因接触而传染的很少，原来健康人的口腔、咽喉、气管及肺脏，本来什九有肺炎重球菌的驻足，所以不即发生肺炎的缘故，正如结核菌的传播虽极普遍；而感染的未必个个患生肺痨的病状，必须逢到适当时令，有破坏身体抵抗力的诱因时，病菌才可大施伎俩，如果一有冒寒，或胸部外伤，或过度疲劳，或有碍气体的尘埃类吸入，就能诱发肺炎”。

格鲁布性肺炎的临床症状：突然战栗高热，幼儿多见痉挛发作，或呕吐，呼吸频数而迫促，胁肋刺痛，腮部现青紫色，鼻翼扇动，咳嗽音声简短，咯痰稠黏，着物不易去，痰黄而浅红色（锈色痰），病至第三日，口鼻间发生匐行疹，发热为稽留热，脉搏浮数，100~120次/分钟。“经过一星期后，体温减退，叫作‘分利’，分利时大概发汗，多在夜间睡眠中，体温低降后，病者即感轻快，再过数日或二三周，即能痊愈，如体温显然低降，

---

① 历史人物简史.回顾1918年的致命肺炎－历史总是惊人的相似［OL］.历史人物简史.［2020-02-07］.http：//dy.163.com/v2/article/detail/F5HUMT28054321ZQ.html.

而脉搏及呼吸不减，一般症候又不甚轻退，是属假性分利，往往于十二小时内，其下降之体温，仍复上升。但假性分利，有现于真正分利之前一日，或前二日者，所以我们如要简快的认识格鲁布性肺炎，只要诊察他必要征候锈色痰、肋痛、稽留热、胸膈气促，及降热时的分利状，可是例外的亦有：①体温下降时，不由分利，于二三日间，渐次消散，各症徐徐复于常态者，是属迁延性分利；②初起并不战栗，即现昏愦谵语状态，其经过不依定型，有时且无锈色痰者，是属无力性肺炎”。本病预后：其脉搏充实而紧张者（即浮大有力或浮紧有力）为佳兆，频数而小弱者属凶象；如再加上神识混浊、身体衰弱，往往发气管喘鸣而死。诸如心脏衰弱、肥满、嗜酒或有肾脏病者，容易发展到此种地步。一月内之小儿、六七十岁的老人及孕妇，患生本病，皆属危险。

2. 支气管肺炎

支气管肺炎同样具有危险性，发病甚缓，初起症状甚轻，故临床上往往称为“风温”。

支气管肺炎的临床症状：高热（体温常在40℃左右），多为不规则的弛张热，即高低不定的发热，脉搏频数，呼吸迫促，鼻翼扇动，抬肩，咳嗽短而痛，形如干呛，痰量不多，为黏液脓性，痰中时有血线（并非格鲁布性肺炎的锈色痰黏稠）。大约一星期后热度渐渐降低，亦有迟至数星期或数月以后者，患者常见颜面苍白，食欲不振。本病预后：若患者身体素弱，营养不良或患佝偻症、麻疹、百日咳者，往往发现沉睡或昏聩谵妄，多因心脏衰弱，症见紫绀，而转归死亡。总之本病危险之点，不亚于格鲁布性肺炎。

根据临床经验，小儿患肺炎较多于老人，男子又多于女子。发病时间多在春秋两季。

（二）急性肺炎的中医论治

《时疫科》依据“急性肺炎”的症状明确指出其相当于中医“肺胀证”，亦称“肺热病”“马脾风”“风喉”“暴喘”。同时大量引用古医籍文献加以证明。

如《灵枢·胀论》曰：“肺胀者，虚满而喘咳。”《素问·刺热篇》曰：“肺热病者，先淅然厥，起毫毛，恶风寒，舌上黄身热。热争则喘咳，痛走胸膺背，不得大息，头痛不堪，汗出而寒。”张仲景云：“上气喘而躁者，属肺胀”，“咳而上气，此为肺胀，其人喘，目如脱状，脉浮大。”王叔和谓：“肺胀者，虚而满，喘咳逆倚息，目如脱状，其脉浮。”

楼英指出，马脾风“暴喘而胀满也”，“小儿肺胀喘满，胸膈起急，两胁扇动，陷下作坑，两鼻窍张，闷乱嗽喝，声嗄而不鸣，痰涎潮塞，俗云马脾风，若不急治，死在旦夕”。王肯堂在《证治准绳》中亦有相同论述，此乃小儿“暴喘而胀满”的危重证候，临床以暴喘、大小便闭、神气闷乱为特征。陈复正认为此证因“胸膈积热，心火凌肺，热痰壅盛，忽然大喘者，名马脾风。盖心为午火属马，言心脾有风热也。小儿此证最多，不急治，必死”。

《时疫科》明确指出：“肺炎一症，似乎不能从国医书籍上，寻觅适当正确的代替名词；但在治疗上用国医方药疗治肺炎，是比较稳妥而多把握。”具体治法仍分两端，以下为简要介绍。

格鲁布性肺炎的治疗：初起用越婢加半夏汤（麻黄、石膏、半夏、甘草、生姜、大枣），或与小青龙汤（麻黄、桂枝、芍药、甘草、生姜、半夏、五味子、细辛）、麻杏石甘汤（麻黄、杏仁、石膏、甘草）混合加减施用。“因为格鲁布性肺炎初起时，肺泡内被义膜性纤维凝块所充塞，于是肺叶坚若肝脏。所以要用麻黄等发汗解热定喘剂，使肺泡变原状，早期疏缓融解，同时用石膏等减轻血管充血，而制止发炎，加用半夏等药以镇静祛痰，能止呕吐，这样就会使病状停止进行。又以肺泡中多数肺炎菌，已因生理的自然作用，在赤色变肝期，大部分死灭而消失，于是越婢加半夏汤疗治肺炎初起，就可免后顾之虑了。如果初起时迁延失治，或体力不佳者，已现脉数无力，或脉细微弱时，显著的是心脏衰弱，即国医所称血虚血痹不利，往往有直视撮空、谵语现象，应该用真武汤（附子、白术、茯苓、生姜、芍药）加干姜、五味、细辛。若仍用清解消炎剂，而畏真武汤的热药，是增痹重虚，结果可预料不良，唯有脉搏弦数，而现手足瘛疭；或昏聩不语、谵语撮空者，是热极之象；或有脑膜炎合并的疑点，应该用犀角、羚羊、生地、石膏、连翘、菖蒲、麦冬、钩藤、牛黄、至宝丹等，镇静消炎重剂急救，否则差以毫厘，就要失之千里”。此外，治疗格鲁布性肺炎还须注意合并症的问题，如肋膜炎、脑膜炎、肺脓疡等，皆能与其并发；尤以肋膜炎为最多，可酌用柴胡半夏汤（柴胡、桔梗、半夏、黄芩、枳实、青皮、瓜蒌仁、杏仁、甘草、生姜、大枣）或大陷胸汤（大黄、芒硝、甘遂）等方。

支气管肺炎的治疗：《时疫科》特别强调支气管肺炎的治疗绝不可仿照格鲁布性肺炎的方法，“因为气管支肺炎，发作甚缓，往往与麻疹、百日咳等症并发，或断续麻疹、百日咳而发生，是属继发性肺炎，与原发性肺炎，显然不同，不能再投发散剂，即使不是继发性，必须发散者，亦不必用越婢加半夏汤的峻剂，只需用薄荷、蝉衣、前胡、瓜蒌、牛蒡、桑叶等辛凉解表药，亦可应付。如果热势不减，不妨进用石膏、芦根；如气急痰喘甚剧，可用葶苈、苏子、马兜铃、杏仁、桑皮、蒌皮等；如见舌红或光绛时，应辅用消炎性的滋养剂，如沙参、天麦冬、知母、石膏等类；若发现抽搐谵妄者，往往加用抱龙丸、回春丹、保赤丹等丸剂，亦颇效验。因此类丸剂中的胆星、竺黄、朱砂、牛黄、全蝎、钩藤，均有消炎、祛痰、镇静的功效”。

《时疫科》还提到一个外治疗法，无论格鲁布性肺炎，还是支气管肺炎，“皆可用芥子泥（用芥子捣烂用温水调匀）敷贴胸部，可以引炎外出，每次敷贴时间，约 20 分钟，而不但是历来名医经验过，就是国外西医，施用此法，亦属于肺炎的正当治疗法”。

（三）关于“肺胀证”的思考

第六版普通高等教育中医药类规划教材《中医内科学》首见“肺胀”证。其谓：“肺胀是指多种慢性肺系疾患反复发作，迁延不愈，肺脾肾三脏虚损，从而导致肺管不利，肺气壅滞，气道不畅，胸膺胀满不能敛降。临床表现见喘息气促，咳嗽，咯痰，胸部膨满，憋闷如塞，或唇甲紫绀，心悸浮肿等症。重者可出现昏迷、喘脱等危重证候。肺胀相当于西医学中的慢性阻塞性肺部疾患……根据肺胀的临床表现，主要见于西医学中慢性支气管炎、支气管哮喘、支气管扩张、矽肺、重度陈旧性肺结核等合并肺气肿，慢性肺源性心脏病等。当这些疾病出现肺胀的临床表现时，可参考本节进行辨证论治。”第十版《中医内科学》教材仍依此之说。上述观点存在很大的局限性，其并不晓得“暴喘而胀满”“若不急治，死在旦夕”的急性肺胀证型，作为教材出现这一缺漏必须要及时修订！

自称“学问中医学第一”的章炳麟（号太炎）于1938年出版的《猝病新论》亦曾指出：“肺炎者，亦伤寒温病之一部也。审为肺胀，宜越婢加半夏汤。其咳嗽发热喘息不甚者，无汗宜小青龙加石膏汤，有汗宜麻杏石甘汤……有咳嗽发热未见危候，数日身忽壮热，加以喘急，脉反微弱，直视撮空，丧其神守者，此肺虽膹满，而脉反更衰，血痹不利，心脏将绝。脉法云：伤寒咳逆上气，其脉散者死，谓其形损故也，此最危之候也。”可见在20世纪30年代前后中医学将“急性肺炎”归入“肺胀证”已非个例！

张仲景是第一个系统论治肺胀证的医家，并明确提出以越婢加半夏汤、小青龙汤为主治方。越婢加半夏汤主治外邪内饮、壅塞肺中，魏念庭指出：“咳逆肺胀，外感风寒，内气郁塞也；喘而目欲脱，气上逆之甚也；诊之脉浮大，外有风寒，内且有蓄热也。越婢汤之义，即从青龙汤所化，寓发散之理于柔道也，且以摄孤阳之根，不令随上逆之气飞越也。加半夏者，意在开其闭塞，知郁而气逆如此，肺窍中必有痰涎之结聚，为肺痈之根基也。麻黄、生姜解其郁，石膏清其热，半夏开其瘀，大枣、甘草益其胃，而表里兼治矣。”小青龙加石膏汤则主治外感寒邪、心下有水而郁热，其“脉浮者仍外感也，心下有水、湿邪也，湿邪上甚、为热，足以令肺中外受郁闭，内纳瘀填”。尤怡认为该方“麻、桂药中必用石膏，如大青龙之例也。又此条见证与上条颇同，而心下寒饮，则非温药不能开而去之，故不用越婢加半夏，而用小青龙加石膏。温寒并进，水热俱捐，于法尤为密矣”。

《时疫科》专列“麻杏石甘汤与急性肺炎之证治”一节进行论述，其谓：“麻黄乃温热家所视为辛温发汗，而在大禁之例，故虽遇有麻黄之的证，亦必忌而不用，胆识之小，等于吴牛喘月！殊不知麻黄之发汗，必合姜桂，若协石膏同用，则非但不能发汗，且可镇咳逐水，而成辛凉性之清热止汗剂，读仲景书者，咸知汗出用麻黄石膏为无禁也。麻黄之主要功用，考之上古之记载，及证以近世之发现，确有排除水毒，及弛缓气管支痉挛之作用，能亢进血压，流畅循环，故对于肺炎症初起之皮肤排泄机能障碍，而水毒不得排泄之各种证候，与病在进程中之气管支充血狭壅而气促之现状，颇著特效。石膏为本方之要药，内有含水硫酸钙之成分，具强有力之消炎止血强心解热作用，而对于肺炎、肋膜炎之证，厥功殊伟。若因肺炎而致心脏衰弱者，亦能兼顾。古方用治阳明病之口渴大热，以其又能中和酸性毒素，而抑制造温机能之亢进也。故肺炎症之热高者，亦属不可缺少之药。杏仁为镇咳祛痰药，能减轻肺炎之咳逆，而使痰涎易于咯出。甘草为缓而有黏滑性之祛痰润肺药，于肺炎症之咯痰不爽，痰涎稠黏等，皆具卓效。今综合各药之功用，有消炎、镇咳、解热、祛痰、强心，及排除水毒，而治急性肺炎之必有条件俱备矣。”

近百年来“急性肺炎”的疫情始终不绝，病源性质不断更新换代，诸如“肺炎双球菌肺炎”“非典型性肺炎”“新型冠状病毒肺炎”等等，不一而足，每当流行之时，都会给人类带来巨大灾难。然而透过疫情的表象，我们发现从中医证候的角度来看，却又惊人的相似。前事不忘，后事之师。当此“新冠肺炎”肆虐全球之际，西医在疫苗和“特效药”筛选出来之前忙于应付，国际上未能控制病情进展，死亡率颇高。而中医依据证候变化，辨证论治确能取得良好疗效。正如德国著名病毒学家奇纳特尔所说：“中医药在防止病毒吸附细胞、病毒复制等方面有明显效果。”[①] 回顾中医药抗疫的历史和吸取中医抗疫的经验，具有重要的理论意义与临床实用价值。

三、中西合参，综论瘟疫

天津国医专修（函授）学院以“改良古义、融汇新知、中西合参、发扬国粹”为理念编撰讲义，其中《时疫科》堪称典范。

（一）瘟疫本义即传染病

天津国医专修（函授）学院系当时国内中医专业院校率先开设时疫科的三所学校之一（除天津两校外，另一学校为北平国医学院的《瘟疫》），《时疫科》讲义中首先认为“瘟疫”即指恶性的传染病。其谓：“传染二字，为我国原有之词，不自西洋医学输入始也，唯不专作医学词性而已。唐宋

---

① 新华社.海外抗疫，中医药贡献独特力量［OL］.新华社官方账号［2020-04-20］.https：//baijiahao.baidu.com/s?id=1664459581024632939&wfr=spider&for=pc.

后医书，用传染二字属词者渐多，在前人意识中，固早知某种疫症有传染性，不待吾人考证而知者，至吴又可作《温疫论》，则传染病之意义更为明代社会所识矣。瘟疫云者，或以为病名，吾窃有疑焉，按瘟疫二字，见于汉书，核其文义，盖含有急性的恶性的传染意义，按之字义亦然。而民间口语，于传染病流行之际，皆不言病名，但括言之曰‘发瘟’，可知瘟疫二字实具有传染病之义。考历代以来，早有传染病发生，汉灵帝时之瘟疫，大概相当于张仲景之伤寒，若明代之瘟疫则似非伤寒可比，倘为伤寒，则其时何不以伤寒治之，是必治之无效，吴又可乃有《温疫论》之作，实则吴又可仍不知为何病，但统以瘟疫目之而已，后乎吴又可者，读吴氏书，师其遗法，遇瘟疫流行，以其法治之，或有效，或无效，三百年来迭试之而记其事者不少，其故何在？盖病之传染虽广，仅目为瘟疫，而不知果为何病？是以巧合者效，不合者无效也，使学者综核古来关于瘟疫之记载，就其病原、病状、经过治疗等，一一类比而较之，吾之其所病必不同，而名为病疫则无不同。西汉张仲景著《卒病论》六卷、《伤寒论》十卷，至晋代王叔和，以劫火之余，遗其《卒病论》六卷，乃附以己意，误以瘟疫病为仲景之伤寒，而后世遂以伤寒为传染之病，然考之汉书则直认为瘟疫。至吴又可时，则皆称曰瘟疫，是知瘟疫之称同，病实不同也，故瘟疫一名，从广义言，则同为传染，专作病名解者误矣，即是以论。传染病之凶残，先民知之者益深，唯其病每间代而作，时移世易，硕果无存，参验罔资，师承莫受，遂乃以病试方，互相推演，究其所得，亦甚鲜已，至吴又可虽稍稍进步，然仅粗具条理而已，故防瘟之心虽著，治瘟之法不详，为医林所共憾焉。西药东来，于说有传染病，虽不与中国同，然分门别类，亦颇厘然，以所论为传染病也，不复为抱残守缺者所反对。且有纳之之势，而补我之不逮，用摄录其要，俾为研究瘟疫者之借助，且知中国于汉代，已晓然于传染病之烈，不待今日而知也。”

（二）融汇新知而论瘟疫

《时疫科》论瘟疫则采用中西医合参的方法，内容分为两大部分。一是从西方西学的角度进行介绍，例如：论传染；论病菌，病菌之研究，论气化生菌，论气化杀菌；猩红热详论；麻疹；痘疮（天花），再论天花；实扶的里（白喉）；虎列拉（霍乱），论霍乱之原因及中西治疗法之比观；流行性脑脊髓膜炎总说，流行性脑脊髓膜炎检讨；鼠疫论；大头瘟；急性肺炎，麻杏石甘汤与急性肺炎之证治。

二是从中医角度重点介绍吴有性、余霖及戴天章三家论疫的理论与经验。诸如吴有性（又可）杂气论，论气盛衰，论气所伤不同；余霖（师愚）疫病论，论斑疹，论治疫，论治疹，论疫疹之脉（数者）不能表下，论疹形治法，论疹色治法，论发疮，论妊娠病疫，论闷证，主方清瘟败毒饮，疫症条辨（罗列71组病症加减法）；戴天章（麟郊）论五兼十夹（夹痰水、夹食、夹郁、夹积血、夹脾虚、夹肾虚、夹亡血、夹哮喘、夹心胃病、夹疝）证。

《时疫科》指出："凡疫症多属热邪，谚云十疫九热，治疗之大纲，不外清热活血解毒六个字，故本册所载之清瘟败毒饮，为治疫之唯一主方。举凡任何症状，只要属于疫之范围者，多可以此方主之，至于疫之变象虽繁，只需随其兼症，在药味上斟酌加减，主治贵在临机活变，学者当能举隅反三焉。"

（三）瘟疫治疗中医为重

《时疫科》论瘟疫吸收了当时西医的最新知识，诸如鼠疫、霍乱、天花、麻疹、急性肺炎、急性脑脊髓膜炎等等，皆从病因、病理（病理生理与病理解剖）、症状、诊断与鉴别诊断、预后、预防（包括接种）及治疗相序论述，然而涉及治疗方面除简单提到对症疗法外，重点提出中医药治疗方案。兹以"猩红热"为例，简介如下。

《时疫科》论"猩红热"是一种接触性传染性疾病，以小儿多见，四季流行不绝而以冬春为甚，其通过触接或空气传染于人，当有创伤之时传染尤易，并提到"连锁状球菌"（链球菌）为病原、尚未为学者所公认。具体介绍流行状况、病因、传染、症状、预防（特别提到用类毒素作自动免疫法）及中医治法，中医治法则推出7个处方及适应证。

（1）麻杏石甘汤：麻黄9g，杏仁6g，石膏9g，甘草1.5g。

适应证：猩红热初起发热无汗，头疼骨节酸痛，口渴烦闷气息喘促等。

（2）总方六味汤：荆芥穗2.4g，防风1.8g，桔梗1.5g，甘草1.2g，姜蚕

2.4g，薄荷 1.2g。

适应证：猩红热疹点虽现，但咽喉及腭扁桃红肿发炎剧烈，或显假膜炎，黏液渗物满布，高热头疼畏寒无汗等。

（3）古今录验升麻汤：升麻 1.8g，石膏 9g，牡丹皮 2.4g，甘草 1.5g。

适应证：猩红热恶性类，热高喉炎，皮显紫癜，烦渴胸闷辗转不宁等。

（4）利膈汤：薄荷 12g，桔梗 18g，荆芥 15g，防风 15g，牛蒡子 3g，甘草 9g，元参 3g。

适应证：猩红热，热汗少，咽喉肿痛，发热胸闷头疼咳嗽，痰涎黏腻不松等症。

（5）玄参解毒汤：玄参 15g，甘草 15g，栀子 12g，黄芩 18g，桔梗 9g，葛根 9g，生地 3g，荆芥 6g，淡竹叶 3g。

适应证：猩红热初起，热甚头疼，喉痛，咳嗽，口渴，显杨梅色舌，咽肿，吞咽不利，小儿烦啼惊厥等。

（6）清胃汤（金鉴）：石膏 24g，牡丹皮 15g，黄芩 24g，生地黄 15g，黄连 9g，升麻 3g。

适应证：猩红热疹癜稠密，皮赤如锦，面红目赤，齿衄，大热烦渴，呕吐，舌如杨梅，干燥无津等症。

（7）吹喉散：甘草（去外皮），玄明粉，各等分。上二味，各研极细粉，再和研匀，瓷瓶收贮，每用少许吹喉头患处，一日数次，倘吞咽亦不妨。

适应证：猩红热毒走咽喉，发炎肿痛，或发陷窝、或生假膜、或生脓肿，黏液性渗出物特别增多，致汤水不易下咽者，用此药吹喉，有止痛消肿、祛痰防腐之功。

上述可见，在 1930 年前后中医对瘟疫（传染病）的治疗颇具优势。“中医无猩红热之名，然不能遽讥中医为不知，盖纳其理于瘟疫中耳。中医治法，初无逊色，甚且驾西医之上，此无他，要能识其病因为温热温毒，故能收立竿见影之效也”。直至今日，按中医辨证论治某些细菌感染类疾病、病毒类感染疾病、过敏性疾病及免疫系统疾病等所致发热者，仍能取得一定疗效，学习并汲取前人的理论与经验具有非常重要的实用价值。

四、改良古义，构建内科

清末至民国初年，虽然国内中医教育勃兴，但是既没有统一的学制，又无与其相应的教学计划、课程设置与教材，处于无政府、无秩序的自由分散状态。当时，中医尚无统一的“内科”名称与体系，多以“杂病”“大方脉”名之。天津国医专修（函授）学院开设的课程中则有《内科杂病学科》，系开设中医内科学课程最早的学校之一。该书同样采取中西合参的方法论述相关疾病。兹将其目录整理如下。

脑出血（中医旧称中风）、糖尿病（中医旧名消渴症）、结核性脑膜炎（中医旧称脑痧）、论疟疾、痢疾、黑热病（中医旧称疳劳或称痞块病）、遗精、噎膈、癫痫、发热、发热之中药疗法、不寐、黄疸证治、流行性感冒（中医旧称伤风感冒等）、论发汗药之功用、气管支炎（中医旧称咳嗽）、气管支喘息（中医旧称哮喘）、肺结核（中医旧称肺痨）、述治肺结核之数种含钙质之有机性汉药、呕吐（西医名胃部发炎亦有食道狭窄者）、大肠洞泄（中医旧称泄泻）、继发性肠结核病（肠痨、中医书名脾痨或中损于脾等）、肠痈（即盲肠炎）、尿闭、论利尿药之功用、大便闭症、肾脏炎（中医旧称水肿水膨）、瘈咬病（疯犬咬、又名恐水病、中医称癫狗咬）、腹痛、耳病、鼻病、齿病、舌病、诸汗病、吐血、中西治疗血虚病之比较、瘀血不去新血不得归经论、神经系病、伤食证治、伤暑证治（西医名为日射病）、便血证治、痿证、眩晕证治、痨症、胃病详论、呃逆、呼吸困难诸证治、诸饮症、诸痹症（西医名为偻麻质斯）、胸痛（西医称胸部神经疼）、胁痛、肋膜炎、腰痛（西医称坐骨神经疼）、中医术语“肾水肝火”之研讨、论抑郁伤肝之现代观察、中医之内分泌学、胆石病、胃及十二指肠溃疡、胞衣新论、癞疾、磨风丸、诸虫疾患、郁血病、酒精中毒、烟叶精（Nikotin）中毒、中药解毒方、心脏病、强心药之万年青（专治心脏衰弱或麻痹，及治迷走神经麻痹），总计 67 节。

上述可见，教材编写中系以西医病名为主，夹杂中医证候名称，或在西医病名后注释中医证候名称，或在中医证候下注释西医病名，编写中有叙、有论，体例极不统一，“所难者唯创始耳”，其开创之功确属难能可贵！

（一）衷中参西，辨治中风

《内科杂病学科》虽然中西混同而论，但是由于编撰者们具有坚实的中国文化及中医理论功底，加之勇于接受新知思想觉悟，教材内容的编写展现的却是“衷中参西”的理念，与当时的社会潮流密不可分。兹以“脑出血”为例简述于后。

“脑出血（中医旧称中风），今少数西医书称‘脑出血’为卒中，仅脑出血三字，已显然指出病情，但《内经·脉解篇》曰：‘肝气当治未得，故善怒，名曰煎厥。’《调经论》曰：‘血之与气，并走于上，则为大厥，厥则暴死，气返则生，不返则死。’《金匮要略》有入脏腑经络之分，如：‘邪在于络，肌肤不仁；邪在于经，即重不胜；邪入于腑，即不识人；邪入于脏，舌即难言。’《千金方》名中风有四：其半身不遂者，名曰偏枯；身无痛，四肢不收者，名曰风痱；奄忽不知人，名曰风懿；诸痹类风状者，名曰风痹。考上诸说，庞杂之至，而《内经》称‘大厥’，于理似近，‘厥’即气闭而骤然晕倒也，‘大’即剧烈也；至于‘血之与气，并走于上’与现代学理，亦不违悖。至于‘卒中’之命名，即急性昏厥之意，用为代表‘脑出血’亦非恰当之名。中风病在古时多认为外感类病者，皆宗《内经》所云‘风善行而数变’之语也。殊不知此病属‘神经系’病也。”此段类似于病名后的概述，其后相序介绍病因、病理、症状（包括轻症、重症及脑之出血部位与局部症状的关系）与治法（先列中医处方与开关法，附议西法）。

治疗中首先提出了中医基本治法，其次详细列出了处方与煎服方法，“治法：宜镇静神经，兼化痰降低血压，使血下行，脑部可因此不致再有出血之危险，或出血处，可慢由吸收而复原”。

（1）急救汤：灵磁石24g，紫石英15g（用布包），代赭石15g，旋覆花6g（用布包），生石决明15g，贝齿4.5g（用布包），明玳瑁9g，怀牛膝9g，盐地龙9g，石菖蒲6g，豨莶草6g，炒莱菔子、莱菔缨各6g（用布包），茺蔚子4.5g，东白薇4.5g，广陈皮4.5g，水煎服。

（2）镇逆化痰汤：钩藤30g，龟板15g，胆星6g，天麻6g，竹黄6g，西锦文大黄3g。

（3）化痰降火汤：黄芩 3g，化橘红 6g，石决明 30g，胆星 6g，薄荷水 0.3g，秦艽 6g，清风藤 6g，共水煎服。

（4）潜阳泄热涤痰汤：羚羊角尖水磨冲服 1.5g，生石决明、生牡蛎、紫贝齿各 30g，生玳瑁、青龙齿、生磁石各 18g（皆先煎），陈胆星、天竺黄、仙露半夏、生白芍、莱菔子各 9g，石菖蒲根、盐水浸橘红各 3g，礞石滚痰丸 15g，连前药共煎服。另用淡竹沥 90g，加生姜汁 3~5 滴，分 3~4 次温服。

开关法：凡中风口噤，牙关不开，汤药不能灌下者，用乌梅擦牙，牙关自开。

辨可治法：用生南星、生半夏、猪牙皂，等分研末，吹鼻，有嚏可活，无嚏不治。

综观全书所论，在各病、证的论述中，始终突出中医的辨治特色，“融汇新知、发扬国粹”是其不变的宗旨，确实值得钦佩！

（二）胃病新论，诠释处方

《内科杂病学科》论胃病章节既列有慢性胃炎、胃及十二指肠溃疡等西医病名，同时又有呕吐、呃逆、伤食证治等中医证候名称，二者并行不悖，互有补充。细绎之，则发现凡以西医病名为章节名称者，病因、病理、症状均按西医理论进行解释，治疗则从中医角度详细论述，处方之后多备有方解；以中医证候为章节名称者，病因与治疗则按中医理法方药相序介绍，处方之后多无方解。试述如次。

1. 慢性胃炎

叶橘泉指出，此病“因饮食物不相宜，如脂肪糖类过多，茶、烟、酒过度，或过饥过饱，或因全身病萎黄贫血，慢性诸衰弱症伴起，以及胃病如癌、溃疡及扩张，俱兼患胃卡他。又口脓毒病、齿槽脓病，常为本病之原因”。进一步从西医角度言及慢性胃炎之病理。同时详细描述该病临床症状，“病期之久远无定，而为一性最慢之病，时轻时重，初状系食后不舒，病加重则作痛，胃空虚时或亦作痛。痛状不同，或轻或重。其胸骨后及心之前处作痛者则称为‘心气痛’或‘心烧痛’。按其痛，大概弥漫而不严酷。舌苔垢浊，尖及边之色常红，口有恶味涎，及咽之分泌物增多。呕恶为病之初状，早晨尤易发作，唯不如胃癌者之多，病轻者或无之。食后数小时连续嗳气，嗜酒者之慢性黏炎性胃炎，早晨常呕吐胶性黏液。大便常结，然有时泻未消化之物。尿常少、色深，沉淀之则有尿酸盐甚厚。头常痛，频觉烦恼，懊侬厌倦，心或悸，体温不高，有时咳嗽，所谓慢性消化不良之胃咳，Stomackcougk 则大抵因咽喉被刺激所致”。

该书认为慢性胃炎旧称胃寒，因此对其治疗仅列出吴茱萸人参汤与香砂六君子汤两则处方，同时标明了各方的适应证及方解。略如下述。

（1）吴茱萸人参汤：吴茱萸 9g，人参 6g，生姜 6g，大枣 4 枚。

“适应证：单纯性慢性胃炎，心下痞痛，呕吐，时发时止，有时呕吐酸水，有时下利溏粪，或头痛；胃部则空虚时作痛，食后胀闷不舒等。

方解：吴茱萸之主要成分为一种挥发油，为刺激性之健胃镇痛药。对于胃寒吐泻，心腹绞痛，头疼痞膈等证有特效。人参，为强壮健胃药，用于胃机能衰弱之痞满、消化不良等症，有兴奋胃神经、强壮胃机能作用。生姜为芳香性健胃药，有镇呕作用。大枣为缓和药，富含黏液，对于慢性胃炎，与生姜、吴茱萸伍用，既能缓和药物之刺激，又能被护胃黏膜，以奏镇痛之效”。

（2）香砂六君子汤：人参 6g，苍术 6g，茯苓 6g，甘草 6g，半夏、陈皮各 4.5g，木香、砂仁各 3g。

“适应证：慢性胃炎，恶心呕吐痰液，饮食不进或不利，或咳嗽；胃脘部发轻度钝痛，而全身症状衰弱者。

方解：苍术，为健胃利尿药，常用于慢性胃加答儿，并能兴奋精神，制止头痛。茯苓，为利尿药，有镇静作用，对于消化器胃液渗出物，有促使排除之功。甘草，用为缓和药物刺激及被护健胃黏膜之药。半夏，为健胃镇呕药，常用于黏液性胃炎呕吐等症。陈皮为芳香健胃药，且有矫味作用。木香，为健胃消化药，有防腐及镇痛作用。砂仁，为健胃止泻药，常用于由寒冷而发之心腹痛、消化不良、下利痞闷、饮食不进、呕吐等症”。

2. 胃及十二指肠溃疡

叶橘泉先从西医角度论其病因、病理及症状，进而谈及治法，除了交代患者注意卧床修养、进流食等外，对于药物治疗则提出：“首在中和酸性、缓解疼痛、强壮补血、促进愈合。”并专列清郁二陈汤为主方，略述如下。

清郁二陈汤：半夏、茯苓、橘皮各12g，甘草、香附子、黄连、栀子、苍术、川芎各9g，枳实、神曲、芍药各6g。

适应证：胃及十二指肠溃疡，胃痛呕吐，吞酸，及心中嘈杂，似烧似灼，吐物内有酸臭，大便色黑，隐性出血等。

方解："香附子为通经药，有镇痛及健胃作用，旧称解郁调经者，因其能调畅血运、舒和神经故也，对于胃及十二指肠黏膜因血循环受阻而成溃疡者，能奏合理的良效耳。黄连为苦味健胃药，对于胃及十二指肠黏膜之浅溃疡，能奏局部之消炎及收敛作用。栀子用为止血消炎药，对于溃疡出血有清凉性止血及镇痛作用。苍术为健胃利尿药，常用于慢性胃病消化不良，胃痛呕吐等症。川芎为极有效之通经药，有运血镇痛作用，对于局部血运障碍、充血疮肿疼痛、或贫血拘挛掣痛等均有效，旧称开血郁、疏气滞、疗经闭、散癥结者，盖即此也。枳实用作苦味健胃药。神曲富含酵母菌，对于胃肠之消化大有裨益，此酵母菌不但能健胃助消化，且能抵抗胃肠中他类有害细菌。芍药为镇静镇痉药，因其内含鞣酸，对于胃黏膜溃疡，不仅镇痉止痛，且有收敛促进溃疡愈合三功，半夏、茯苓、橘皮、甘草，均见前。"

3. 呃逆

丁福保曰："呃逆（又名吃逆）为呼吸之一异型，所谓呃逆，乃横隔膜之痉挛，横隔膜时时作痉挛性收缩向下降下，则胸廓突然扩大，空气突然从鼻口吸入气道，因空气突然吸入，故感相当之痛苦。呃逆久久连续时，患者甚感痛苦，衰弱患者等，由呃逆而愈衰弱，使心脏之力愈弱矣。"

秦伯未则将呃逆分为外感呃逆与内伤呃逆两类。他说："外感呃逆身发寒热，呕逆作呃，此表邪传里之症也；内热口渴，唇焦便赤，上冲作呃，此积热内冲之症也；或乍发乍止，或连续不已，此痰火攻冲呃逆之症也……内伤呃逆外无表邪入里，身无寒热头痛，唯见呃声发作，或三四声而即止，或呃数声之外，或连续而不已。"

（1）外感呃逆："外受风邪，邪传半表半里，里不受邪，抑遏生升之气，则上冲作呃，若热邪结里，失于清理，则热气上冲，或水饮内停，胃家痰火，亦能致呃。"

具体治疗措施："若表邪入里，小柴胡汤和之；胃热失下者，承气汤下之；胃热便利者，泻心汤；胃热兼虚者，橘皮竹茹汤；若胃中兼痰饮者，橘皮半夏汤加枳桔；兼热者，栀连二陈汤加葛根竹茹。”

书中分列处方如下：小柴胡汤，治寒热呕苦，呃逆不止。人参3g，柴胡3g，黄芩6g，广陈皮9g，半夏4.5g，甘草1.5g。

泻心汤，治火逆上冲，呃逆不止。川黄连6g，半夏6g，生姜3g，甘草1.5g。

橘皮竹茹汤，消痰止呃。橘皮12g，半夏9g，竹茹9g，人参3g，生姜、甘草各1.5g。

橘皮半夏汤，半夏、橘皮各10.5g。

栀连二陈汤加葛根竹茹，此方治痰火呃逆。橘皮、半夏各9g，白茯苓、甘草、葛根各6g，山栀子、川黄连、竹茹各4.5g。

书中未列承气汤，是用大承气汤、小承气汤、调胃承气汤，还是用后世加减化裁的新加黄龙汤、宣白承气汤、导赤承气汤、增液承气汤、牛黄承气汤，应当根据病情的轻重缓急以及有无兼夹症状而定。

（2）内伤呃逆：“或因中气不足，或因胃气损伤，水谷入胃，难以运化，或膏粱积热、胃火上冲，或胃寒冷饮、水寒上逆，或脾胃不和、脏腑为病。”

具体治疗措施：“若中气不足，六君子汤；痰火上冲，栀连二陈汤、半夏泻心汤；积热上攻，栀连平胃散加葛根竹茹；胃家受寒者，丁香柿蒂汤、理中汤；水停心下，二陈汤、苓桂术甘汤；食滞中宫者，枳术汤、枳桔平胃散、苍朴二陈汤；阴精不足、相火上冲者，用知柏地黄丸。”

书中分列处方如下：半夏泻心汤，治痰火冲逆。半夏、川黄连各6g，甘草、黄芩、人参、干姜各3g。

栀连平胃散加葛根竹茹，治热积呃逆。山栀子、川黄连各6g，苍术、厚朴、橘皮、甘草、葛根、竹茹各3g。

丁香柿蒂汤，治胃寒呃逆脉迟者。丁香1.5g，柿蒂7枚，人参、生姜各1.5g。

枳桔平胃散，即平胃散加枳实、桔梗。

苍朴二陈汤，即二陈汤加苍术厚朴。

书中未列方剂者，都是在前章节中已经介绍过的，无须赘述。

（三）综论血证，宜辨虚瘀

《内科杂病学科》设专论“中西治疗血虚病之比较”“瘀血不去新血不得归经论”二篇，以阐明中医辨治血虚证与瘀血证的理论及立法、处方、用药的经验，至今仍有一定的应用价值。

1. 血虚之病，中西异治

沈潜德曰：“人身血液，贵乎流畅，流畅则新陈代谢之机能活泼，赤白血轮（血球）之产生频增，自无血虚之患矣。故凡血虚而欲补者，常于补血药中，参入理气活血之品，是为顺自然之正当疗法，有利而无弊也。苟或纯用补血之药，而不佐以理气活血之品，则为逆自然之野蛮治法，有利而亦有弊也。试观中西医家治疗血虚病之成绩，优劣悬殊，可以知矣。中医补血之主方，为四物汤；西医补血之主药，为铁汁。余尝观服铁汁者，固可使血轮增多，体量加重，然服稍久，每有肢体浮肿、腑行燥结之弊，即彼所谓副作用也。而服四物汤者，既可血液充足、面色红润，又可使体力增进、腑行通畅，毫无副作用也。盖因铁汁之补血，纯补其血也；四物之补血，补血而兼理气活血也。纯补血者，补而凝滞，逆其血液流畅之常规，故有浮肿、减食之弊也；兼理气活血者，补而活利，顺其血液流畅之趋势，确为有利无弊之法也。考四物汤者，地黄、芍药、当归、川芎也。地黄内含之主要成分，虽亦为补血之铁质，然其性寒滑，其汁甚多，《本经》以此治血痹，实验以此通大便，实为补血而又能活血之药，较诸服铁汁而有肿、便闭之弊者，正相反也。白芍内含安息酸，能补白血轮而流通微细血管。当归内含当归精，能补赤血轮而滋润血脉、大肠。川芎内含挥发油，性专走窜，有行气解郁、润燥活血之功。且川芎性升，有兴奋神经、迫血上升之力；芍药性降，有收敛神气，使血下降之效；一升一降，适足以助血液升降流行之机能。当归、地黄，均是滑润之品，有活血润肠之力；川芎、当归，俱系芳香之药，有理气醒胃之功；配合成方，适成和平而流畅之补血良剂，必无副作用之弊也。较西医之用铁汁以蛮补血液者，奚啻天壤之别耶！”

2. 瘀血不去，血不归经

王博平曰：“书云‘瘀血不去，新血不得归经’，盖谓患失血者，有因局部郁血，血管胀满，胀满太过，血管破裂，以致出血不止者，当用行血祛瘀之药，使其局部之郁血，行散于全身，则不致再呈破裂之象，而失血自止矣。如仲师治吐血不止之柏叶汤，用干姜、艾叶；治癥痼漏血之桂枝茯苓丸，用桃仁、丹皮，皆实例也。然非无论何种之失血，必须行血祛瘀，不宜凉血止血也。昧者不察，一见吐血下血之证，皆不敢服用止血之剂，并谓止血者，止其已出血管之血，能使凝固而成瘀血，瘀血阻于血管之中，新血不得流行，必致再发吐血，较前更甚，此种偏执一端之说，实属不可尽信也。设遇血热妄行，以致血管破裂之症，不用凉血止血之药，反用祛瘀行血之剂，是犹火上泼油，安得不增其病乎？夫瘀血不去，新血不得归经者，是指有瘀之病而言也。有瘀者，当去之，无瘀者，可妄攻乎？况古人所谓活血止血及祛瘀生新之语，本有深义存焉。盖谓活血之剂，不宜专用活血之药，须参入止血之品；如柏叶汤，既用干姜、艾叶以活血，必用柏叶、马通以止血，俾其郁血行散之后，出血易于自止也。祛瘀之剂，亦不宜专用祛瘀之药，必须参入生血之品；如生化汤，既用桃仁、炮姜以祛瘀，必用当归、川芎之补血，俾其瘀血祛除之后，新血易于恢复也。此皆先圣垂教之良规，不可忽视者也。若一味蛮用祛瘀活血之药，即遇有瘀之病，尚恐偾事，而况失血之症，原因甚多，妄施攻破，宁无杀人之祸乎？且普通失血之症，泰半不属瘀血，偶因内脏之血管破裂，不能凝固自愈，当进以药力，助其凝结。况血液未经空气养化者，仍能吸收于血管之中，能随新陈代谢之机能而行，决不致因服止血之药，而瘀结不解也。又况止血之理，不外凝结，若必舍止血之法，概用行血祛瘀之剂，则其破裂出血之口，岂能凝结乎？更有血友病之出血，毫无瘀结，概宜止涩，倘若误用活血祛瘀之剂，必致出血愈多，危及生命，可不慎哉！余因见近世医家，每执瘀血不去新血不得归经之说，不辨是非，不审脉症，只知祛瘀，不知止血，杀人甚多，遗祸匪浅。”

《内科杂病学科》能将繁复不一的中西医临床病证条分缕析，有机地融为一篇，既突出了中医的诊疗特色，又汲取了当时新学知识，一切为了能更有效地提高学生理论水平与临床实践能力，将“造就医才、发扬国粹”落在了实处。

五、明理致用，躬行践履

天津国医专修学院暨天津国医函授学院为加强学生的临床实践能力，还专门开设《临症实验录》课程，其谓："中医为生命之学，须学理与经验并重，缺一不可，本讲义过去者，均属学理之论，此后者均属经验之论，使学者在医学实验上能达到圆满之成功，则此层必须注意研习也，所载俱系编者等治愈实验记录，以示学者。"

《临症实验录》所录医案包含 23 大类 262 例及 1 则经验谈，书中验案有证、有论、有法、有方、有果，虽然每案未必俱备，但是各有侧重，足资后人取法。

（一）依经论理，治病求本

《临症实验录·内伤类》载一验案，"李总长年近七旬，致元气亏损，自利数行，觉肢体沉重，不思饮食，他医以防风通圣散之类大剂服之，覆以厚衣，遂大汗出，前证不除，反增剧，易数医，四月余不愈，余诊视六脉沉细而微弦，不饮食，食即呕吐，中处不调滞于升降，口舌干燥，头目昏眩，肢体怠倦，足冷，卧不能起，肢体本瘦，又因内伤自利，复汗，是重劫津液，脾胃愈虚，不能滋荣周身血脉使然也，非甘辛大温之剂，不能温养其气。《内经》云：'脾欲缓，急食甘以缓之'，又'脾不足者以甘补之'，黄芪、人参之甘，补脾缓中，故以为君；'形不足者，温之以气'，当归之温和血润燥，木香辛温升降滞气，生姜、益智、草豆蔻辛甘大热以荡中寒，理其正气；白术、炙甘草、陈皮甘温苦温，乃厚肠胃；麦蘖宽肠胃而和平，神曲辛热导滞消食为佐使也；名曰参术调中汤，姜三片煎服之呕吐止，饮食进，越三日前证悉去，唯稍有便结，遂以麻仁煎汤，以润降之剂而痊愈"。

《临症实验录·中风类》载一验案，"商人王华甫年六十余，患风证半身不遂，言语謇涩，心神昏愦，烦躁自汗，表虚恶风，口不知味，鼻不闻香，鼻有时觉堵塞，闻木声则惊怖，小便频多，大便燥结，凡三易医病全不减，又因风邪，加之痰嗽，咽干燥、疼痛不利，唾多，中脘气痞似噎，余思《内经》有云：‘风寒伤形，忧恐忿怒伤气’，气伤脏乃病，脏病形乃病，病状如此，治之必求其本，邪气乃服，盖此正冬季，论时月则宜升阳补脾胃、泻肝，论病则宜实表里、养卫气，泻肝润燥、益元气，慎喜怒，标本兼顾”。遂以柴胡、升麻各0.9g，黄芪、当归、炙甘草各9g，人参4.5g，半夏、黄柏、酒黄芩、橘皮、白芍各3g，五味子25粒，此风中脏兼中腑也，盖中脏者多滞九窍，中腑者多著四肢，服此方果然痊愈。

上述两案均经数医诊治不效，究其原在诊病之始不得病本！诚如张介宾所云：“常见有偶感微疾者，病原不甚，斯时也，但知拔本，则一药可愈。而庸者值之，非痰曰痰，非火曰火，四路兜拿，茫无真见，而反遗其本，多致轻者日重，重者日危，而殃人祸人，总在不知本末耳。”综观两案治疗过程彰显了治验者深厚的医学功底，活用《黄帝内经》的理论，并将其娴熟地运用到诊疗实践中，此乃成功的关键。“医有慧眼，眼在局外；医有慧心，心在兆前。使果能洞能烛，知几知微，此而曰医”。该案提示学生医者只有掌握坚实的基础理论知识，才能看出疾病的隐微征兆，做出准确的判断，进行有效的治疗。

（二）药随方出，方由法立

《临症实验录》在“中寒类”录载一验案的中医辨证论治过程，突出体现了理法方药的相互关系。

“河北省政府罗君，年六旬余，原有胃虚之症，当年时值六月，霖大作，连日不止，因公务劳碌过度，致饮食失节，每旦则脐腹作痛，肠鸣自利，须频解大便，乃少定，不喜饮食，懒于言语，身体倦困，余诊其脉沉缓而弦，罗君以年高气弱，脾胃虚寒之症，加以霖雨天气、寒湿之气候，及劳役、饮食失节，重虚中气。《内经》云：‘饮食劳倦则伤脾。’此疾非大辛大热之剂不可，虽夏暑之时，有因热远热之戒，但遇此症则须从权而治其急矣。《内经》云：‘寒淫于内，治以辛热。’遂以干姜、附子，辛甘大热，以泻寒水，用以为君；脾不足者以甘补之，以人参、白术、甘草、陈皮，甘温以补脾土；胃寒则不欲食，以生姜、草豆蔻辛温，治客寒犯胃；厚朴辛温厚肠胃，白茯苓甘平助姜附以导寒淫湿气；以上各药不数剂而痊愈”。

该案很好地诠释了中医的理法方药是一个完善的整体，没有理法的正确分析，就不可能有对应的遣方用药；没有对方药的了然于胸，也不可能将理法的结论付诸实施，理法方药一体才是中医的生存之道。

（三）反常而病，舍时从证

《临症实验录·中寒类》录载一验案，“一花园脚夫，暑热担花远行，渴饮井水，至晚回园，以单席阴地上睡，顷间身发寒热，吐泻不得，身如刃刮而疼，曾请其附近之医治之，认为中暑。以六和汤、黄连、香薷之类，随服随厥，该园主托人延余治之，切之其脉细紧而伏，曰此中寒也，园主略知医，笑向余曰：六月中寒有是事乎？余曰：人素肥硕，必素畏热，好服凉饮，况远行途中，饮水必多，今单席卧地，夏月伏阴深中寒气，君略读医书，知其一，不知其二，今治此疾，必须舍时从症，遂以大剂附子理中汤而愈”。

《黄帝内经》曰：“用寒远寒，用凉远凉，用温远温，用热远热，食宜同法。有假者反常，反是者病，所谓时也。”意为用寒凉药应避开寒冷的天时，用温热药则宜避开温热的天时，强调“因时制宜”。该案系透过现象看本质，舍时从证而大获成功。

（四）善用吐法，立竿见影

《临症实验录·霍乱类》录载一验案，“荣德成自行车铺长李荣德，暑月方饭后，即饮水而睡，睡中心腹痛极，肢冷过肘膝，欲吐泻而不得吐泻，腹中绞痛垂死，以藿香正气汤大剂服之，一吐减半，再吐而安”。

《黄帝内经》曰：“其高者，因而越之。”提出了病在上者当使用吐法的治疗原则。张从正曾感叹吐法“废之久矣”，同时面对社会上“吐者人之所畏，且顺而下之，尚犹不乐，况逆而上之，不悦者多矣”的片面之见，旁征博引历代著名医家有关吐法的理论与临床经验，一方面说明吐法并不可畏，另一方面完善了吐法的理论并在实践中大放异彩，之后 800 多年来“此道湮微”，不复当年。虽然该案文字不多，但是非常准确、完整地将吐法的运用展现出来，对后学者而言确属不可多得的参考资料。

（五）火证迁延，清热养阴

《临症实验录·火症类》录载一验案，“余治一妇人患浑身倦怠，呵欠，口干饮冷，一月不食，强之食数粒而已，有以血虚治之者，有以气弱治之者，有知为火而不治火之原者，用药杂乱，愈治愈病，自夏至冬，觉微瘥，次年夏，诸病复作，甚于前，肌消骨露，始由人介绍，延余治之。余曰：此火症也，以栀子汤饮之”。药用藿汤浸栀子仁，炒黑研极细，用沙参 0.6g、麦门冬 3g、乌梅 2 个，煎汤冲栀子仁末服，2 剂而知饥而喜食，10 日气体充实如常，再以当归 2.4g、川芎 1.8g、生地黄 9g、酒炒白芍 9g，陈橘皮 6g、甘草 3g、酒黄芩 12g、枳壳 3g、青皮 1.5g，大便燥结加酒大黄 1.5g，痊愈。“其夫曰：贱内之病，自处女时代至今二十载矣，百治不效，先生独以火治何也？余曰：夫火与元气不两立，怠倦者火耗其精神也，呵欠者火郁而不伸也，口干饮冷者火炽于上也，饮食不进者火格于中也，肌消骨露者火气消烁也，不安烦躁者火扰其神也，此理略如是”。

患者久病迁延，一般多从虚证论治，即使有人以火论之，但治不得法，仍未能取效。该案终从火治，理在其中，法亦得当，方药切中肯綮，效如桴鼓。

（六）经行如崩，标本兼治

《临症实验录·火症类》录载一验案，“大直沽陈尔章夫人，素有痰火症，每遇行经，一日觉涩滞，二日即汹涌，三日大下如崩，昏晕几绝，尝善怒，发即咽喉干燥，气出如火，痰涌胸塞，不能转舒，其平日辛燥之品，如陈枳前术，及川芎香附之类，稍用即晕眩气绝，不足以息，及寒凉稍过，即大便作泄。病作时，日食粥数十碗不觉饱，脉之左三部弦细而驶，右脉数而稍充，此血虚甚，故狂火偏旺，如此，而气原非有余也，此时养血，则血一时不能充，补气则浮火无由熄，莫若分上下为治，入人参于滋阴药中，引阳入阴，以扶生气之原，所以治其本也；再用清凉之药，助阴抑阳，以制浮游火邪，所以治其标也。遂用人参、二地、二冬、知柏、阿胶、杜仲、花粉、元参、黄芩、白芍、甘草、灯芯、山栀、丹皮而愈”。

患者素因无形之火与有形之痰胶结于胸肺，久之则火炎灼阴，热迫血行而经下如崩，其病虚实相间，不可用直补直泻之法，医者采用上下分治、引阳入阴、助阴抑阳之法，标本同调，终获成功。

（七）大病重剂，邪祛正复

《临症实验录·伤饮食类》录载一验案，“沈先生患病愈未几，因食馒头、牛肉等物，遂胸膈胀满，痞塞不通，服药旬余不效，晡时更甚，大便闭结，凡硝、黄、枳、朴、山楂、麻仁、青皮、红花、归、地、芩、连，遍服而大便不通。余见此等前方曰：大病须以大方治之，若拘拘一二钱，力量轻薄，安能奏效？”遂用玄明粉、槟榔各15g，枳实、生地、当归、黄芩各30g，红花9g，另以山楂45g煎汤代水煎药，如是1剂，“果夜半运动，响声不绝，两时许，下宿垢半桶，顿觉爽利，调理而痊”。

患者病后初愈，诚如张从正所言“人之食饮酸咸甘苦百种之味，杂凑于此（脾胃），壅而不行，荡其旧而新之，亦脾胃之所望也”。邪气（积食）壅盛于胃，必以大方（《内经》七方之一）重剂方能破积，前医虽用对证之药但分量轻微，难以奏效，后者则以重剂顿服下之而令无壅碍，1剂而顿觉爽利。

尉稼谦继承先人遗志，创办天津国医专修学院暨天津国医函授学院，以“办现代新科学教育之精神，来改进中国医学”，进行了有益的尝试。其身体力行，创编23种学科教材，遵循“改良古义，融会新知”之旨，采用中西合参的方法阐明中医学理，虽然难称尽善尽美，但是作为中西医结合的先行者，还是值得尊重的！

据脉识证的邢锡波

邢锡波出生于1906年11月19日，祖籍河北省青县，从事中医临床与教学工作50余年，精通中医理论，临床经验丰富，在河北省及天津市中医学界颇具盛名。邢锡波19至29岁时曾跟随河北名医刘润卿学习中医，为他日后深入研习国医学打下了坚实的基础。学成之后，于1936年来到天津开业行医，同时兼任华北新中医学社教授、《国医砥柱月刊》和《国医求是月刊》主任。自1954年开始，邢锡波先后在天津市总医院、天津中医研究班、原天津中医学院、河北新医大学等单位从事教学和临床工作。除外以上工作，邢锡波晚年利用业余时间总结个人临床经验和研究成果，专心写作，著有《脉学阐微》《邢锡波医案集》《伤寒论临床实验录》，均刊行于世，为整理和研究其学术思想提供了基础。多年的积劳成疾，邢锡波于1977年9月15日突发急性心肌梗死，在天津病故，享年71岁。邢老生前关注天津医药事业的发展，曾任天津市第三届政协委员、第五届人大代表、天津市中医学会理事、天津医药杂志社编委，为天津的医药事业与中医教育做出了巨大的贡献。

一、手泽尚存，启发后学

邢锡波精于中医临证，对诊断学尤为专长，著有《脉学阐微》详论诊脉心得。该书是其根据中医脉学理论的基本精神，结合自身数十年的临床经验，在晚年编著而成。书中重点阐发了脉诊的临床作用，正确的诊脉方法以及各种脉象变化的临床意义。并对28部脉象的基本特征、所主病证及鉴别要点等都做出了系统而清晰的总结，将古医籍中对脉诊的精当论述进行了摘录。在开篇的《脉诊的意义》中，邢锡波提出："脉象是反映气血变化的重要标志，所以脉象的变化，与人体抗病机能的强弱和病势盛衰有着密切关系。病势重则需要的抗病机能强，故脉象呈现出洪大滑数的征象。病在外，则人体气血抗病机能趋于外，故现浮脉。病在内，则人体抗病机能趋于内，故现沉脉。这种脉象的变化，是随着机体防御机能的改变而出现的。"其指明，人体气血抗病机能与病势之间的相互作用是产生脉象变化的主要因素。在中医四诊合参中，脉诊有助于分阴阳、定虚实、明部位、订治则，因此可以成为辨证的依据、立法的准则，是四诊中的重要组成内容之一。随后，邢锡波更以专篇论《切脉的方法及注意事项》，内容涉及：选时间、患者的体位、布指和单按总按、脉象的齐变和独异不同、初诊与久按有别、诊脉要专念虑平气息、运指应注意举按寻、候脉必满五十、指法的运用等数项用以指导临床应用。第3~9篇分列《三部九候的诊法与配合脏腑》《正常脉象》《脉与内外因素的关系》《脉象分类和辨脉纲领》《诊脉要分阴阳、达机理、明偏胜、知平衡、晓转化》《辨证应以脉证为依据，常见疾病要掌握脉象的演变规律》和《诊脉应注意脉证之顺逆，必要时可舍脉从证或舍证从脉》7篇文章，讨论临床诊脉的常见问题；第10篇详细论述临床常见28部脉象的示意图、脉象、体状诗、示意图解、主病、主病诗及辨证分析表，为《脉学阐微》书中的重点内容。文字简练，通俗易懂，配合示意图与图解，对普及脉学有积极作用。

值得一提的是，《脉学阐微》书中提及的脉诊规律须与邢锡波临床研究论文相互参照，深入理解，或可深入理解其灵活应用脉诊的主要特色。以再生障碍性贫血的诊断为例，他强调："本病的脉象，以沉敛为佳象，如逐渐浮大，为阳气浮越，应防止发热和出血。"[①] 一般患者，在"初起，伴有发热，则脉多弦大、滑数，以右脉为显著。发热退后，脉象多虚数，或细数。迨热退神复脉象虚缓……在病势缓解阶段，阴虚者脉多现虚数和细数或弦细数，阳虚者常见沉细或弦细、细弱无力，都应细心体察，辨清阴阳

---

① 邢锡波．再生障碍性贫血［J］．天津医药.1974，(5)：201-205.

虚实，然后依据具体情况，采取适应的补益方法。”[①]邢锡波将疾病的治疗建立在辨明脉象的基础之上，突出反映出他临床重视脉诊的特色。

邢锡波另有《伤寒论临床实验录》近50万字，于1984年出版发行，为邢锡波毕生研究《伤寒论》的理论精华。书中结合其多年临床实践，对《伤寒论》条文加以论述与验证，将《伤寒论》六经中本病演变的过程与坏病转变的规律作了具体的说明；有关六经病的成因、脉证以及治疗方法，均按照系统进行分类，使用图表列出，并引用大量临床案例说明历代注释家的不同见解。层次分明，理论清晰，案例实用，从实际应用中发挥仲景的理论与方药，为后学理解和运用《伤寒论》方提供了依据。

邢锡波去世多年后，2012年9月由其女儿邢汝霞从父亲临床医案中精心筛选整理了近500则，汇编成《邢锡波医案集》，为我们研究邢锡波临证经验提供了依据。

此外，邢锡波也将自己多年的临床心得以学术论文的形式进行推广，从20世纪50~80年代，论文涉及内容包括痢疾、肝硬化、肝炎、再生障碍性贫血、冠状动脉硬化性心脏病、哮喘、癔病及耳性眩晕等疾病。

二、精于临证，屡起沉疴

1. 肝炎[②]

邢锡波在原天津中医学院任教期间曾参与学院组织的“肝炎治疗小组”工作。即在中西医密切协作的基础上，通过门诊方式，先由西医确诊为肝炎后，再由中医运用四诊八纲八法的辨证施治法则进行治疗，获得了显著的疗效，不仅临床症状和体征完全消失，对肝功能的恢复，也有良好的效果。期间邢锡波曾亲笔撰写论文，对应用中西医结合方法治疗肝炎的情况进行报道。

邢锡波细心观察各类型肝炎患者的临床表现，指出肝炎在初期阶段的症状表现已经存在多样性的特征，将其归纳为4个主要类型：感冒型、胃

---

① 邢锡波. 再生障碍性贫血［J］. 天津医药.1974,（5）：201-205.

② 邢锡波. 治疗105例肝炎的临床观察［J］. 中医杂志，1960,（3）：18-21.

肠型、神经型和黄疸型。黄疸型又分为“有黄疸”与“无黄疸”两类，有黄疸的肝炎与湿热引起的黄疸病相似，其中阳黄症包括湿热郁滞、湿毒炽盛，阴黄症为体虚湿盛；无黄疸的肝炎与肝热，气郁所引致的胁痛、痞块、肝气郁滞等病证颇为符合；实证多属于肝热壅滞，虚证分为气虚、脾虚和阴虚三个类别。治疗方面，阳黄症主方为茵陈蒿汤或茵陈五苓散；急黄症应用重楼、山慈姑、金银花、大戟、玳瑁、菖蒲、连翘、丹皮、丹参、大黄等药物；阴黄症应用炒白术、山药、栀子、茵陈蒿、人参、附子、茯苓、郁金、木香、泽泻和大腹皮等药物。无黄疸型属实证者以加减龙鳖汤、清肝化郁汤为基础方，属虚证者以加减鳖甲饮为基础方。同时强调，肝炎属虚证者，多因病致虚，根据虚实的程度，可有实中挟虚或虚中挟实，故治疗时必须使用清热解毒法，但要根据脉证具体情况，酌情增减。

2. 肝硬化[①]

邢锡波认为中医文献中的“臌胀”“黄疸”和“积聚”三个病证能够概括肝硬化的主要症状，并从中医文献进行考据。对于肝硬化的临床表现，邢锡波首先援引《灵枢·水胀》：“鼓胀何如？岐伯曰：腹胀、身皆大，大与肤胀等也，色苍黄，腹筋起，此其候也。”说明了肝硬化主要症状表现与中医病证之间的关联，并解释说：“‘腹大’是形容腹水；‘色苍黄’是描写因肝脏的病变而发生黄疸；‘腹筋起’是因门静脉循环受到障碍，而诱起静脉怒张。由于肝脏病变，引起腹水，而有轻度的黄疸和静脉怒张同时发现，在外观上看，肝硬化的可能性为最多。”谈及肝硬化的另一个主要表现——肝脾肿大，邢锡波引《诸病源候论》曰：“腹水，肿胀，两胁下有病块坚硬，转动作痛。”根据这些症状，或为肝脾肿大。但临床上如何区分是肝肿大还是脾肿大非常关键，邢锡波按照《难经》所论“肝积居于左胁，大如覆杯，名曰肥气，久不已令人发呃、痎疟连年不已”，指出脾脏肿大的形状和原因。又据“脾之积在胃脘右侧，腹大如盘，名曰痞气，久不愈，令人四肢不收，发为黄疸，皆由饮食不消，著于气怒”，指出肝脏肿大的形状和原因。两段文字中肝脾的名称和位置，相互颠倒，邢锡波将可能原因推断

---

① 邢锡波．肝硬化在中医文献中的考据和临床的体会［J］．中医杂志，1955,（11）：6-9.

为与“脉学之左右位有关”，或许能够解释相关医籍中的疑惑。论及“腹水”与“臌胀”的联系，其按照中医对臌胀的分类：腹部胀大，按之凹陷而不起者，为水臌；中空似鼓为气臌；腹有青筋为血臌。如此将不同症状表现的肝硬化腹水患者分成三大类，强调气滞、血瘀是主要的病机，为辨治提供了依据。

邢锡波将肝硬化的病因概括为四种：其一，精神刺激损伤脾胃的吸收功能，导致营养不良性的肝硬化。其二，外界感染。邢锡波认为：“古人所谓之热，大多数是指感染而言。”因此，《黄帝内经》载：“诸胀腹大，皆属于热”，“诸病有声，鼓之如鼓，皆属于热。”应该是指“由传染性肝炎之类而造成的肝硬化”。其三，饮酒过量与酒精中毒性肝硬化存在直接联系。其四，饮食不规律，饥饱失常，损伤脾胃导致的营养不良。以上 4 种情况“任何一种因素都可使肝细胞发生破坏，如破坏量少，结缔组织不受刺激，肝细胞可以再生，恢复肝的常态；若损伤面积较大，肝细胞增生的同时，伴以结缔组织增生，增生的肝组织，无正常的血管或胆管，肝小叶排列也不整齐，并为胆汁所染。因结缔组织的增生，影响门静脉循环，于是形成许多的侧支循环，造成静脉怒张，最常见的是腹壁静脉怒张和食管下端静脉曲张”。以上的病理转变如果不能及时纠正，会导致腹水、黄疸、腹痛等症状的出现。

此外，邢锡波将腹水的原因概括为四种：其一，因肝内静脉受到结缔组织增生的挤压，造成静脉血管内压力的升高，患者身体内的静脉血流经肝脏时受到阻碍，过多的静脉血留置于血管内，导致水液的渗出，最终形成腹水。其二，肝硬化患者多数伴有消化不良，由于蛋白质类食物摄入量与吸收量的减少，也因为肝硬化疾病本身对肝细胞合成蛋白质功能的影响，以及腹水发生过程中蛋白质的丢失，都能够加剧腹水的形成。其三，因为腹水的增多，能够引起小便量的相应减少，患者体内的钠潴留也是加剧腹水的一个重要原因。其四，在内分泌方面，由于患者小便排泄量的减少，使得小便中大脑垂体抗利尿激素的浓度升高，导致肾小管对水液的重吸收功能增强，加重腹水的形成。以上四方面皆从现代医学角度对肝硬化腹水的病理机转进行了较为细致的描述，体现出邢锡波作为一名现代中医师对中西医学理论兼收并用，有验于临床的先进理念。这些认识，是他以西医之学释中医之理的创见，在当时西学东渐的社会背景下，为推动中医学的发展与应用做出了积极作用。

在脏腑辨证方面，邢锡波尊崇张介宾的观点，提出：“造成肿胀的原因很多，其主要的因素，总不外病邪侵袭肺、脾、肾三脏，使三者生理失常而发生肿胀。”联系西医学病因理论，“在心肺疾患中，有的因循环障碍，而造成瘀血性水肿；在肾脏病的状态下亦可引起腹水；因脾脏疾患而引起的腹水，在班替氏病中可以发现。”在以上三种情况中，邢锡波同时指出，中医对脾病导致的腹水与西医班替氏病之间不一定存在必然的联系。对其中的原因，他解释为：“古人谓脾脏为吸收水分之器官，凡体内不论何部分发生积水，都往往称之为脾病。又兼腹水多发于肝硬化之末期，在肝硬化的期间，长伴有胃脘胀满，消化不良，右胁牵痛、身体倦怠等一系列的脾胃症状。此后，逐渐发现腹水，谓与脾脏有直接关系，或因此而立由脾病造成腹水之病因。”

邢锡波在肝硬化的治疗方面提出：“消除腹水须根据患者体质和症状的虚实来制定排水的方剂、药量的大小；补泻的进退要以虚实为依据。故辨别虚实，为治疗处方时的重要部分。”并援引李中梓的观点：“阳证必热，热者多实；阴证必寒，寒者多虚。先胀于内而后肿于外者为实，先肿于外而后胀于里者为虚，小便赤黄、大便秘结为实，小便清白、大便溏泻者为虚。滑数有力者为实，浮弦细涩者为虚。色红气粗者为实，色悴气短者为虚。凡诸实证，或六淫外客，或饮食内伤，阳邪急速，其至必暴……若是虚证，或情志多劳，或酒色过度，日积月累，其来有渐……然治实颇易，理虚恒难。”由此可见，邢锡波在辨治肝硬化中重视八纲辨证，“必须确定虚实，再立攻补之法，或寓补于攻，或攻补兼施，或寒热杂投，必须辨明虚实，用药方无顾忌”。具体来讲，可以分为“肝硬化兼腹水”和“肝硬化无腹水而挟有轻度黄疸”两种类型进行治疗。前者可以选用逐水类中药进行组方，但必须慎重考虑患者的体质和脉象，或先泻后补，或补泻兼施，治疗过程始终要注意患者的饮食和精神变化。如患者的食量减少、精神不振，必须酌加补益类药物，等到腹水消失、肝功能尚未恢复时，可以采用健脾化瘀、行水柔肝法进行治疗。所用药物为甘遂、大戟、芫花、大腹皮、二丑面、生薏仁、茯苓、厚朴、木香。后者可以应用“寓攻于补”的治疗方法，虽“谓扫荡积滞，宜顾全脾胃，若脾气已伤，不思食物，须用健脾补气之剂，以补益中气，为治疗肝硬化稳健之法。在治疗肝硬化而挟轻度黄疸之病例，每于攻补兼施之外，又加茵陈蒿汤以清肝热而消黄疸，疗效很好。若静脉怒张，则采用化瘀荡积药味，颇多收效”。所用药物为生黄芪、二丑面、茯苓、鳖甲、血琥珀、青皮、大腹皮、三棱、桃仁、木香、砂仁、麝香。以上两种治法须紧密观察患者服药后的尿量变化，在小便量由增多转变为减少时，可以将方中甘遂、芫花改为商陆、续随子，尿量会继续增加。至六七天后，根据患者体质情况，酌加巴豆霜在晨起空腹服用，服后15~20分钟，有轻度恶心或呕吐；至半小时，腹部作痛，同时肠鸣音亢进，随后腹泻，第1、2次腹泻常常是稀便，随后的腹泻多为水样泻。腹泻后，患者的腹痛逐渐趋于缓和，腹泻也会随之减少，此时可以减去巴豆，同时给患者服用稀粥调理脾胃，并以原方进行调理。

3. 再生障碍性贫血①

邢锡波认为再生障碍性贫血的常见症状“面色苍白不华，头眩耳鸣，心悸气短，身倦无力，心中烦热，失眠多梦，不时发热，齿衄鼻衄，脉虚大或虚数、或弦细数”属于中医“虚劳性血亏”的范畴，这种疾病早在《金匮要略》中已经有相关的文字记载。论及发病，邢锡波将再生障碍性贫血的“造血功能障碍”与中医“劳伤过度，外邪乘虚深陷，损伤机体造血功能”相联系，同时，将血小板减少与“脾虚不能统血，阴虚不能收摄，致虚阳妄动”相联系，进而解释患者“各处黏膜、皮下组织，以及内脏各器官的出血现象”，并将患者血象中“粒细胞减少”的现象与中医“机体防御机能不足，卫气不固，易受外邪感染”相联系，用以阐述经常发生的口黏膜、齿龈、扁桃体等处的坏死性溃疡和局部感染等。对于再生障碍性贫血的常见症状如皮肤苍白、身倦无力、耳鸣目眩、出血与各种感染，邢锡波也将西医学的观念与中医病机大胆地进行融合，指出：“皮肤苍白，系皮下毛细血管内血液的血红蛋白浓度较低，古人谓血不荣皮肤，故面色不华；由于肌肉组织缺氧而身倦无力；由于神经组织缺氧，和血虚肝失所养，则虚火上泛而致耳鸣头眩，眼前冒花；由于血小板减少，脾虚不能统血，而

① 邢锡波．再生障碍性贫血［J］．天津医药.1974,（5）：201–205.

引起出血性症状；由于中性粒细胞减少和卫气不充，常引起黏膜坏死性病变和各种感染等。”因为再生障碍性贫血多属于中医血虚不足，所以，患者舌质多呈现出淡白色，即使出现发热，舌质的变化也不明显，舌苔多数表现为略带黄腻。

邢锡波在治疗过程中强调阶段性治疗的原则，即“本病初起，常常伴有身发高热，脉象滑数有力，属于实证表现。实证控制后脉变虚象，证现贫血，方能改用育阴养血之法。如热毒未清，过早采用补法，每致发热不时发作”。邢锡波在这段话中强调了“清热”与“养血”两个重要方面。但是，在再生障碍性贫血病程发展的过程中“多有不同部位和不同程度的出血”，那么，如何“止血”必须一并作为治疗的关键。对于这个问题，邢锡波的回答是：“本病的出血，往往与发热有密切关系。所以欲止血，须先清热。”待热清血止后，再议育阴养血。论及清热法，则根据脉象的变化制定了一系列的治疗原则，充分体现出其“辨脉论治”的学术宗旨。如身热，或无身热，若脉滑数而浮，应用清热解毒，兼顾止血；身热，或无身热，若脉虚数或细数，应用养阴清热，兼顾止血；身热，脉弦数或虚数有力，应用清热解毒、养阴清热；热退，脉细数或虚数，应用凉润养阴。“在整个治疗中，经常细致体察脉证变化，随时制订治疗法则，及时增减药物，务使脉证适应，曲尽其宜”。

基于以上辨识疾病的方法，虽然大体能够给予治疗原则，如果按照中医诊断疾病“四诊合参”的基本要求还有较大的距离。因此，邢锡波将多年治疗再生障碍性贫血的经验借由脏腑辨证总结为肾阴虚、肾阳虚、肾阴阳两虚和脾肾阳虚 4 个主要方面，或单独出现，或交互发生，经过治疗可以相互转化。并将治法原则分别概括为 4 种类型，即滋补肾阴为主，辅以健脾和胃安神养血法；扶肾阳，健脾安神止血法；补肾阴扶肾阳，养血安神法；温补肾阳，健脾养血法。

邢锡波在药物的应用上谆谆告诫后学：“选用药物既利用其共性，更重要的是选用其特性，使之与病情丝丝入扣，以收速效。”并自拟 3 首处方，即：育阴健脾养血汤（玄参、龟板胶、生地、何首乌、白术、山药、阿胶、海螵蛸、当归身、五味子、茜草根、磁石、人参各 1.5g，血竭 0.9g，琥珀 0.9g，朱砂 0.6g，犀角粉 0.3g），补阳养血汤（紫石英、磁石、肉桂、补骨脂、鹿角胶、巴戟天、何首乌、白术、山药、当归身、阿胶、甘草、人参、血竭、鹿茸、麝香），温肾健脾养血汤（紫石英、肉桂、白术、山药、补骨脂、阳起石、当归、阿胶、人参、鹿角胶、木香、甘草）。

4. 冠心病[①]

邢锡波认为冠心病“常因机体调节功能发生障碍，心脏得不到充分精血滋养，导致冠脉硬化，冠脉供血不足”，并在中医古籍中引录 4 段文字对冠心病的中医病名及临床症状进行描述，如《灵枢·厥病》曰：“真心痛，手足青至节，心痛甚，旦发夕死，夕发旦死。”真心痛，心痛猝然，痛如刀刺，《杂病源流犀烛·心病源流》曰：“咬牙切齿，舌青气冷，汗出不休，手足青过节，冷如冰……旦发夕死，夕发旦死。”《金匮要略·胸痹心痛短气病脉证治》曰：“胸痹，不得卧，心痛彻背。”《诸病源候论·胸痹候》曰：“胸痹候，寒气客于五脏六腑，因虚而发……胸满短气，咳唾引痛，烦闷自汗出，或彻背膂……不治数日杀人。”将中医的“真心痛”“胸痹”与西医的冠状动脉硬化性心脏病相联系，为他将中医辨证论治的方法系统应用于冠心病的治疗提供了依据。

邢锡波临证重视应用“阴平阳秘”的观点认识人体的健康状态，并进而解释阴阳失衡对疾病发展的重要性。在冠心病的发生过程中，他曾言：“人体之真阴，除涵育元神、调节阴阳外，尚能濡润血脉，而保持血管韧性。真阴耗伤，血脉不能濡润，则易导致动脉硬化。冠脉硬化后，血运不畅，使心脏滋养濡润来源不足，即可引起心痛、心悸、胸中痹闷、压迫感等。间或有由于血运不足，而脉见结代不整者，预后多较差，临床最宜注意。”冠心病发作的诱因非常复杂，如“精力过劳，精神紧张，情绪波动，均可引起元神活动失调。嗜食膏粱肥饫者，缺乏体力活动，亦可致脂质代谢失调，促使本病发生与发展……另有许多较少见的诱发因素，亦应多方考虑，寻求其相互联系，切不可孤立视之，或互相分割”。

邢锡波将冠心病归属于中医虚证的范畴，即心气不足，不能维持自身阴阳的平衡，极易出现心悸、气短、脉虚不整，结合阴阳失衡，可以将冠

---

① 邢锡波．冠状动脉硬化性心脏病心绞痛的辨证治疗［J］．天津医药，1975，(1)：7-10.

心病分为“心气阴两虚”与“心阳气不足”两大类。在治疗方法上，“宜育阴养心为主，以扶持自身固有机能，辅以活血通络安神之剂，以畅达血运，潜镇心阳，使心脏有补益修复机会”。邢锡波以冠心病急性发作时的常见症状——心绞痛为例，对“育阴养心，活血通络”法进行了具体说明。依据中医辨证原则，这种症状的出现属于“虚中夹实”，符合“以养心为主，活血止痛为辅”的治疗原则。这个原则的确立，是邢锡波继承明代李士材的临床经验而得，即“喜怒善郁，且酬应繁剧，胸中痛甚，夜不成寐，医用葛、蒲、枳、香、芎、蔻等理气活血之剂，而痛不解，殊不知此证属虚，虚则心阳不宣，浊阴不降，遂以养血补气温通收功”。“养心以扶持心脏功能，使易康复。唯用养心药须辨其阴阳，究属阴虚、阳虚或阴阳俱虚”。邢锡波在冠心病心绞痛的辨治过程中始终强调“以脉论证”的原则，即“没有脉结代，则宜育阴养心活血，佐以芳香开窍；没有脉偏数，应育阴养心潜镇；脉缓而不调者，则应益气养心，总宜脉证合参，相机用药”。其中，属于“心气阴两虚”类型的冠心病心绞痛，临床表现为心悸、气短、眩晕、烦热、失眠、多梦、胸闷，或心前区绞痛，或隐隐作痛、钝痛、紧缩痛等，甚至可以见到疼痛循经脉外达的左肩臂部及手指的麻木感。邢锡波认为以上的症状“总由心血不足、心气虚损，不能维持阴阳平衡”所致，在脉象上也会出现虚数或细数，间或有不整，舌质浅红或舌尖红，甚至可以出现瘀血的特征性舌质表现——紫蓝色，舌苔微黄或黄腻。治疗时“育阴系补益真阴，真阴复则神健血畅，心气充盛，血运通畅”，“选用育阴药时，应择其能滋补真阴，并可强心之品，如玉竹、女贞子、五味子、首乌之类”；而“活血通络，要为通畅血循，使心脏有修复机会”。推荐处方为：玉竹、首乌、五味子、女贞子、川芎、丹参、乳香、没药、蒲黄、木香、甘草、荜茇、人参各 2.4g，血竭 0.9g，沉香面 1.2g，安息香 0.3g，冰片 0.12g。基于以上临床治疗与用药经验，邢锡波随即告诫当时的医生：“近人有用理气活血通络止痛法治疗冠心病者，如冠 1、冠 2 之属，系从失笑散脱衍而来，临床应用确可缓解疼痛，获取暂效，但长期服用，易伤心气，常能促致心悸气短，怠倦乏力，不能彻底治愈，只可暂用，不宜久服。”临床用药也不可以“瓜蒌、薤白之类开胸痹而降浊阴”，此类药物“乃辛温通阳散寒之剂”，使“胸闷堵塞感或可暂时缓解”，但“久服易见心悸气短加剧、身倦神疲、脉象虚散”的表现。另一个证候类型属于“心阳气不足”，因“心阳虚损，心血失荣”，患者的一般表现为“心悸气短，胸堵闷压缩感，四肢逆冷，大便溏稀，小便清澈，虚汗出，头眩晕，亦可胸钝痛或绞痛持续不解。脉弦细不整，偶有时见结代，舌淡苔薄白”。同时，在治疗方面邢锡波强调“补气养心，活血通络，止痛”，具体药物包括：黄芪、葛根、桂枝、川芎、五灵脂、附子、丹参、玉竹、当归、乳香、鹿角胶、木香、荜茇、五味子、甘草、人参、沉香、血竭、鹿茸、苏合香。在以上两种常见类型的基础上，邢锡波将冠心病心绞痛的危重阶段概括为“心阴阳俱虚”，临床症状包括“心悸气短，胸堵闷压缩感，经常失眠，头眩，自汗，心烦不宁，肢冷便溏，或胸隐痛，持久不退，或剧痛放射至左臂。脉弦细，偶有不整，舌尖红有暗紫斑”。治疗时仍以“扶心阳育心阴，养心活血，通络止痛”为主要方法，药物包括川芎、黄芪、玉竹、五味子、麦冬、玄参、桂枝、阿胶、五灵脂、蒲黄、木香、丹参、乳香、葛根、荜茇、甘草。在服用方法上，邢锡波主张应用药物煎汤送服养心定痛丹3~4.5g，并将“养心定痛丹”的药物组成列于论文之中，以供后世参照，即：五灵脂、沉香、乳香、没药、荜茇、安息香、蒲黄、冰片、麝香、酥制甘草（蟾酥置酒，浸甘草）、人参、鹿茸。每服3~4.5g，以药汁送服，痛势胸闷缓解后，以养心活血疏胸的方剂进行调理。诚如邢锡波临床所言：“中医治病主要为扶偏救弊，调节平衡，应予重视。”

在冠心病的预防方面，邢锡波强调须从三个方面进行：其一，保持心情愉快、开朗，适当体力活动，可使血运通畅，脂质代谢平衡，并能恢复精神疲劳，减少发病机会。其二，劳逸结合，以减轻工作紧张度。其三，保证足够睡眠，以恢复大脑疲劳，养育元神，可使人体真阴滋长孕育。

5. 咳喘①

邢锡波认为，哮喘是因为肾阴不足，肾虚精不化气，导致肺气不足，遇到气温变化、异常物质刺激或某种饮食摄入，而发生的以气息短促、急迫为主要表现的一种病证。“在肾为虚，在肺为实。如肾气充实之人抑制力强，虽有外界各种因素侵扰，不致发病”。此外，邢锡波治疗过敏性哮喘常

---

① 邢锡波．哮喘（过敏性哮喘）[J]．天津医药，1977，(10)：51.

用药味有五味子、乌梅、桑寄生、银柴胡、防风等，并谓这些药物不仅对过敏性哮喘有较好的治疗效果，若佐以对应药物，对各类过敏性疾病都能够取得满意疗效。

6. 痢疾[①]

邢锡波认为，痢疾初起以下痢脓液为主，伴有腹痛、里急后重，可以应用“加味芍药汤”进行治疗，即白芍 21g、当归 18g、黄连 6g、黄芩 12g、槟榔 9g、山楂 12g、生地榆 9g、青皮 9g、莱菔子 12g、枳壳 9g、木香 6g、甘草 6g。此方将刘完素《素问病机气宜保命集》的芍药汤减去大黄，使原方攻逐热结的力量减弱；去掉温通血脉的肉桂，使全方清热、行气的力量大增；增入山楂 12g、生地榆 9g、青皮 9g、莱菔子 12g、枳壳 9g，使方中的行气止痛与清热活血的功效更为显著。

此外，邢锡波将痢疾的治疗原则概括为：痢疾初起宜推荡，日久宜温补；新痢宜通；热痢宜清。但始终仍以保护胃气不受损伤为主。这些经验值得当今临床借鉴。

7. 急性传染病[②]

邢锡波认为，西医中的伤寒“不同于祖国医学《伤寒论》中的伤寒”，但是它可以包含在中医的广义伤寒之中。“清代叶天士、吴鞠通对本病作了进一步阐述，制订卫气营血的辨证方法，统辖各种传染病的演变规律和治疗法则，有利于早期用药阻止疾病发展，变被动为主动，能攻能防，机动灵活”，邢锡波还明确指出：“卫气营血是温病的辨证纲领，是治疗各种传染病的大法。”并且卫气营血各阶段的症状、脉象、舌质与舌苔的变化与传染病的发展变化是一致的。在实际应用中，必须注意“其传变的快慢与体质强弱，病势深浅，治疗是否得宜，有密切关系”。因此，“治疗时，如能辨证精确，治疗及时，用药适当，不但可以减轻病邪，亦可以阻止病情发展，并能透邪外出，由营转气，由里达表，迅速转愈。”

邢锡波在急性传染病的诊断方面，重视舌脉合参，辨舌遵照温病常法强调“舌质”与“舌苔”两个方面的演变规律，诊脉突出“温热病脉象的

---

① 邢锡波．痢疾治疗经验谈［J］．中医杂志，1955，（8）：23.

② 邢锡波．从伤寒的临床观察研究探讨卫气营血和脉、舌的演变［J］．天津医药，1976，（3）：118-123.

特点为病在卫分、气分，右手之脉多大于左手，或右脉较左脉有力；病深陷营血，则右脉较沉，而左脉偏盛，或现细数、沉弦数等。如气分之邪未罢而又犯及营分，则脉左右双盛”。

邢锡波对传染病的治疗，强调：“既要分清阶段，更要了解病邪在卫、在气，或卫气两伤、气营双犯，或气血营三者并发；属实证、虚证，还是实中夹虚；是气虚、血虚、或气血皆虚，而温热不解。都必须分析清楚，方能立法适当，治疗兼顾。”在急性传染病发展过程中，最容易导致患者死亡的有发热、昏迷与出血，只有针对这 3 个主要症状进行治疗，才能够改善恶化、挽救生命。邢锡波曾说：“发热可以促进病情的发展，破坏机体平衡，所有一切症状，均视发热之消长而加减其轻重。故减轻或消除发热为战胜本病的关键。热退之快慢，视病邪轻重，侵袭深浅而异。病邪轻浅，在卫分气分则热退较快；如深陷营血则热退较缓；如伴昏迷则更延长时日。”而昏迷虽然是病情危重的表现，但是根据患者的脉象变化可以早于症状出现之前作出判断，即脉“浮象骤见沉敛，而热势不衰反增烦躁，是病邪由表转里，有内陷趋势，热邪内犯往往诱起烦躁、谵语、昏迷”。这是“祖国医学见微知著，防患未然，掌握脉症，采取主动的措施”。同样的情况，肠出血前，患者“脉多数疾，出血后顿现无力；如出血过多，亦可出现微细欲绝，或浮大而芤之脉”。在治疗中邢锡波非常重视清热，认为“血热是出血的根源”，并将清热与养阴、止血和升提相互结合。各种治法“与脉证相互结合，揆度整体，或以清热为主，以养阴清热为辅；或以止血为主，以养阴清热为辅；或补气止血养阴清热同用。自可达到目的”。

8. 癔病（梅核气）①

《金匮要略·妇人杂病篇》载：“妇人咽中如有炙脔，半夏厚朴汤主之。”邢锡波认为癔病多发生于妇女，因于情志抑郁，以“肝郁气滞，胃气上逆，脾失运化，水津不布，化生痰浊，痰涎壅盛”为病机要点，将中医的气血津液理论与脏腑辨证的方法进行融合，强调梅核气的发生与气滞、痰凝关系密切，必须应用“疏肝理气，和胃涤痰”的方法进行治疗。主方药味组成为半夏、茯苓、陈皮、柴胡、白芍、生赭石、厚朴、苏叶、旋覆花、瓜

① 邢锡波．邢锡波医案［J］．天津医药，1978，（5）：214.

蒌仁、甘草。此方以“半夏厚朴汤”为基础方，半夏、厚朴、生姜，辛以散结，苦以降逆；茯苓佐半夏，利水消痰；苏叶芳香以宣通气郁，使气机条畅，痰涎自化；陈皮燥湿化痰，健脾和胃，与厚朴同用燥湿之力更强，与半夏同用增强化痰之功；柴胡疏肝解郁，消除胸膈满闷；白芍与柴胡相配，疏肝解郁；瓜蒌仁宽中散结，兼以化痰；旋覆花、代赭石降逆化痰和胃；甘草缓和药性，调和诸药燥烈之性。此外，邢锡波随证常用处方包括四七汤、逍遥散和旋覆代赭汤等，灵活加减疗效显著。

9. 眩晕

邢锡波认为，引起眩晕的原因很多，大略分为“外感”和“内伤”两个方面。尤为重视“内伤眩晕”的调治，此类眩晕由于阴亏血少，阴亏则阳盛；肝血不足，阳气亢越于上，阳亢之本源于阴血不足。肝中阳气，熏蒸体内湿热，导致湿热上冲，形成眩晕。宜“清肝化湿”法调治“肝热”“湿盛”之标，“养阴潜阳”法调治“肝血不充”之本。所用药物为：石决明24g、半夏24g、滑石18g、磁石12g、知母9g、胆南星9g、茯苓15g、钩藤15g、葶苈子9g、刺蒺藜9g、琥珀0.9g、朱砂0.9g。方中茯苓利水渗湿；葶苈子、胆南星行水利湿；朱砂、琥珀、磁石平镇肝阳；石决明敛降肝火，缓其上升之势；滑石清热利湿，在上可清肝热，在下可泻小便；知母苦寒质柔能滋阴退热，兼以润燥。

综上所述，邢锡波的中医理论与临证经验颇丰，作为一名中医医生，他全心全意地为津门百姓解除病痛；作为一名中医药的研究学者，他用深厚的理论基础使得中医诊断学与治疗学的经验得以推广和普及；作为一名中医学的教育工作者，他用自己高尚的医德修养、广博的医学造诣，感染着身边的每一个人。至今，在津门的医学界享有盛名。

津门苏氏骨伤世家

《礼记·曲礼下》载："医不三世，不服其药。"一说为非家传三代行医者，即不能服用他所开的药物。中国古代医学传承属于方技类，这种特殊职业大多为父子相承；加之传统中医药学是长期实践积累的结果，只有积累到一定程度，有所积淀才能学有所长。因此，世医历来为人所重。苏氏正骨是天津中医界极具影响的一大世家，传承300年来闻名遐迩，后来在我国西医骨科之父方先之密切配合下，将原有手法与固定器具加以改进，创新为"手法整复，小夹板固定术"的中西医结合成果，这一成果达到了理论与临床实践的全面结合，对现代骨科学影响很大，受到国际医学界的好评和重视。因此，探讨津门苏氏正骨世医的传承与发展，并总结苏氏正骨医家近现代所取得的成就，对继承发扬中医药学具有极其重要的实用价值。

一、源于明清，盛于近代

天津苏氏正骨世家祖籍江南，明末随燕王扫北的部队进驻天津，此时苏大夫系随军医生，军队行军打仗不断故骨伤患者居多，由于实践经验的逐渐积累，慢慢摸索出一系列独特的方法，治疗跌打损伤尤为有效。后来战争结束，天下太平了，苏大夫"解甲归田"，来到天津河北区锦衣卫桥大街居住，这个胡同就是后来的"苏家胡同"。苏氏正骨世家起源于明末清初，家学渊源，一脉系之，至今已七代，是苏氏自创的正骨药品及正骨技术的俗称。苏家子息繁多，成人后大多自立门户，因此药铺广开，包括健德堂、钰权堂、同德堂、世德堂等。苏氏正骨以治疗跌打损伤的苏氏万应膏（外用）、黑砂丸、苏七散等药物为主打，并探索出一整套独特的正骨复位手法（摸、接、端、提等）和行之有效的骨折夹缚固定方法，方便易行，疗效显著。

据李然犀《旧天津的混混儿》记载，民国时天津混混儿们被打折臂、腿是常有的事，于是“正骨科”便应运而生。正骨科创始人苏姓，当时称为“苏老义”[①]。苏氏正骨特长在于骨折损伤不需手术，仅凭手法复位，辅以药膏，见效快，不反复。治疗“克雷氏骨折”（Colles’ fracture），使用面棍整复竹帘固定法，疗效佳于西医，价位也比较亲和，在天津颇具影响力。

苏氏第一代苏海丰，是明末清初天津人士。他在前人使用裹帘、振挺、攀索、叠砖、通木、腰柱、杉篱、竹帘、抱膝等器具与方法治疗骨折的基础上，又创制了纸垫、竹篦、木板、膏药等新的技艺，更切临床应用，逐渐形成名闻津门的苏氏正骨术，苏氏以此在天津立足，传承至苏积善（二代）、苏志益（三代）。据现有文献考据，明确记载的苏氏第四代有苏云峰、苏怯（又称苏老义）、苏老八爷，第四代至少有8位传人。到了民国期间，第五代广开门铺，一时声气大盛，包括苏筱峰、苏筱堂、苏少权、苏少荪、苏幼堂等至少9位传人，打响了“正骨苏先生”的名号，誉满津门。第五代传人中较有名气的有两个支系，即苏老八爷－苏幼堂－苏宝霖传承的健德堂，以及苏怯－苏少权－苏宝钊传承的钰权堂。苏家在津行医300余年，家族十分庞大，至第六代，活跃于天津医疗体系的有苏绍三、苏宝钊、苏宝霖、苏宝良、苏宝诚、苏宝娟、苏宝芬、苏宝恒、苏宝铭等人；苏绍三经营同德堂，苏宝诚、苏宝良经营三德堂，苏少荪经营瑞林堂。中华人民共和国成立以来，包括第七代传人苏玉增、苏玉亭在内的苏氏医家纷纷加入京津地区的多家医院应诊行医，或兼任骨科教学研究工作。苏氏不断积累临床经验，发挥苏氏正骨特长，融合西医骨伤科技术，提升理论研究，充实拓展家学。苏氏正骨丰富了我国的骨科诊疗技术，并得到了国际上的认可。

苏氏骨科家族兴盛，兹据《天津地方志》《天津通志》《中国骨伤科学

---

① 中国人民政治协商会议全国委员会文史资料研究委员会编．文史资料选辑第16卷第47辑［M］．北京：中华书局，1964：164.

辞典》《津门医粹》《申报》、天津档案网等文献、史料考证，将有明确传承关系的人物，绘制谱系如下图所示：

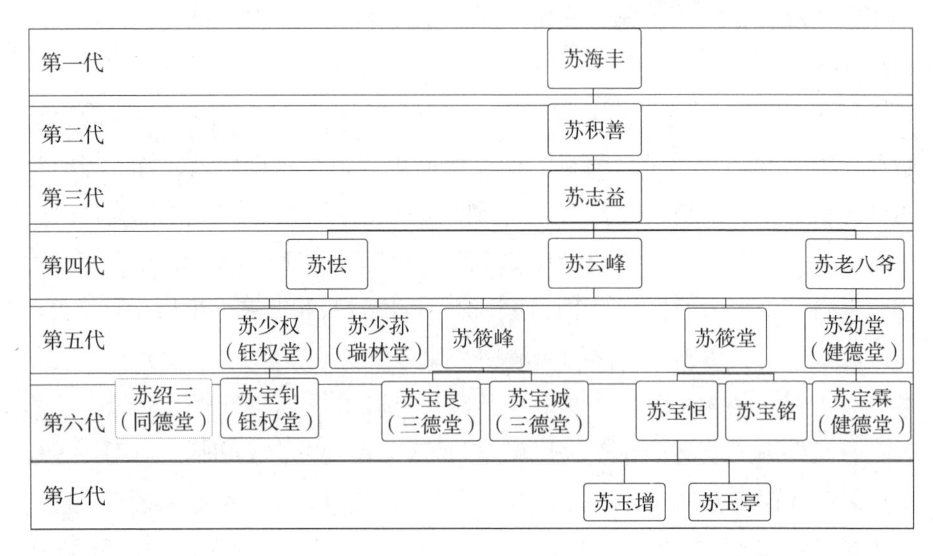

注：因手头资料所限，苏绍三传承谱系阙如。

图 24　苏氏正骨人物谱系图

二、守正创新，笃行致远

津门苏氏骨伤医家世代相传，每一代医家又都在前人基础上有所创造，苏氏骨科医术逐渐形成独得之秘的专业，其传人在继承中医正骨术的基础上不断地发展。兹选择其中佼佼者介绍如次：

（一）不事刀锯的苏益三

苏益三，即苏志益。光绪十九年，举人高凌雯《志余随笔》卷五记载：“咸同间医士苏益三，能疗金创，虽断胫折胁，亦有妙法；但敷以药，不事刀锯，故愈后无残废之虞。苏氏习西教而实传蒙古医术，今子孙世其业。”① “能疗金创”，指跌打损伤的骨科。特点是“但敷以药，不事刀锯，

① 天津市地方志编修委员会编著．天津通志旧志点校卷下［M］．天津社会科学院出版社，2001：724.

故愈后无残废之虞”，光靠敷药固定即能达到疗效。“习西教”，指他是天主教徒，《沽水旧闻》则认为他学过西医。所谓“蒙古医术”，实指马上民族容易发生跌打损伤，故在骨科上有特殊的医术。总体而言，苏益三在实践中能做到中西医结合，常常妙手回春。史载，咸丰三年（1853 年），太平天国将领林凤祥、李开芳率领北伐军数万人攻打天津，咸丰五年（1855 年）北伐失败，林凤祥被俘。同年 3 月，苏益三为被俘经过天津的林凤祥治疗箭伤[①]。晚清民间常有斗殴，受损伤时必求苏先生治病，而成为晚清骨科之“神医”。天津市说唱艺人还曾把第三代苏志益的正骨手法编成神奇的故事加以演唱。

（二）官方认证的苏少权

苏少权（1885—1960 年），15 岁从父苏怯学习正骨医术，1912 年随父开业应诊。1920 年在东马路设正骨科诊所，以正骨科苏家第五代见称于一时。苏家在东马路上还另有三家药铺，分别是“润善堂”“颐和堂临时售货处”和“世德堂正骨科”。1930 年担任天津比商电车电灯公司附属医院医师，兼任天津市警察局消防大队常年医师。1941 年移往住处金家窑四条胡同东头开业。1949 年后参加中西医联合诊所，后在人民医院中医正骨科任中医师[②]。

他开的药铺叫钰权堂，还为苏氏药物注册了“骨人”商标。《东亚晚报》（1938 年 9 月 14 日）曾刊登过苏少权“本堂只此一家，别无分号”的防伪启事，可见药物的畅销及名盛一时。此外，苏氏正骨也得到了官方的认可。1929 年 11 月 16 日《申报》（天津）报道，“飞机驾驶员坠机受伤”事件，苏少权被官方派遣为受伤的驾驶员诊治。20 世纪 30 年代天津著名的世情小说家刘云若在《旧巷斜阳》中也曾借小说人物之口，盛赞苏氏“有名士之风”。1956 年，最早的甲骨文研究者王襄因骨折求助于苏少权，时年已 71 岁高龄的苏大夫仍能出诊，并与长子苏宝钊治好了王氏，王襄特地手书甲骨文楹联一副，高度赞扬其医术高明，赠予苏氏，题赠苏少权大夫联语：

---

① 孙竞宇等主编，天津市文史研究馆编．津门史缀［M］．上海：上海书店出版社，1992：54.

② 中国人民政治协商会议天津市，天津近代人物录［M］．天津：天津市地方史志编修委员会，1987：134.

奇方兄习千金要，家学曾经三折肱。[①]

冯骥才2008年创作小说《俗世奇人》中有一篇《苏七块》，描述了一个正骨奇才苏金散，正骨手法高妙，药膏灵验，一次管好，手到病除，但以“七元诊费”立规矩，志节高尚。正是以民国天津的苏少权为原型，苏氏传奇绵延至今，于此可见一斑。

（三）膏药著称的苏幼堂

刘浚哲于1920年所著《天津地理买卖杂字》写道：“苏先生，全知道，锦衣卫桥卖膏药。”民国年间，天津流传的歇后语“苏先生的膏药——没病找病儿”，意指苏氏膏药可以自己寻找病灶，从而做到药到病除。民间俗语中说到的这位以膏药著称的苏先生，就是人称“苏八爷”的苏幼堂。

苏幼堂（1886—1969年），名鸿鹰，是“正骨苏先生”另一支系。店铺原在河北望海楼三条胡同一号（即金家窑三条胡同），后于1941年迁往东南城角号称健德堂，健德堂的售卖的正骨膏药均由苏八爷亲自熬制，用料考究，疗效显著。健德堂由三人合资，时年46岁的苏幼堂任经理，“知药性者”为其子苏宝霖和王锡龄[②]。

1934年苏幼堂曾任河北省会公安局正骨医官。1952年，全国足球赛在津举行，大会规定在苏家私人诊所就医也可报销，一时患者盈门。1963年经市政府批准成立联合诊所。1949年后，苏幼堂将正骨的祖传秘方，公开献给了国家，新华日报还特意刊文予以表彰。

（四）中西结合的苏绍三

苏绍三（1910—1966年）字长义，苏氏骨伤世家第六代传人。自幼继承父业学习正骨医术，1931年始随父应诊，开业诊所为东南城角路西同德堂，施行骨科业务兼营药店[③]。苏氏先后进入中西医学校，系统学习中西医

---

① 王襄著，唐石父，王巨儒整理．王襄著作选集下［M］．天津：天津古籍出版社，2005：2092.

② 天津市药业公会·为发给健德堂等中药商执照事致天津市商会的函（附请领中药商执照清册及照片）：1946.3.2［B］．天津：J0128-3-008200-013.

③ 张俊英主编．天津百年老街中山路［M］．天津：天津科学技术出版社，2008：143.

知识。1934 年 6 月毕业于天津私立新医学校（西医学校），1936 年毕业于天津中国医学传习所，40 年代初参加傅汝勤举办的第三届医学知新社讲习班，同班 62 人，融合中西医，有所创新，医术日益精进。苏绍三是苏氏骨伤世家中第一位接受医学正规教育的传承人。

20 世纪 30 年代，天津有电车之后，因交通事故造成创伤和骨折较多，苏绍三曾受聘为“天津市电车公司”特约骨科医师。中华人民共和国成立后，苏绍三兼任天津市公路运输工会工人福利医院（天津市第二中心医院前身）骨科顾问；1953 年加入联合诊所，任副所长，并在天津第二医院骨科定期应诊；1957 年参加天津市东南角卫生院，同时在天津医学院总医院、天津南开医院、天津人民医院（其中骨科系方先之创建，为西医骨科专门医院、天津医院前身）、天津中医学院第二附属医院等单位定期应诊。

1958 年在毛主席“西医离职学习中医”的指示下，苏绍三应“中国骨科之父”方先之邀请为在津举办的高级骨科医师进修班授课并进行临床带教工作，学员们分期分批向苏绍三学习苏氏骨伤世家关于骨折复位手法与固定方法，同时学习了其治疗骨伤的家传膏药、丸散、洗剂等，从 1958 年至 1964 年共治疗 1.3 万例，全部愈合。

苏绍三传授的“苏氏面棍整复竹帘固定法”治疗克雷氏骨折整复与固定器材包括：竹帘、纸垫、纸带、伤科虎骨膏、短面棍、前臂木夹板。具体手法为：施术者与助手配合进行固定、牵拉以矫正嵌插、成角及桡偏畸形，并保持牵引状态；施术者再与另一助手配合利用面棍迅速掌屈患者腕部，助手继则将面棍向上滚转，整复满意后助手不断牵引，施术者则将烤热的虎骨膏环贴于骨折部位，外裹纸带，在相应位置放置纸垫，缠绷带数圈，外裹竹帘与绷带固定，同时解除牵引，用木夹板悬吊患肢于胸前，手指呈握拳状，鼓励患者活动手指、肘关节等未固定部位；一般情况下三天后更换膏药与纸垫，以后每周换药一次，4 周后解除固定，加用洗药并进行上肢活动锻炼。

方先之及其团队通过大量的临床实践发现苏氏骨科世家以“手法整复夹板固定”治疗骨折的疗效显著，骨折愈合快，功能恢复好，解决了一些西医疗法难以解决的问题，使得患者免受手术的痛苦。方先之感触很深，他毫不犹豫地打破了西医骨科的传统观念，放弃了全面推广西医的“切开复位及内固定疗法”，通过中西医结合的“分骨手法复位，纸压垫局部小夹板固定”（简称“小夹板”）的方法治疗骨折和复杂骨折，在骨折愈合和功能恢复方面均获得了满意疗效，受到国内同行的广泛好评，也在世界范围内推广了中西医结合疗法在骨伤科中的应用。以前臂桡尺骨骨折为例：在手法复位方面，过去西医认为这两个骨的双骨折很难达到良好复位，采用一般中医传统复位方法也难以避免移位。方先之观察联系桡、尺骨的骨间膜的作用，发现前臂在既不旋前也不旋后的位置时骨间隙最宽，两骨骨干中段距离最远，骨间膜上下一致紧张，桡、尺骨的骨间嵴彼此对峙。从这个现象得到启示：前臂处于中立位时骨间膜最紧张。整复时应重视骨间膜的作用，通过对抗牵引下进行分骨等手法整复，可以使桡尺骨骨折像单骨折一样得到满意的整复效果。骨折整复后，将两个分骨加压垫分别置于前臂背侧两骨之间，外加前臂掌侧、背侧及桡侧、尺侧 4 块小夹板可使骨间膜保持紧张，控制旋转移位，以维持好骨折的对位。能够将骨折治疗的成功率达到 95%，在几周后即可愈合。在固定方法上，方先之将传统的整复手法与手术疗法相结合，提倡前臂骨折适合“切开整复，内固定”方法。例如：前臂上部骨折，因为肌肉丰富，传统复位与外固定的手法极易造成重新移位，应该采用切开整复和内固定的方法；前臂下部骨折，可以采用切开整复和内固定并同时植骨的方法。方先之还根据太极拳中的小云手、大云手动作设计一套前臂骨折后的练功方法，使前臂骨折患者既能避免前臂旋转，保持骨折断端稳定，又能保持肩、肘关节活动，经过这种整复和练功，使本来复杂的骨折处理变得简单，成功率达 90%。

方先之对肱骨骨折、股骨干骨折、胫腓骨骨折以及邻近关节等部位的骨折，遵循“动静结合”“筋骨并重”等原则建立了各自的治疗方法，形成一套完整的中西医结合治疗骨折体系。他认为其中“动静结合”中的“静”和“动”，“两者是不可分割的两个对立面的统一，不应该把‘静’局限于骨折，‘动’局限于关节。动静结合既是原则，又是治疗手段，整个治疗过程涉及骨折局部和骨折上下的关节，以及患者全身的动静配合。具体而言，骨折局部需要固定（静），但是也需要有一定的活动（动）。适当的运动可以加速、增加骨痂的形成。为骨折设计固定措施或其他处理方法时，不但应该考虑到如何很好地固定骨折，而且也应该考虑到在固定中如何为骨折保持有利的活动创造条件”。

方先之经过10年左右的临床摸索，对于中西医结合治疗骨科疾病的理论认识更加深入，治疗方法也更加完善。在理论方面他强调，中医骨伤科学中“局部与整体兼顾，静与动相结合，祛瘀生新以及骨折修复和功能恢复同时并进，相互促进的原则”在临床治疗中的重要意义。认为在这种原则的基础上进行治疗，能够有效改善西医提倡的长期休息和广泛固定或持续牵引造成的骨质普遍脱钙、皮质骨变薄、骨周径变小和骨骺发育不良等问题。具体而言，骨折发生后的骨质修复过程在治疗中尤为重要，然而在广泛固定的过程中，关节活动受限、肌肉不能正常发挥作用、肢体血运迟缓，间接影响骨质的生长与修复。小夹板固定的方法，一方面可以使得骨折局部保留一定的活动，对刺激和加速骨痂增生有很大的作用；另一方面，骨折断端的持续而紧密的连接主要依靠患肢本身肌群的收缩，保留骨折上下关节的运动是产生这种有利动力的重要保证。正是由于这种思想方面的转变，方先之明确提出：“骨折愈合不但需要固定，而且也需要活动，但固定和活动都有对骨折愈合不利的一面，怎样克服缺点而同时又能保留它们的优点，是正确处理骨折的关键所在”，“一个比较理想的处理骨折的固定方法应该是一个既有‘静’又有‘动’的装置。”首先，在“静”的方面，它应该有效地制止骨折不再移位，减少因活动造成的骨痂增生障碍，同时缩小固定范围和缩短固定时间，不影响骨折修复和功能恢复。其次，在“动”的方面，它必须保证患肢或患部的肌群能够比较正常的收缩，完成肢体局部的一定活动，实现骨折断端的紧密连接，以及神经元与肌纤维间的相互促进作用，同时加速消散血肿、水肿。在“动静结合”固定原则的基础上，方先之创造性地运用了苏氏骨伤世家“小夹板固定”的方法，在技术上实现了不固定骨折上下关节，将小夹板利用“接骨膏”直接粘贴在骨折部位的皮肤上，使得患肢与固定木板有效地结合为一体，彻底摆脱了石膏固定法中肢体在石膏中自行旋转和成角活动的不利影响。同时，利用三点加压的方法代替石膏固定法全面平均的加压方式，解决了骨折断端受力不平衡的问题。谈及这一技术，方先之曾说：“运用‘局部外固定’的方式是多种多样的，根据不同部位的骨折而异。有时可以配合短期牵引或其他方法，有时可以利用患部的特殊解剖条件来提高它的固定效能，扩大它的使用范围，处理过去认为不宜采用‘局部外固定’治疗的骨折。”[①]至此，由方先之倡导的中西医结合“手法整复，小夹板固定术”技术达到了理论与临床实践的全面结合。

20世纪60~80年代是中西医结合骨伤学科发展的黄金时期，在前期已经取得的成就基础上，以方先之先生为代表的中西医治疗方法更为紧密地结合，出现了新的发展。1961年12月27日至1962年1月6日，中华医学会邀请了著名的中、西医骨科专家和骨科工作者100余人，在天津举行了全国首次中西医结合骨科学术座谈会。此次会议主要汇报、交流中西医结合治疗骨折的临床进展。大会共收到论文193篇，其中有关骨折的73篇，机制的17篇，软组织损伤的30篇，脱位的12篇，其他有关中西医结合的材料17篇，中医部分7篇，西医部分37篇。大会宣读论文共41篇。各方面的研究成果表明，自从在骨科领域内开展中西医结合的治疗以来，我国骨科取得了巨大的成绩，临床治疗水平也有了很大的提高。正是在这个背景下，方先之将以往的“切开整复内固定”的方法升华到了“手法整复夹板固定”，完成了中西医结合骨伤治疗理论和方法的升华。

1962年国家科委在天津召开会议，鉴定中西医结合治疗骨折成果，专家们对中西医结合治疗骨折给予高度评价，并号召在全国范围内进行推广应用。1963年9月，第20届国际外科年会在罗马召开，方先之在会上以流利的英语宣读了论文，提出了中西医结合治疗骨折的最新成果，这个成果是自主创新的，在当时引起世界同道广泛重视和高度评价，为中国的骨科事业树起一座丰碑。该项学术成就引起了国际医学界的关注和重视，方先之因此被聘为英国皇家医学会会员。事隔40年以后，美国著名骨科杂志《临床骨科和相关问题研究》，又重新全文刊登了方先之关于“中西医结合局部外固定治疗前臂骨折”的论文，这篇划时代的文献作为世纪经典得到再次肯定。

苏绍三对“中西医结合治疗骨折”学术成就的特殊贡献，是使一个长期从事现代医学疗法的骨科顶级学术权威——方先之在临床疗效面前，改

---

① 方先之. 对“局部外固定”处理骨折的看法和运用[J]. 天津医药，1961，3：171.

变了自己的传统认识，建立了自我突破的勇气和决心，确实是难能可贵的。

三、适应时代，谋求发展

民国年间，中医遭受来自“科学化”的冲击，津门苏氏骨伤传承人从传承、职业经营等方面，借鉴新的方式、方法，谋求自我更新和知识技艺的传承，呈现出以下几方面的发展特点：

（一）重视教育，传承永续

清末伴随西洋医学的传入，以及媒体的大力宣扬，清末京津地区庸医乱象频出，人们由开始批判庸医个体进而抨击中医群体，逐渐产生对中医的不信任感，最终发展到质疑中医学本身，直到民国初年甚至出现取缔国医的主张。当时的京津地方政府及社会相继采取了考试国医医生、组织国医研究团体、兴办国医教育等措施，从而提高了国医行医资格的门槛，一方面大大缓解了庸医危害社会的问题，另一方面促进了国医教育的大力发展。“祖传世袭”的中医教育方式受到质疑，学堂教育成为医师职业培养和育人成才的主要途径。苏氏虽是医学世家，但在传统文化观念中，“不为良相则为良医”，因此儒学、举子业是他们谋求社会进阶的首选途径。晚清至民国，废科举、改帝制，社会结构发生重大变化，原有的科举仕途走不通了，世医传承人转向以医药经商为主业。尤其民国期间的子弟们开始中西教育并重，进入传习所及讲习班接受中医教育，同时接受西式医学教育，学习西医及西药知识，融合中西医学，更新知识，提升诊疗技能，并通过医师资格考试，获得官方认可。苏氏正骨医学世家在这一变革中，紧跟时代步伐，为后来不断发展奠定了坚实的基础。

（二）创新模式，服务社会

传统中医赖以谋生的“铃医”“走方医”（乡村），“医馆”“坐堂医”（县城）以及皇家“太医院”的三级模式到了民国年间面临重大的挫折。天津作为最早的开埠城市之一，外贸交通发展兴盛，外来传教及医院建设起步早，中西医学交流活跃，民众选择多，择医思想较为开放。因此苏氏骨伤世家则转向更为商业化的生存运营方式，如自开诊所倚重药膏售卖，寄托于大型商业组织（外企洋行等）进行企业服务，或者在政府部门的附属医院谋求个体诊疗的机会。同时通过刊登广告、加入行业公会、参加公益募捐、借助媒体力量自我营销，谋求更广泛的影响力和更高的社会名望。

民国初年战乱频仍，百姓流离失所，营养匮乏，械斗常现，外伤较多。苏氏骨伤世家大多面向中下层群体，病患本身社会阶层较低、经济水平不足。苏氏世家结合社会需求，一方面钻研简便的治疗方法（苏氏正骨无须手术），同时倾注更多精力研制经济、低廉的膏药，广开药铺，由此获得了广泛的受众，历经民国的发展，正骨手法更为精妙，药铺多达5家字号，药铺与诊所相辅相成，盛极一时。

津门苏氏骨伤世家几代人经过数百年的临床总结和不懈努力，形成了一套独特的正骨复位手法和行之有效的骨折夹缚固定方法，为中西医结合成果“手法整复、小夹板固定术”奠定了坚实的基础，其研制的治疗跌打损伤的苏氏万应膏（外用）黑砂丸、苏七散等药物在天津乃至全国堪称一绝，成为中医药学宝库中的一颗璀璨明珠。